医院精细化管理实践

DETAIL ORIENTED MANAGEMENT OF HOSPITAL

（第三版）

主 编 韦铁民

中国健康传媒集团

中国医药科技出版社

内 容 提 要

　　本书是丽水市中心医院多年来卓有成效的精细化管理实践的深刻总结、提炼和归纳。书中从多角度论述了医院精细化管理的理念与方法，不仅蕴含有医院管理理念和意识方面的内容，更多的还是实际操作层面的内容。它将医院管理的具体工作落实到某一部门、某一类职工和某一个问题上，并有针对性地摆问题，写做法，谈体会和成效。这些做法可学习、可借鉴，方便读者"拿来即用"或根据实际"修改套用"。相信每一个想把医院管理好的人都可以在此书中找到自己需要的东西。

图书在版编目（CIP）数据

医院精细化管理实践/韦铁民主编 . —3 版 . —北京：中国医药科技出版社，2021. 6
ISBN 978 - 7 - 5214 - 2442 - 3

Ⅰ. ①医…　Ⅱ. ①韦…　Ⅲ. ①医院—管理　Ⅳ. ①R197. 32

中国版本图书馆 CIP 数据核字（2021）第 082283 号

美术编辑　陈君杞

版式设计　张　璐

出版　**中国健康传媒集团** | 中国医药科技出版社

地址　北京市海淀区文慧园北路甲 22 号

邮编　100082

电话　发行：010 - 62227427　邮购：010 - 62236938

网址　www. cmstp. com

规格　787 × 1092mm $\frac{1}{16}$

印张　27

字数　440 千字

初版　2016 年 9 月第 1 版

版次　2021 年 6 月第 3 版

印次　2024 年 7 月第 2 次印刷

印刷　大厂回族自治县彩虹印刷有限公司

经销　全国各地新华书店

书号　ISBN 978 - 7 - 5214 - 2442 - 3

定价　**99. 00 元**

获取新书信息、投稿、为图书纠错，请扫码联系我们。

编　委　会

前言

医院怎么管，当院长的都懂，都会说。但医院管理重在何处，难在何处，精在何处，细在何处，其抓手是什么，切入点在哪里，成效又如何体现，许多医院管理者未必能归纳清楚。

医院如同一个小社会，各项工作千头万绪，纷繁复杂，处处考验着医院管理者的智慧与能力。医疗是个精细活，医院管理更需要精益求精的工匠精神。一家医院的自有工作机制确定了日常工作的程序，但各个程序衔接是否有效，各项工作执行是否到位，整体发展目标是否适宜，主要体现在大局把控和细节处理上。作为一名医院管理者，必须要很好地分析所在医院的具体情况，制订发展战略，要有大格局，能抓住运行管理中的关键环节，在大的框架下把事做精、做细，把活干实、干好。具体来说，就是要根据医院区位、医院属性，制订医院短期和长期发展计划，特别是要清楚医院每年的主要工作、发展重点和管理难点是什么，懂得如何实施精细化管理，如何抓宏观、抓重点、抓要点、抓细节，如何让中层干部和普通职工跟着你的思路走。若不厘清这些医院精细化管理中的关键问题，实施精细化管理永远只是空中楼阁。

本书是浙江省丽水市中心医院多年来卓有成效的精细化管理实践经验的深刻总结、提炼和归纳。丽水市中心医院是国家三级甲等综合性医院、区域性标杆医院。倡导精细化，追求精细化一直是丽水市中心医院不懈努力的目标和方向。多年来，丽水市中心医院在如何实施精细化管理方面进行了许多新的、卓有成效的探索，在医院管理上致力于"建体系、立标准、精管理、论绩效、保安全、促发展"，并探索了一整套行之有效的医院精细化管理模式，在医院管理方面取得了很好的成绩，医院管理成果的影响力不断扩大。丽水市中心医院连续举办五届"现代医院精细化管理高峰论坛"，2017年入围中国公立医院品牌传播百强榜地市级医院50强，位列第21位；获中国医疗机构品牌传播飞跃奖公立医院10强，位列第7位。2019年医院两个项目获亚洲医院管理奖，7个案例入选中国现代医院管理优秀典型案例（其中两个获第一）。2020年医院6个项目获中国医院管理奖。特别是在2018年度、2019年度国家三级公立医院绩效考核中，丽水市中心医院分别获得第70名、68名的好成绩，均在全国地市级医院中名列前茅。继《医院精细化管理实践》（第二版）之后，医院又先后出版了《医院等级评审应评实践》《现代医院内部管理制度》等管理专著。近5年，已有全国各地医院或行政单位1500余批次6000余人次来院参观学习，其中山西、安徽、河南、山东、浙江卫健系统等多家医院选派院领导和中层干部分批来院轮训学习，医院精细化管理的理念和方法得到了全国同行的广泛认可。

成功较难复制，但经验可以借鉴。管理方法具有一定的普遍性。本书小到厕所异味管理，大到院长领导力提升，从多角度论述了医院精细化管理的理念与方法，蕴含着医院管理者的智慧。该书不仅有医院管理理念和意识方面的内容，更多的还是实际操作层面的内容，它将具体工作落实到某一部门、某一类职工和某一个问题上，并有针对性地摆问题，写做法，谈体会和成效。这些做法可学可鉴，方便读者"拿来即用"或根据实际"修改套用"。

正如本书中所展现的，实现医院精细化管理并非难事，但也非易事，它就蕴藏在医院管理的日常点滴之中。相信每一位想把医院管理好的人，都可以在本书中找到自己需要的东西。

《医院精细化管理实践》自 2016 年 9 月第一版、2017 年 9 月第二版出版以来，深受广大医院管理者的喜爱，是非常畅销的医院管理书籍。此次再版，恰逢《国务院办公厅关于推动公立医院高质量发展的意见》出台，本版在医院精细化管理实践不断推进的基础上，对书稿内容进行了全面的补充和完善，又增添了 70 余篇医院管理方面的操作案例和实践体会，使内容更加全面，覆盖医院精细化管理的方方面面，高度符合《意见》中"运行模式从粗放管理转向精细化管理"的新要求，与推动公立医院高质量发展一脉相承。我们坦诚分享，期待互学共赢，为提升我国医院管理水平尽微薄之力。

韦铁民

2021 年 6 月

目录
Contents

第一章　行政管理

第二章 医院人文建设

第三章 医疗质量与安全管理

第四章　护理质量与安全管理

第五章　科研教学管理

第 一 章

行 政 管 理

第一节　医院精细化管理体系建设

【背景】精细化管理是现代医院管理的趋势，随着医改的推进和医院自身发展的需要，精细化管理已成为医院可持续发展的必然选择。医疗是个精细活，所以管理体系和管理方法必须精细。医院工作千头万绪，纷繁复杂，如何做到各项流程衔接有效，各项工作执行到位，主要体现在大局把控和细节处理上。实施精细化管理，要懂得如何抓重点、抓要点、抓细节，如果理不清这些关键问题，实施精细化管理只是口号而已。

【问题】①管理条块架构无体系；②轻重缓急分不清，眉毛胡子一把抓，抓不住重点；③找不到管理的切入点和抓手，管理效率不高。

【做法】丽水市中心医院从 2007 年开始，孜孜不倦探索建设精细化管理体系，在实践中不断总结、提炼、归纳经验成果，形成了一套以"医院十大管理体系"为框架的精细化管理模式。

一、明确架构和条块

坚持创新引领发展，以构建医院运行管理体系为重点，注重医院管理的系统性、整体性、科学性和协同性，着力建设医院十大管理体系：①干部建设体系；②行政管理体系；③制度建设体系；④医疗管理体系；⑤教学科研体系；⑥信息建设体系；⑦人才培养体系；⑧绩效管理体系；⑨环境管理体系；⑩文化建设体系。

二、条块内容

1. 干部建设体系　以选拔、任用、培养、管理为核心，建立能上能下的干部竞聘上岗制度，营造有利于人才脱颖而出、健康成长的良好用人环境；通过"请进来＋走出去＋内训"的方式加强干部教育培养，打造复合型人才；围绕医疗工作职能和年度工作目标任务，建立日常考核、年度考核"双结合"的干部考核管理机制。

2. 行政管理体系　通过实施院领导重点工作责任分工、综合目标管理、院科约谈、行政查房、院领导分管例会、质量与服务品质建议案、重点难点问题专题会议、医院管理创新奖评比等八大行之有效的行政管理举措，有效提升医院行政管理效能和科室执行水平。

3. 制度建设体系　以"制订是基础，执行是前提，落实是核心，评价是环节，改进是关键，维护是保障"为制度建设关键要素，实现制度管权，制度管人，制度管事，规范工作秩序和工作行为。

4. 医疗管理体系　以医疗质量、医疗安全为主要内容，从质量目标、质量制度、检查整改、绩效考核四个方面建立了医疗质量管理体系；围绕医疗行政谈话、医疗安全管委会票决、医疗安全案例通报分析、年终医疗安全考核、年终科主任及科室相关指标考核、护士杜绝医疗差错奖励和医疗安全教育培训等七个方面建立了医疗安全管理体系。

5. 教学科研体系　从培训对象、教育制度、教学管理、奖惩考核等方面建立医院教育培训体系；从加强科研的政策引导、环境营造、目标确立、平台搭建和绩效考核等方面，建立医院的科研管理体系。

6. 人才培养体系　坚持"识才、育才、留才、用才、引才"十字方针，做到慧眼识才，分层育才，大胆用才，平台留才，筑巢引才，围绕人才制度、人才环境、成长平台和薪酬奖励等四个方面建立了医院人才培养体系，探索出了独具特色的欠发达地区人才培养之路。

7. 绩效管理体系　坚持保基本、体现团队、体现个人的原则，以奖金分配为导向，结合临床重要考核指标，兼顾效益与质量，形成由固定绩效工资、每月综合奖励性绩效工资、年度综合奖励性绩效工资、单项奖励性绩效工资四部分组成的绩效管理体系。

8. 信息建设体系　坚持紧跟医学信息化发展动态，从医疗支持、方便流程、财务绩效、安全管理、科教管理、办公管理等六个方面加快医院数字信息化进度，建设医院信息化发展体系。

9. 环境管理体系 医院环境包括特色的建筑、合理的布局、舒心的装潢和与医院应诊能力相配套的仪器、设备、设施等。

10. 文化建设体系 重视医院精神的培育和文化传承发展，在提炼、构建医院文化核心价值观的基础上，建立了以意识文化、行为文化、制度文化、环境文化、安全文化、创新文化、廉政文化和节俭文化为核心的医院文化体系。

三、落实责任，把握轻重缓急

医院精细化管理涉及医院方方面面，环节细，事情多，要把握好重点，管理好细节。明确责任才能顺畅管理，明确任务目标才能找准方向，如何保障各体系建设压实责任、顺利推进，行政管理的创新举措无疑为之提供了有力保障。通过制订院领导半年工作重点，明确院领导每半年的工作任务；通过与科室签订年度工作目标责任书，明确科室责任和工作重点；通过新年院科约谈，找出科室面临的问题和发展方向；通过院领导分管例会、院领导行政联合查房、重点难点问题专题会议、质量与服务品质建议案，畅通问题反馈渠道，督促问题落实解决，强化各管理责任人的责任落实。

四、监管追踪

工作布置落实后没有监管追踪等于没有落实，要充分运用好薪酬、晋升晋级、评先评优、升迁等管理抓手，促进工作任务的落实。要加强科学管理工具运用，积极开展 PDCA、5S 和 QCC 管理，进一步推进医院管理的科学化和精细化，注重追踪检查、常态化管理、环节质量控制及持续质量改进，强调对问题、责任的持续追踪落实。

【小结】 医院精细化管理是一个将精细化管理的理念、方法贯穿于医院的整个医疗体系之中的管理过程。精细化管理是一种理念，体现在工作过程中，贵在坚持，没有止境，只有坚持不断创新，持续改进。精细化管理是一种方法，运用于医院管理的各项具体管理工作中，强调使用科学管理工具。实施精细化管理，用制度管人、管事，改变粗放式管理模式，以效率为核心，以服务患者为目的，使管理制度完善，组织架构科学，业务流程规范，职能分工明确，重视过程管理，全面提升医院的运行质量和效率。

（韦铁民）

第二节　医院院长的领导力

【背景】 "领导力"这一说法起源于企业，医院院长的领导力有同于企业，但也有别于企业。医院如同一个小社会，各项工作千头万绪，纷繁复杂，如医院发展、医疗质量、教学科研、人力资源和众多的流程环节，复杂的人际关系等。如何在工作中成长，在工作中提升管理能力和智慧，成为一名较全面的院长，是每位院长特别是年轻院长必须思考和学习的课程。

【问题】 ①院长对医院发展战略不清，定位不准，对医院各个运行环节的掌握不透彻；②院长工作思路不清，管理体系不全，管理不细，工作不实，对事件应对处理能力差；③职工的积极性不能有效发挥，顺从性差；④院长个人不注重品格的修炼。

【做法】

一、医院院长要具有大格局的思维，正确定位医院发展方向

作为医院院长，制订切合医院实际的战略规划和宏观远景的能力应成为其必备能力。制订医院中长期规划，需要综合政策环境、医院现状和当地的社会环境，只有切合现阶段我国医疗事业的大环境，并符合所处区域的具体情况，规划才具备可操作性。院长对政策的判断必须要有前瞻性，并结合医院具体情况和区域内总体概况，才能制订适应时代发展的发展规划和宏观远景。

二、医院院长要建立合理有效的管理体系

医院运行环节多、细节多，一家医院要想在发展中立于不败之地，必须要有一套科学的、切合实际的制度。如果没有一套行之有效的制度

就会造成医院管理无序，甚至混乱。那么，是否出台一套合理的管理制度，院长就可以高枕无忧了呢？显然是不行的。不管多么合理的制度，如果缺乏执行力和严格的监督机制依旧无法落实。因此，作为院长，除了要制订合理的制度外，还必须关注制度的落实情况，关注制度的运行情况，一旦发现不切合实际或不合情理的制度就要及时纠正，不断改进，才能使制度适应医院发展的要求。一个好的制度必然是适时改进的，一成不变的制度绝不可能是好制度。一个有经验的院长，应该善于通过制度来管理职工，能时刻维护制度的严肃性。

三、医院院长要有令人信服的个人魅力

1. 要有一定的学术能力　医院是业务性很强的单位，院长要想有较好影响力和领导力，在具备较好的行政能力外，还必须具备较好的专业能力和较高的学术地位。如果医院院长对业务不了解，在专业领域说不上话，说不响话，那么就很难赢得大家的认同和信服。一名院长，管理学知识的欠缺可以通过勤奋工作和学习来弥补，但专业背景的缺失或者专业能力的薄弱，却是管理的先天缺陷。拥有医学专业背景，在专业领域具有较高的学术地位，可以帮助院长建立自信，并通过与临床权威专家的平等对话，建立互信、互助的良好关系。

2. 有独到见解的管理能力　医院要做精做细、做大做强，院长必须要有切合实际的工作方法，并且要有足够的坚持和独到的见解。不同医院所处的区域背景不一样，医院内部情况不一样，医院院长只有具备独到的分析思考能力，才能更好地抓住重点，把握关键，有条不紊地处理各项事务。因此，作为医院的"掌舵者"，不仅要看得远，更要看得准。在同质化竞争的今天，要想走出一条适合医院自身发展的特色之路，很重要的一点在于院长的独到思维与见解。

3. 有关注细节的能力　医院的自有机制已经确定了一家医院日常工作的程序，但各个程序的衔接是否有效，主要就体现在细节处理的能力上。医院环节多、流程多，细节多，各种诊疗细节、流程细节、服务细节、财务管理细节等无一不影响着医院的医疗、服务和管理。这些细节问题看似简单，价值却无法估量。医院管理只有从细节抓起，关注细节、善待细节，在大的框架下把事情做细做实，才能使医院发展始终充满生

机和活力。

4. 有一定的财务管理能力 医院财务管理是医院工作的核心内容之一，是医院管理的重要组成部分。医院发展到一定规模，管理达到一定阶段，院长的财务管理能力就显得尤为重要。作为院长必须要了解相关的财务管理知识，具备一定的财务管理能力，知道医院要做什么，怎样做成本最低，如何花钱，花钱后直接和间接的效益是什么，效益比怎样等。当前我国地方政府对医院的财政投入有限，医院要想在激烈竞争中立于不败之地，院长就必须管好医院的人、财、物，积极利用国家现有的优惠政策，增收节支，关注投入与效益比，为医院发展不断积累资金，才能保证医院可持续发展。

5. 有很好的危机处理能力 医疗是一个高风险的行业，危机时刻存在。目前医患关系仍然紧张，针对医院或医务人员的暴力攻击仍有发生，应对医疗事故、医疗纠纷产生的医院危机已成为当代医院院长的必修课。此外，突发社会公共事件，医疗市场竞争和医疗人才竞争等也需要院长去面对和处理。医院危机管理是一个系统工程，它需要建立一个组织完善、运作高效、机动灵活的危机管理组织机构，把医院日常运行、长远发展战略与危机管理有机地结合起来，才能确保医院的健康发展。如何正确对待危机，如何在危机发生后有效应对、化解和利用，使危机的破坏性减少到最低程度，甚至在危机处理中使医院得到意外的收获，是新时期医院院长必备的能力之一。

6. 要有人格魅力 相对于权力与地位，院长的人格力量不会随着职位的消失而褪色，其对人们的影响是发自内心的，长远的。一名优秀的院长，必须懂得倾听、懂得尊重、懂得承担，必定非常注重自己的所言所行，甚至是在穿衣打扮、言谈举止、待人接物等方面。联想集团董事局主席柳传志说，要影响别人，先做好自己。只有用你自己的个人魅力、形象和风范赢得大家的爱戴，大家才会真正地信服你。因此不凡的人格力量，是造就魅力型院长的核心要素。此外，一定的社会兼职也可以扩大院长的影响力和知名度，使职工更加尊重和信服你，同时也为院长的对外沟通交流拓宽了渠道，增加了影响力。

四、医院院长要善于激发干部职工的积极性

医院要营造良好的工作环境和平台，要结合医院内部具体情况采取

有效的激励机制来发挥全院干部职工的积极性。当前，医疗市场的竞争使医院间针对人才的竞争更加激烈。在高薪和优厚待遇的诱惑下，地市级医院和县级医院的高端人才和有发展潜力的人才不断流失。要想留住人才并使之充分发挥作用，就需要院长在日常管理中，善于运用激励的方式和艺术，注重合理绩效分配的制度建设，进一步完善绩效考核分配机制，建立以奖金分配为导向，让能者多得、勤者多得，要为职工搭建各种平台，激发大家的工作热情，激励大家发挥各自特长和潜能，安心工作，促进医院发展。

【小结】 近年来，丽水市中心医院围绕"立制度、建体系、精管理、论绩效、保安全、促发展"的工作思路，医疗、科研、教学及管理齐头并进，各方面都取得了很好的成绩。职工的凝聚力和进取心得到进一步加强，价值取向逐步统一，医院内外的关系更加协调，区域领导医院的标杆作用更加明确。

身处这个多变的时代，医院院长除了要具备像医改方案所要求的那样，逐步建立一支职业化、专业化的医疗机构管理队伍外，更要具备一种"率众达标"的能力，而这一关键能力也就是"领导力"。在当前这个充满着机遇与挑战的医疗行业，中国医院院长们正面临着方方面面的挑战，同时也有很多新的机遇在等待，要想使自己领导的医院立于不败之地，就要不断总结经验和教训，认真探索符合所在医院和时代特色的管理谋略和方法，而这些都是我们这些新时期医院院长们需要共同思考的问题。

（韦铁民）

第三节 医院院长的几个关键能力

【背景】 医院稳定有序的运行，需要从容驾驭的领航者，在医院的干部谱系中，院长是醒目的标识。在医疗竞争日趋激烈的今天，作为医院院长只有具备关键"领导力"，才能为解决复杂问题精准把脉，使医院在发展中破浪前行。如何提升院长领导力，是每位院长的必修课。

【问题】 ①缺乏全局视野，把握全局能力不足；②缺乏观察和分析能力，抓住问题核心能力不足；③遇到重大问题时，内外协调组织能力不足；④缺乏归纳概括能力，不能将实际操作上升到理论层面，不能形成管理体系或理论。⑤汲取教训的能力和扛压能力不足。

【内容】

一、复杂问题的分析力

医院运行体系复杂，每天都有新问题。作为一院之长，每天都要和各种各样的人打交道，处理形形色色的问题，需要在不断变化的环境中审时度势。面对复杂问题，需要院长具备较强的分析力，只有分析力强的院长，才能迅速适应内部环境和外部环境的变化，结合自己的擅长，提出独到的见解。解决复杂问题，不能单靠过去的经验，它需要涉猎更广的知识，增强预见性，提高各种复杂问题的分析力，还要勇于创新，用发展变化的眼光去分析认识问题，创造性地提出解决问题的新思路、新举措。一个分析能力强的领导，往往能够自如地应对一切难题，进而积极、妥善地解决问题，这正是分析力的魅力所在。

二、观察事物本质的穿透力

所谓穿透力，就是我们日常所说的"一语道破"，直达核心的能力。医院院长只有借助专业的业务知识、系统的管理知识和科学的方法论，才能在纷繁复杂的环境中抓住问题本质，抓住主要矛盾的重要方面，把注意力和关注点都放到医院全局最重要的问题上。院长要掌握事物的发展规律，理清工作思路，并不断调整与改进，从而制定出既能抓住核心关键，又不忽略个别重要细节，切合医院实际的精细化管理体系，走出一条适合医院自身发展特色的道路。

三、对新事物及问题的敏锐力

医学科学、医疗技术日新月异，新事物不断产生，医院管理体系错综复杂、发展环境不断变化，新问题也在不断出现，这就要求院长要有对新事物及问题的敏锐力。因为具有敏锐力的人比他人看问题更全面，理解更深刻，能够抓住新事物发展的机遇，乘势而上，赢得先机；能够找到问题的症结，将其消除在萌芽状态，防患于未然。提升敏锐力，需要丰富的医院管理实战经验，需要在实践中不断地思考、积累，善于分析，所思所想要有深刻性。从某种程度上来讲，拥有对新事物及问题的敏锐力比拥有大量的业务学术知识还重要，对于医院管理工作中的各种新情况、各种新问题都要迅速反应，再结合医院发展的整体状况来进行综合考虑，才能有正确科学的决策。

四、融会贯通的能力

医院承担着特殊的社会使命，医院院长的管理手段和能力与一般企业领导相比更显重要。互联网时代，大数据深耕细作，仅靠勤奋刻苦、机械重复的基本素质已经不能适应当前时代对医院院长的要求。院长要适应时代的需求，就需要具备融会贯通的能力。融会贯通是一种知识迁移的状态，能够了解不同门类、不同领域知识间的共性，将对一个领域更深的认识应用到另外一个领域中，从而在实践中更从容地应对解决问题。如今的医院院长大多出身于医师队伍，相对缺乏系统的管理知识培训，但作为一名优秀的医院院长，必须要既精通业务，又擅于管理，还要有广博知识，包括经营管理、财务管理、人力资源管理等。这样才能更好地适应当前的新形势，将已有经验和更新知识串联起来，融会贯通，更好地指导工作，解决问题。

五、娴熟的协调能力

医院院长应该是一名擅于协调的领导者，在各种事件面前，在盘根错节的人际关系中，需要院长具备对内、对外的协调能力。一方面是内部协调，医院管理涉及医疗、教学、科研、行政、后勤等，内容包罗万象，特别是在处理各种事件面前，如医患纠纷、医疗事故等，要能够协调各方利益，采取相应措施，以最大限度减少损失。协调的过程中，处理方法要灵活，有变通创新精神，遇到棘手或紧急问题时，能冷静地选择最佳方案。另一方面是外部协调，当前各级医院都在抢占医疗市场，寻找发展机遇，外部竞争激烈，机遇与挑战并存，这就需要院长要有娴熟的对外协调能力，加强对外的协调沟通，包括与政府部门的联系、与上下级医院的联系等，为医院争取更多资源，创造更好的外部发展环境，保持医院在发展的竞争中立于不败之地。

六、吸取失败教训的能力

经验教训是从实践和挫折中得到的认识，是没有跨越成功门槛的失败，是对社会阅历和经历的沉淀，一个人的成长就是一个不断积累经验教训的过程，只有在实践中敏于观察、勤于思考、善于总结，才能将这些经验教训化为成功的垫脚石。吸取经验教训，一是要善于吸取别人的经验教训，成功不可复制，而失败却会不断重演，吸取别人的教训也是一种能力，智者能将别人头破血流的教训变成自己的经验，愚者非要自己撞得头破血流后总结自己的经验，付出了额外的代价和成本。二是要善于总结自身的经验教训，这是对成长过程中克服困难挫折的思考感悟，不断反思，不断修正自身行为，避免沿袭老观念，重复老路子，做到吃一堑，长一智。提升吸取经验教训的能力，把成功的经验在今后的工作中要发扬光大，让失败的教训在今后的工作中警钟长鸣。

七、归纳提炼的能力

一名出色的院长一般具有扎实的学术能力，良好的职业道德，丰富的工作经验，以及很好的管理知识，这些能力和经验都需要在工作中不断总结和提炼。作为医院院长，必须要学会不断地反思归纳，无论是个人成长，还是医院发展中碰到的成绩或困难，都需要进行总结、反思和提炼，只有把不同的知识、经验和方法进行有机结合，从而得出自己的心得体会，才能摸索出属于医院自身发展的模式，形成富有医院特色的组织文化和管理文化以及管理风格。医院文化是医院前行的灵魂和灯塔，也需要孜孜不倦地不断探索和提炼，院长需要在医院发展的过程中高屋建瓴地将医院文化进行归纳、提炼，使之升华到管理体系中不可或缺的重要内容。归纳是总结回顾，提炼是理性思考，这种能力不是纯粹学书本知识就能得来的，需要在实践中不断总结感悟和提炼，唯有此，才能对医院发展做到"胸中有沟壑"。

八、扛压的能力

"大事难事，看担当；逆境顺境，看胸襟"。面对纷繁复杂的医院管理工作，医院院长肩上的担子很重，压力也很大，唯有练就一颗强大的心脏，不断提升扛压能力，才能应对一切困难和挫折。压力是成功路上的绊脚石。学会扛压，要敢于面对，勇于克服，要将压力踩在脚下，不断迎难而上，只有不气馁，不放弃，才会有柳暗花明；学会扛压，要正确认识压力，理智、乐观地看待困难与挫折，要明白唯有多经历考验与锻炼，才能够获得进步与成长，将每一次克服困难的过程都看作是一个成长进步的机会；学会扛压，要学会疏导压力，要善于自我调节，转化压力，通过适合自己的方式，将压力转化成前行的动力，不断增强攻坚克难的信心。

【结语】 山因脊而雄，屋因梁而固。一家医院的进步和发展离不开院长的优秀领导能力。只有具有优秀的领导能力，才能理清医院前进的方向，设计出医院未来的蓝图，不忘为什么而出发，才能激发起向前的无穷力量。身处这个高速变化的时代，医院院长要想使自己领导的医院做精做细、做大做强，不但要得到职工的认可，还要赢得社会公众的口碑，院长只有具备较强的相关能力，才能为医院发展攻坚克难，破浪前行。

（韦铁民）

第四节　医院管理的钢琴学

【背景】 一首优美的钢琴曲让人终生难忘。弹出一首优美的钢琴曲除了需要一台好的钢琴和曲子外，演奏家还必须具备很好的素质和水平，熟练掌握十个手指的演奏技巧，能很好地协调和发挥各手指的作用，把握乐曲节奏的快慢并控制好按键的轻重。管医院如同弹钢琴。医院部门多、环节多，面对医院内部众多部门和大小事务，医院院长如何在管理中学会弹钢琴——买好钢琴，谱好曲子，用好手指，注重协调，把好节奏，体现艺术，是医院院长领导力的最好形容。

【问题】 ①没有好曲子，即医院管理缺体系，制度不健全；②院长统揽全局能力不强，十个手指主次功能分不清，胡子眉毛一把抓，不能有效发挥分管院长和各部门的工作积极性；③每天面对大量工作，按键轻重把控不好，急事缓事分不清，疲于应对；④按键的柔性和节奏把握不好，管理缺乏艺术，工作创新能力不足。

【做法】 早在两千多年前，老子提出"治大国如烹小鲜"的治国理政之道，深受众人称道。如今，丽水市中心医院在多年医院管理实践的基础上，感悟了"管医院如同弹钢琴"，在提升医院院长领导力，促进医院管理方面做了很好的实践和感悟。

一、买好钢琴

买一台好的钢琴是弹奏优美乐曲的基础。在医院管理中，好的钢琴泛指好的医疗设施、好的工作条件、好的工作环境，是医院发展的硬件。

二、用心谱曲，依曲弹琴

在医院院长钢琴学中，用心谱曲即制订和完善医院的各种规章制度及管理规定，并建立科学的医院运行管理体系，使医院管理更加整体化和系统性。

三、明确十指作用和侧重

十指功能和着力强度不一样，它们互为补充，缺一不可。弹钢琴时，演奏家只有充分用好每个手指，才能弹出舒缓优柔或激情四溢的优美旋律。在医院管理中，十指指的是医院领导班子中的副职、中层干部等管理团队。院长只有充分用好领导班子的副职和管理团队，在日常工作中分清十指作用，才能统揽全局，把控好工作的侧重，医院管理才能更有成效。

四、注重十指功能的协调

钢琴演奏中，拇指、食指着力较强、使用频繁；中指修长，形象较好；无名指、小指虽然纤细弱小，但却是前者的重要补充，地位作用不可或缺。医院管理中，协调十指功能，需注意以下三点：一是注重团队管理理念、管理方式、管理能力的培育和提升，形成部门和团队间共同的目标和义务，使大家工作不推诿，不扯皮，有合力，促进全院工作的开展和提升。二是建立部门尤其是重点部门间的协调沟通机制，加强信息、资源共享互通，避免产生管理孤岛，同时杜绝管理制度和工具打架，避免部门推诿冲突，促进医院各项工作的顺利执行。三是建立医院运行管理体系，各部门职责明确、重点突出，有效提升医院管理效能和科室执行水平，提高医院的运行顺从性和效益。

五、学会把控节奏的快慢

一位优秀的演奏家弹钢琴时一定非常注重节奏，或缓或急。同样一位优秀的医院院长在管理中也一定要非常注重工作节奏，或快或慢，或紧或松，有所侧重。把控节奏，一是坚持"复杂的事情简单做"，对于医院管理中一些涉及方方面面，感觉上非常复杂的问题，要学会分清主次，分清利弊，抓住主要问题和关键点，解决起来才会有事半功倍之效。把控节奏，二是坚持"决定的事情马上做，争议的事情延后做"，医院工作千头万绪，如果习惯于拖延，事情堆积如山，一旦有重要或急迫的事情接踵而至时，就会陷入忙乱之中，甚至影响判断，忙中出错。因此院长必须养成高效做事的习惯，对于没有暂时搁置必要的事情，决定之后就要马上做。但对于一些意见分歧很大，未来方向不明，实际操作非常困难的事情，则可暂时放一放，让职能科室再次梳理并继续寻找最佳解决方案，或是等待环境条件变化，时机成熟后再行处理。这样做既可降低工作难度又可提升工作成效。

六、注意按键轻重和柔性

一名优秀的演奏家在弹奏钢琴时一定要把控好按键的轻重和柔性，同样一位成熟的管理者在管理医院时也一定要注重管理的艺术，将管理的原则性和灵活性完美整合统一。一是管理中涉及医疗质量、医疗安全、药品监管、安全生产等关乎医院发展的核心指标和核心内容时，院长按键必须要稳、准、重，既不手软，也不姑息，通过管理树立权威，取得实效。二是处理职工错误要宽严结合，既体现原则性，又有灵活性。若职工犯的是原则性错误，要动辄则咎，坚决维护医院制度的严肃性，依规依据处理，即按键要重；如犯的是非原则性错误，则应本着惩前毖后、治病救人的精神，按照错误性质和情节轻重，惩戒与教育相结合，宽严相济。三是在人才培养和干部使用方面，要刚柔相济。对于人才培养，我们要敢于下重键，即要舍得投入，尽可能给予政策的倾斜，消除一切不利于人才成长、使用、发展的体制性和机制性障碍，为人才成长营造良好的生态环境。在干部培养和使用上，对于看准的、人品好、事业心强、责任心强、有培养前途的人也要敢于下重键，看清主流，客观分析、引导，为其提供表演舞台，大胆培养使用。

【小结】丽水市中心医院在医院管理过程中很好地感悟了"钢琴学"，并使之成为医院日常管理工作中的指导方针，无论是在班子建设、人员管理，还是在团队建设、学科发展方面均使其得到了很好地贯彻落实，并取得了令人瞩目的成绩，医院发展得到了国内外业界同行和百姓的广泛认可。

医院院长要弹好医院管理的钢琴曲，首先需要一台好的钢琴，而这台钢琴就是指医院的各种硬件设施、设备以及环境条件等；其次是需要谱写一首好的曲子，即制订和建立医院各种规章制度和运行管理体系；三是要发挥十指的不同功能，即根据医院相关部门和重点部门作用的大小充分发挥各自作用；四是演奏时一定要注重十指的协调，也就是医院各科室和部门团队间的协调；五是把握好弹奏的节奏，即把握工作中急事、难事、琐事、小事的处理原则和方法，使工作倍有成效；最后是要把握好按键的轻重和柔性，即重点工作和非重点工作要区别对待，有所侧重，不能胡子眉毛一把抓。

（韦铁民）

第五节　医院管理的重要抓手

【背景】医院管理内容非常多。作为院长，如果光有工作思路，却没有管理的切入点和主要抓手，医院管理也难有成效。

【问题】①有的院长光有工作思路却无工作抓手，找不到工作的切入点；②有的院长不会营造工作环境，职工不愿跟着干；③有的院长制订了制度，却没有在落实上下功夫；④制订的方针、制度、政策得不到职工的认同。

【做法】丽水市中心医院通过多年的医院管理实践，从管理中学管理，感悟出医院管理必须要有切入点和抓手，认为以下六项工作是医院管理最为重要的抓手，即医院院长重要的管理工具，其对于助力医院管理科学化、制度化和人性化具有重要作用。

一、打造医院核心团队

医院核心团队即领导层，领导层是否有好的思维、好的执行力及和谐奋进的氛围对医院发展至关重要。核心团队建设是医院工作的重中之重，是单位一、二把手最重要的工作，也是医院院长最重要的管理工具。可以说，核心团队的表现就是医院整体的表现，团队成员的能力就是医院发展能力的风向标。加强医院核心团队建设，一是要确保班子成员间相互尊重，相互支持，经常交换意见，班子内部思想统一，行动一致，敢抓敢管；二是要不断加强医院领导层行政能力的培养，使其思想意识与医院发展及政府要求相一致；三是在班子中倡导负责任、有干劲、能带头的务实作风，使大家都带着积极、乐观、向上的心态履职尽责，进而焕发医院干部队伍在工作中的"精气神"；四是着力营造领导层中团结干事、照章办事的良好氛围，树立大局意识，维护好班子尊严，提升管理水平和工作效率。

二、注重医院人文建设

医院人文建设对提升医院核心竞争力、整体素质和整体形象具有重要价值，良好的医院人文素养能很好地培养干部职工的服从意识和大局观念，可有效激发全院干部职工学习钻研、爱岗敬业、和谐团结的精神和工作热情。医院人文建设要与医院发展相适应，符合传统美德，富有时代精神。加强医院人文建设，一是要充分发挥领导干部的榜样作用，努力营造医院和谐团结、敬业奉献、崇德重礼、干净干事的文化氛围；二是在职工中倡导"阳光心态、正确价值观、服从意识、敬业精神、责任意识、正向思维、团结合作、和谐融洽、终身学习、助人为乐"的人文素养，要利用各种方法和手段提升全院干部职工的人文素养，激活大家的工作状态，汇聚医院发展的强大正能量，使医院的发展建设始终处于一种奋发向上、积极进取、和谐融洽、生机勃勃的氛围中。

三、建立健全制度体系

制度是一个组织和团体要求成员共同遵守的办事规程或行动准则，

是保障医院良好运行的重要因素。没有规矩，不成方圆。对医院而言，制度仍是目前规范人的行为，防止医疗缺陷，提升工作效率的一种行之有效的工作方式和方法。建立医院制度体系，规范工作秩序和工作行为，是实现制度管权，制度管人，制度管事的关键。建立医院的制度体系，一是根据医院实际和管理框架，建立和完善干部建设、行政管理、制度管理、医疗管理、教学科研、信息建设、人才学科、绩效管理、环境管理和文化建设等制度体系；二是认真关注各体系制度的运行情况，从制度的制订、执行、落实、评价、改进和维护等方面进一步加强制度建设，确保医院制度与社会发展、医改变化和医院发展相适应；三是营造良好的制度执行环境，在照章执行上下功夫、花力气，努力做到领导干部率先垂范，全体职工认真执行，确保各项制度得到很好地落实，提高医院运行的顺从性和效益。

四、建立认同的绩效分配体系

绩效分配仍是目前国内管理医院、管理医生最重要和最行之有效的管理工具。好的绩效分配体系可以为医院快速发展和改善职工待遇积累资金，可以辅助医院的制度建设，调整职工的工作态度和行为。加强医院绩效分配体系建设，一是要加强对中层干部财务知识培训，在全院积极倡导"合理创利、合理分利""合理创利不等于向患者多收钱""控制支出就等于创利""人人都是医院财务专家""逐步改革、逐步增资"等绩效理念，提升全院干部职工的绩效理念；二是要逐步完善绩效考核分配体系，探索符合自己特色、特点的合理分利制度，进而建立以奖金分配为导向，临床重要考核指标与薪酬相结合，注重效益与质量，强调按劳取酬的绩效分配体系，充分发挥绩效分配在管人管事、调动职工积极性，提升科室管理水平和医院管理效能等方面的作用，实现"总量控制、结构合理、依规创利"的财务管理目标，在缓解患者住院难、住院贵等问题的同时，让职工有尊严地工作，有体面的收入。

五、公正透明的用人机制

人才是医院发展的内动力和生命力。建立公正透明的选人用人机制，努力为人才培养、成长、提拔、使用营造公平竞争的环境对医院发展至关重要。建立医院公正透明的用人机制，一是要改革和完善医院现行的选人用人制度，消除现行用人制度和体制上的漏洞，坚决摒弃论资排辈、任人唯亲等用人思想，增强选人用人的透明度，努力营造人才公平竞争的环境；二是要注重人才培育，科学选才、用才和育才，大力选送人品好、有责任意识、有学术潜能、崇尚实干、崇尚创新的优秀年轻医师和中层骨干送至国内外著名医学院校和医疗机构培训学习，为人才营造"事业有平台、发展有空间、成长有环境"的人才生态环境；三是要坚持民主集中制，树立任人唯贤、唯才是举的用人新观念，为人品好、事业心强、责任心强、有培养前途的人创造一个人尽其才的宽松环境，以最大限度地发挥每个人的主观能动性；四是要加强选人用人的制度建设，实现违规违纪一票否决，从机制和源头上确保选人用人过程的公正透明，既给予年轻人希望，又让老同志信服。

六、用好晋升晋级抓手

晋升晋级直接关系到职工自身利益和职业发展问题，把一些重要的管理指标纳入晋升晋级制度，制订出相应的晋升政策以完成科研、教学等方面的量化考核指标内容，发挥出其在激励职工全面发展中的"指挥棒"作用，把职工的晋级与日常管理导向有机结合起来，职工能自觉按医院设定的目标和方向努力，切实发挥晋升晋级制度的导向作用。

【小结】丽水市中心医院在医院管理中充分用好上述六个方面的重要抓手，在调动职工的积极性，让职工愿干、乐干、能干、巧干方面发挥了重要作用。医院建设和发展取得了很好成就，如今已是丽水卫生健康事业蓬勃发展的主引擎，医院管理和医疗质量在全省医疗行业中的地位不断上升，医院口碑和影响力不断扩大。

工欲善其事，必先利其器。身处这个多变的时代，医院院长要想使自己领导的医院能持续发展和壮大，内部必须要营造和谐团结、积极奋进的工作氛围，其方针、制度、行为要得到干部职工的认同，使大家乐意跟着干；外部则要努力赢得社会公众良好的口碑，成为区域榜样性、示范性医院。而要做到这些，医院院长一定要感悟好、提炼好和用好自己心中的管理工具。

（韦铁民）

第六节　院长的管理风格

【背景】 院长作为医院管理法人代表，对医院发展影响重大。院长管理风格是在多年工作实践中形成的，受其学历、专业和履历的影响，是每位院长个性的体现。院长管理风格不同，医院发展方向也会随之变化。院长管理风格与医院发展方向相适应，能促进医院发展；院长管理风格与医院发展方向相悖，会阻碍医院发展甚至让医院发展走错方向。如何判断和完善自己的管理风格，让管理风格与医院发展方向相适应是每位院长必须思考和学习的课程。

【问题】 ①对自己管理风格认识不足、不全面；②自己管理风格与医院具体情况不适应；③院长不注重品格和魅力的修炼。

【类型与优劣】 归纳总结不同院长的管理风格，大致可分为大权独揽型、管理粗放型、民主协商型、管理细致型、重视学术型、综合型等六类。

一、大权独揽型

1. 特征 具有较强魄力和坚定意志，能在管理过程中起到关键决断或推动作用，但为人强势，喜欢凭个人意见决定医院发展方向，在决策中表现出绝对权威，在风格上呈现专制与独断的特点。

2. 优点 决策效率较高。

3. 不足 在决策过程中不允许别人发表意见或完全不采纳别人意见，导致医院内部缺乏共识，执行成本高，影响工作开展。由于权力过于集中在院长手中，医院其他成员参与管理机会偏少，只能服从院长，干部职工满足感低。此外，大权独揽型院长往往只关注工作的目标、任务和效率，对医院职工和团队成员关心不够，缺乏敏感性，导致院长和职工间心理距离较大，易使成员群体产生挫折感和机械化的行为倾向。

二、管理粗放型

1. 特征 管理粗放，指挥性行为偏少，支持性行为也偏少，决策过程多交由副职和中层及职工自主完成，很少插手医院发展，多采取放任自流的管理方式。

2. 优点 团队成员可发挥主动性和积极性，创造性较高，医院较有活力。

3. 不足 院长由于太放手，没有统一步调，目标不一致，对工作和团队成员的需求不重视，易导致工作效率低，人际关系淡薄，另外管理粗放型院长领导下的医院，成员间容易发生相互推诿现象，内部管理较乱，达不到精细化管理要求，医院发展速度慢。

三、民主协商型

1. 特征 通过其他成员的参与来达成共识是其显著特征。民主协商型院长确信通过医院成员智慧有能力为自己和医院找到合适的发展方向，并经常召集会议听取意见，让大家参与决策。

2. 优点 院长注重对团队成员工作的鼓励和协助，关心并满足团队成员需要，积极营造民主平等的氛围，与团队成员间的心理距离较近。在此类风格院长的领导下，医院成员有较强的工作动机，责任心较强，工作效率较高。

3. 不足 团队成员有时会难以达成一致意见，导致决策困难。

四、管理细致型

1. 特征 院长在工作中追求完美、谨慎严肃，具有精益求精的工匠精神，善于从细节抓起，能关注细节、善待细节，对各个环节要求都很高。

2. 优点 院长是很好的归纳者和思考者，善于思考和观察，会根据医院的位置和属性来制订医院的短期和长期发展规划，懂得如何实施精细化管理，如何抓重点、抓要点、抓细节，医院发展方向和阶段非常清晰。

3. 不足 由于对细节过分专注可能导致医院发展速度过缓或大政方向把握不住。

五、重视学术型

1. 特征 重业务、轻管理，管理协调能力不足，医院发展战略定位不清，也可能抓不住重点，不能很好把握医院的发展战略。

2. 优点 院长会积极营造科研学术环境，搭建平台，培养学术型人才，通过医院科研学术能力的提升来提高医院水平和发展平台，让医院在未来更具有活力和实力。

3. 不足 院长仅仅重视学术科研建设而忽视了医院其他方面的发展，导致医院医疗、教学、科研、管理发展不平衡，行政管理粗放，医院整体效率低下。

六、综合型

1. 特征 懂业务，懂管理，协调能力强，能抓重点也能重细节，外围方方面面的协调能力较强，管理较完善，医院发展全面。

2. 优点 不会追求个人英雄主义，医院管理讲究中正平衡，能顾全大局，最大程度地集合医院资源，发挥职工积极性，拉近与大家的心理距离，可很好地凝聚人心，推进医院发展。

3. 不足 该类型院长总体来说无明显缺点，是医院管理难得的人才，各方面能力较全面，能迅速适应各类医院的管理与发展。

【小结】作为医院院长，除了要有令人信服的个人魅力和独到的思维外，还必须学会适时改变。院长只有找到与医院发展最契合的管理风格，才能更好地适应医院的发展方向，走出一条适合医院自身发展的特色之路。

（韦铁民）

第七节 提升医院管理的顺从性

【背景】医院运行体系和人员结构复杂，工作量大、面广，涉及医、教、研、学、管理等诸多方面，各项工作要求细致入微。面对错综复杂的医院运行，要使各项工作有序且有成效地进行，让干部职工能服从医院的"管"并且愿意跟着"干"，即"听话、肯干"，一家卓越的医院肯定有很好的医院管理的顺从性。优秀的领导能力和听话、顺从的职工是提升运行效率、促进医院快速发展的关键。

【问题】 ①部分领导专业知识缺乏，对医院的运行不了解，管理知识缺乏，管理效率不高；②部分领导能力不足，处事方法不佳，不能约束人、激励人，在干部职工心目中的地位不高；③部分领导情商不高，待人接物和沟通交流的能力不强，不懂得说话的艺术和礼仪，不注重说话的场合，自以为是；④做事前不能深入思考，没有计划，喜欢意气用事，或者是瞻前顾后，犹豫不决，说得多做得少；⑤没有提炼出有效的管理工具，管理效率低下。

【做法】 医院是院科两级管理体系，院部、科室都要有明确的发展战略，有了战略就要有人去执行，医院管理管的是人，提升管理的顺从性，就要从管理者和管理对象两方面去思考。就管理者而言，其自身的人格魅力需要在丰富的管理实践中去培养；而对管理对象而言，关键是要提炼出行之有效的管理工具，用这些管理工具来管好人。如果说领导的"人格魅力"是依靠个人影响的"软管理"，那么管理工具就是遵从规章制度的"硬管理"，"软""硬"兼施医院发展才会行稳致远。

一、人格魅力

人格魅力是一个人高尚的修养和追求的自然流露，是其性格、品格、智慧和能力凝结的总和。优秀的管理者有种无形的威，而这种威源自于人格魅力，医院领导的人格魅力会对职工产生潜移默化的影响，能让管理事半功倍，散发出效益，这种魅力具体包括知识、能力、待人、情商、干事、自律、形象等七个方面。

1. 知识。领导干部只有不断提升知识涵养，拓宽知识面，才能与时俱进，跟上时代步伐，掌握领导工作的主动权。对于医院领导来说，需要有专业知识、管理知识和其他综合知识等。医院领导大部分是专业出身，具有较高的学术造诣。作为一名优秀的医院领导，还要有丰富的管理知识和经验，专业和管理如鸟之两翼，不可偏颇，才能提升管理的水平和效益，带动医院的发展和前进。此外，领导还要具备人际交往的知识、日常生活知识、综合知识等，并使各种知识能达到融会贯通的境界，且始终保持知识的先进性。

2. 能力。领导能力是一种通过营造组织氛围，把一群人凝聚起来并激发其能动性把事做好的能力。医院领导需要具备两种基本能力，即制定战略发展的能力和带领群众干事的能力。重要的几个能力包括复杂问题的分析力，观察事物本质的穿透力，对新事物及问题的敏锐力，融会贯通的能力，娴熟的协调能力，吸取经验教训的能力，归纳提炼的能力和扛压的能力。此外，还需要有关注细节的能力、财务运行管理能力、营造和谐氛围的能力等。管理，管的是人，理的是事，工作中特别要管好"老好人"和"意见领袖"，特别要关注、重视职工在乎的东西、处事的公信力、做事的正确性和公正性，才能在群众中树立良好的形象和较高的威信。

3. 待人。待人，以礼为先。领导与职工之间是一种领导与被领导、为共同目标团结合作的上下级关系，高高在上、趾高气扬不是医院需要的领导风格，而需要的是平易近人、懂得尊重的领导。干部群众之间，上下级之间，只有职务、分工的不同，而无高低贵贱之分，只有懂得尊重，才能团结别人，才能够发挥好团队的作用。领导干部待人接物的方式很重要，遵守时间、谈吐有礼、态度和蔼、语气中肯、交谈注意技巧、不自傲、信守承诺、关怀他人、有容人之度、富有同情心等都是处理好与他人的关系技巧，学会待人，才能为医院职工树立榜样，赢得尊重和认同。

4. 情商。指人在情绪、情感、意志、耐受挫折等方面的品质。其中沟通交流是情商的重要表现形式，有人说成功需要15%的专业能力和85%的沟通能力，这个比例尽管值得商榷，但说明了沟通的重要性。医院沟通分为向上、向下、水平沟通，向上沟通不要给领导出问答题，要多出选择题；向下沟通要多了解情况，紧盯过程，多提供方法，忌责骂；水平沟通，要做到主动、谦让、体谅，相互协作，才能双赢。提高情商要学会欣赏别人，用完美的眼光欣赏不完美的人，不要紧盯别人缺点不放，学会鼓励、赞美、理解别人。诚信待人待事，对人以诚信，人不欺我，对物以诚信，事无不成。领导高情商还体现在能够营造和谐氛围，注重团结互助，顾全大局，不随便干涉下属权限，不斤斤计较，不听小报告，表现出糊涂艺术，能妥善处理各类矛盾。

5. 干事。一是想在前，医院领导的工作理念直接决定了医院将取得怎样的成就，只有想在前，把握未来发展大势，才能赢得发展的先机。

领导干部看问题必须要有"高度"，能站在高处看问题，考虑的更多、更细，对未来发展有预见性；要有"广度"，能点面结合，有宽广的视野，统揽全局；要有"深度"，能够透过现象看本质，抓住重点和核心。二是干在前，有发展思路而没有实际行动等于零，领导要坚持以身作则，恪尽职守，带头干在前、做在前。领导干部要学会高效做事，复杂的事情简单做，简单的事情认真做，重复的事情规矩做，决定的事情马上做，急迫的事情即刻做，不成熟的事情拖着做，想明白的事情坚决做。三是干在实，一切从实际出发，把工作落实、做细，不好高骛远，实绩是硬道理。作为一名优秀的领导，还要注重做事风格，讲究"快"，工作拖拉注定难成大事，领导做事就应该雷厉风行，不折不扣，不作表面文章，积极有效；讲究"正"，医院运行体系复杂，每天都要处理各式各样的问题，平衡各种关系和利益，一个处事公平、奖惩分明，利益面前不徇私的领导，才能让众人信服；讲究"狠"，"狠"并非言辞刻薄，使人畏惧，而是是非分明，照章执行，敢于立足目标压任务、下命令；讲究"圆"，无论大事、难事、琐事都要坚持原则，又具备适度灵活性，有高超的"领导艺术"。

6. 自律。德不配位，必有灾殃。自律是一个人在没有人现场监督的情况下，能够通过自己要求自己，变被动为主动，自觉地约束自己的行为，从而以自律的行动创造一种井然的秩序。领导干部要守纪律，自觉遵守党纪国法，要有红线意识，洁身自好，始终做到慎微、慎独、慎欲。生活中要自律，做到有规律的生活，才能保持一个平稳的心态，保持身心的健康。手机诱惑已经成为现代人是否自律的重要标志，领导开会讲话，而自己却自顾自刷手机，手机是工作工具而不是娱乐工具，要学会分清场合，把有限的时间放在重要的事情上，而不是消磨在低头刷屏上。自律还要求要有时间意识，合理规划，充分利用好有限的时间，提升工作效率，做到今日事今日毕，拒绝拖延症。

7. 形象。一名优秀的医院领导需要注重自身形象，简单说穿衣风格就能体现出一个人的态度和状态，装束得体才能够受人尊重。服饰是视觉工具，体现出一个人的气质，穿着邋遢、不修边幅的人一定不会给人留下好印象，在工作会议、重大活动以及休闲娱乐中服饰要注重区别，做好规划设计。谈吐也是形象的重要表现，说话是一门艺术，和谁说话，怎么说话，说什么话，要做到谈吐有节，态度和蔼，语气中肯，注重说话的场合和交谈的技巧。说是一种能力，不说是一种智慧，说话不能太满，满了难以圆通。

二、管理工具

什么管理工具？职工在乎的东西就是管理内容，即可提炼出管理工具，也就是具体工作的抓手，管理要善于抓住主要矛盾，用好管理工具就抓住了顺从性的"牛鼻子"。

1. 制度。制度之于医院犹如法律之于社会。医院运行环节多、细节多，如果没有一套行之有效的制度就会给医院管理带来混乱，甚至造成重大损失。制度规范作为职工的"道德底线"，从制订、执行到落实，每一环节都要"接地气"，切实提升职工对制度的认可度，从而通过制度来引导、约束和规范职工的行为。在制度框架下，进一步规范责任主体，营造良好的制度执行环境，在照章执行上下功夫、花力气，努力做到领导干部率先垂范，全体职工认真执行。

2. 晋升。职称晋升关系到每位职工自身利益和职业发展问题，是职工十分关注的内容。把一些重要的管理指标、职工在乎的内容纳入晋升晋级的管理制度，制定出相应的政策、设定相应的量化考核指标，发挥出其在激励职工全面发展中的"指挥棒"作用，把职工的晋升晋级与日常工作管理导向有机结合起来，职工能自觉按医院设定的目标和方向努力，切实发挥晋升晋级的导向作用，提升医院管理的顺从性。

3. 升迁。职务升迁历来是一种导向，事关医院的正气和发展，要始终以鲜明的用人导向营造良好的选人用人氛围，讲正气，树正气。要把想做事、能做事、善沟通、心地善、讲公道、善管理、干成事的职工作为医院培养的对象，另外，在培养本单位专业技术人才的同时，不能忽视管理人才的重要性和潜在效益。通过建立科学合理的培养机制，搭建成长的平台，有计划地对人才进行培养，使职工的努力方向符合医院的发展方向，推动医院战略目标的实现，实现医院与个人共同发展。

4. 薪酬。薪酬的合理分配是人力资源管理的关键一环，是实现医院科学管理的基本要求，也是调整职工工作态度和行为的制约和激励手段。合理的分配体系能更好地激励职工，提升工作积极性，让职工有更多的自豪感和尊严感。在现代医院管理中，建立符合实际情况和职工认可的薪酬分配体系非常重要，成熟合理的分配体系的管理、考核与维护是一项长期工作，需要在医院运行过程中不断分析、反复探索和改进，真正使职工从心理上认可和接受薪酬分配的方法，要让每个人都拿得明白，拿得服气。只有真正合理有序、公平公正的薪酬分配制度，才会使更多的医疗骨干人才心甘情愿地留在医院。

5. 文化。医院文化是医院发展的护卫舰，一家好的医院之所以良好运行，得益于长期以来从制度到文化的规制与熏陶。丽水市中心医院一直以来重视医院文化体系建设，建立了意识文化、行为文化、制度文化、环境文化、安全文化、创新文化、廉政文化和节俭文化等八方面的医院文化体系，条理清晰，目的明确，将医院文化融入到了医院工作的方方面面。医院文化建设是一个长期过程，非一日之功，要持之以恒地完善，反复灌输、反复教育，形成积极向上、催人奋进的文化氛围，使医院文化成为职工有形和无形的行为导向和约束。文化体系建成后还需要不断地维护，要根据时代发展不断修正，不断丰富，不断创新，形成与时俱进的医院文化。

【小结】医院有序的运行发展源于每位职工、每个科室良好的管理顺从性，好的战略、好的制度必须要有"听话肯干"的干部群众来落实，才能步调一致地朝着医院的共同目标而努力。提升医院管理的顺从性，一是要注重各级领导的人格魅力培养，提升领导能力；二是要用好医院的管理工具，培养听话、顺从的职工。"没有不听话的群众，只有不能干的领导"，一家医院管理顺从性不好，一方面是领导学识、各种能力以及为人处事上的不足，二是管理的方式方法不当，即管人的具体措施和方法没有很好地提炼。只要二者有机统一，不管是管理科室还是医院，高效运行都不是难事。

（韦铁民）

第八节　院领导重点工作依"计"行事

【背景】医院运行体系复杂，每天都会产生形形色色的问题，有些问题可以临时处理，有些问题则需要提前做好计划，依"计"行事。目前，很多分管院领导都是医疗行政双肩挑，在忙碌的医疗工作中往往忽视行政工作。做好年度工作计划，既有助于分管院领导明确各自的既定工作目标，提前做好工作安排，又可为自己分管的干部职工下达工作计划和目标，提升工作效率。

【问题】 ①分管院领导往往是医院医疗业务骨干，医疗任务繁重，挤压了行政管理的时间；②院领导医疗工作主动而行政管理被动，导致行政管理不力，工作无计划，抓不住重点。

【做法】 丽水市中心医院根据院长们大多双肩挑的特点，在做好医疗工作的基础上，如何依计行事，合理分配临床和行政的工作时间，探索出了一条较好的办法。

（1）院领导结合院部工作重点和个人分管工作特点，制订个人半年工作重点，包括院部工作、个人分管工作中重点内容。

（2）院办汇总后在院长办公会议上进行公开讨论，其目的一是通过大家的智慧来审视医院发展所要做的重要工作，二是每个部门的工作难免会涉及其他部门，通过讨论可以加强领导间的相互协作。

（3）讨论定稿后，院办再次汇总并以《院办通报》形式发院领导和各职能科室，对照并按计划执行。

（4）在半年工作重点执行过程中，院长和院办经常跟踪检查各领导半年工作重点的执行情况和进度，发现问题时及时解决并监督执行。半年结束后，院办对院领导半年重点工作的按时完成率进行统计，在班子会议上通报。

【小结】 丽水市中心医院多年来实施院领导重点工作制度，每半年以《院办通报》的形式发给院领导和各职能科室，供分管领导和各职能科室对照参阅。有了重点工作的计划，各职能科室就不需要再等主要领导或分管领导的吩咐，大家只要在某些需要决策的事情上请示分管领导或由分管领导请示院长即可。这种通过提前制订工作计划变个人驱动为系统驱动的管理模式，使院领导提前对自己本年度重点工作做出统筹安排，2020年度院领导重点工作共314项，责任到每位院领导，年完成率90.03%，很好地提升了领导个人的工作效率和科室的执行效率，促进了医院各项事业的快速健康发展。

在制订工作计划时，我们特别要注意以下四点：一是要通盘考虑，尤其是考虑计划的可执行性；二是工作重点不能胡子眉毛一把抓，要突出重点，以阶段性、重点工作为主，具体科室工作和常规工作不纳入其中；三是院领导制订的工作重点应该是可以调整的，当工作重点的执行偏离或违背最初目的时，需要对其做出调整，不能为了计划而计划；四是制订院领导工作重点时，各项工作完成时间的节点要清晰，工作有针对性，指向性要明确。

（谢剑锋）

第九节　院领导分管例会——接地气的管理

【背景】科室管理是医院管理的中心环节。院科两级间信息交流不足，沟通渠道不畅，会导致科室对自身职能模糊不清、定位不准，在执行过程中与医院想法出现一定的偏差。而在医院管理中，院领导大多医疗业务与行政管理双肩挑，花大精力在专业工作上，行政管理上有的则敷衍了事。丽水市中心医院为促使院领导合理安排行政和临床时间，同时加强院科间的有效沟通，增加院科间的交流机会和由下往上的反映问题的渠道，及时帮助科室解决问题，加强分工责任制，推出医院领导定期的分管例会举措。

【问题】①分管领导忙于临床医疗业务，与所辖分管的部门和科室沟通较少；②部分职能科室和临床负责人缺少主动汇报意识，导致问题堆积，影响工作的有效开展。

【做法】分管例会由分管院领导主持，参会人员为各院领导分管科室的所有中层，频度为每季一次，一般安排在单月第一周召开。分管例会每次都有记录，对于存在问题、整改措施或意见建议，必须在会后的五个工作日内通过 OA 办公系统上传院办，院办负责递交院长审阅或递交院班子会议讨论研究，同时负责上述问题的后续整改、落实和评估工作。主要做法：

（1）根据医院工作重点确定会议主要议题，重点传达医院有关文件和阶段性工作重点。

（2）各科（处）室进行工作阶段性回顾，做重点工作和管理指标汇报，并反映工作过程中出现的问题，汇报简明扼要，注重效率。

（3）分管院长听取、检查和布置各分管科（处）室的阶段性工作，针对部门管理指标的完成情况，研究解决各部门存在问题，并决定有关事项。

（4）对于存在的问题提出整改措施，对于需要提交院部解决的问题，科室对相关信息进行采集和综合分析，为院领导集体决策提供信息依据。

【小结】院领导分管例会的举措既有效确保了院领导的行政管理时间，又进一步畅通了反映问题和解决问题的渠道，避免了院科两级管理可能存在的管理脱节及科室间管理不平衡的问题，同时很好地提升了科主任管理科室的主动性和自律性，并及时帮助科室解决了工作中碰到的具体困难。院领导分管例会还可以通过科主任之间的相互汇报、讨论，提升工作亲密度和配合度，建立相互信任的工作氛围，从而充分调动了医院中层的主动性和创造性。

医院领导日常工作繁忙，"及时性"是院领导分管例会的关键和难点所在。院办作为沟通协调部门，必须担负起催促院领导及时召开分管例会和收集反馈任务的任务。而分管院领导则要将该项工作视为提升个人领导力和影响力的重要途径，充分重视分管例会。对于科主任在例会中提出的问题，院领导要根据实际予以思考，或协调解决，或拍板决定，或提交班子讨论，不能推诿，并及时予以答复。

（谢剑锋）

第十节　新年院科约谈

【背景】年初是每家医院归零翻篇开新局的时间节点，作为院领导如果能帮助科室理清工作思路，指出存在问题，寻找解决办法，提供必要支持，就能更好地发挥科主任的聪明才智和主观能动性，调动其工作积极性，为医院和科室发展开好头。

【问题】①科室工作年复一年无创新，新年没有新目标、新要求；②科室发展缺乏生机和活力、停滞不前。

【做法】 年初院科约谈是院领导以科室为单位与科室中层干部进行面对面的恳谈，为各科室工作把脉诊病开药方，时间定于每年春节后，每组约谈均由院长主持，党委书记、分管院长、科室中层参加，院办负责具体组织。

一、会前资料准备

（1）院办公室制订各科室院科约谈时间计划表，并提早 2 天通知相关院领导和相关科室中层参会。

（2）各科室将上年度主要工作成绩和亮点、存在不足、下一年打算及需要院部协调解决的困难以书面形式递交院办，院办审核后汇编成册——《院科约谈汇报内容资料汇编》。

（3）整理汇编《科室年度运行情况》，对科室运行情况做出综合评估。内容包括科室当年管理指标、质量指标、经济指标和科研指标的完成情况，以及与上一年指标完成情况的对比。该资料在院科约谈前要送呈院领导审阅，约谈时发给相应科室参会中层。

（4）编印《年度工作目标管理责任书汇编》，内容包括科室目标考核管理责任书、综合治理创建"平安医院"目标管理责任书、医疗安全管理责任书、安全生产管理责任书、消防安全管理责任书、控烟工作责任书、行风建设责任书、科室防范小金库承诺书。

（5）会前要将《院科约谈汇报内容资料汇编》和《科室年度运行情况》发给相关院领导参阅，会上要将《科室年度运行情况》和《年度工作目标管理责任书汇编》发给相应科室参会中层参阅，帮助科室明确新一年的努力方向。

二、约谈具体形式

（1）科室负责人进行述职汇报，包括科室整体运行情况，科室发展遇到的问题，科室长远发展过程中的短板，以及针对问题所要实施的措施。

（2）院领导听取汇报后，根据科室上一年的综合绩效情况与科主任工作思路，帮助科室分析问题，查找原因，并从执行院部规定、加强团队建设、加快床位周转率、控制药品比例、提高专业水平、增强科研能力和设备使用、耗品管理、医疗质量和安全等方面对科室提出指导性意见。对于各科室在院科约谈中提出的问题或建议，能立即解决或协调的院部当场予以答复，一时无法解决的必须做出解释，并由院办详细记录，经调查研究后再予以解决或答复。

（3）按《年度工作目标管理责任书汇编》内容，院科双方共同签订9种责任书。

三、会后监督落实

（1）院办做好约谈记录，整理汇编《院科约谈各科室提出需要院部支持的工作——院领导责任分工》发给各位院领导，明确每项工作的责任领导和完成时间。

（2）院办负责对院领导的指导性意见进行协调、落实和督办，同时对科主任在恳谈会上提出的问题进行调研，并与相关科室探讨，由科室提出相关方案，提交分管院长，分管院长批示后再落实到相关科室。

（3）院办对问题的落实情况进行经常性的检查监督，及时向院领导汇报事情进展，真正实现通过院科约谈来提高科室管理效果，促进医院发展的目的。

【小结】 新年院科约谈方式的实施，为中层干部打造了一个与院领导互相交流学习管理经验和管理心得的平台，充分调动了各科室中层干部的工作积极性。院科约谈督促并鞭策中层干部思考制约科室发展的问题和瓶颈，理清科室问题清单，思考科室发展的新点子、新举措，使科室方方面面的工作得到了极大改善。经过多年的实践，医院在加强院科沟通，促进科室管理水平提升和临床、科研发展方面，取得了很好的效果。10多年来，科室通过院科约谈共向院部提出了2000余条问题和建议，这些问题和建议涵盖了科室的经济运行、学科建设、科研发展、医疗质量、服务创新等各个方面，它们的解决则很好地促进了科室和医院的发展。

院科约谈的最大特点就是面对面交流，公开信息，暴露问题，集体商讨，领导决策，部门落实。因此，院领导一定要充分发扬求真务实、雷厉风行的工作作风，认真同科室中层干部沟通交流，不走过场，不搞形式主义。有少部分科主任会上抛出问题，会后由于工作忙又忘记了按院领导指示去执行。因此，院办作为上情下达、下情上传的枢纽部门，其主动协调、加强监督也是确保院科约谈有效的重要环节。

（谢剑锋）

第十一节 行政查房助力医院管理精细化

【背景】行政查房是院领导和行政职能处室更好地为基层排忧解难、收集合理化建议以及提高社会医疗外感知度的举措。当前国内各医院都有开展行政查房这项工作，并制订了相应的制度，但在实际操作过程中许多医院的行政查房流于形式。

【问题】①行政查房工作在实际操作中多以发现问题为主，解决问题和追踪整改环节经常脱节，问题整改常常落实不到位；②行政查房没有进行分组查房，只有医院院长带队查房；③行政查房内容不明确，查房重点不突出；④医院重视不够，没有按制度有计划地开展行政查房。

【做法】医院从 2014 年开始对行政查房实施专案改善工作，采取原因分析、问题查找、追踪作业等方法进行质量持续改进，很好地发挥了行政查房对医院精细化管理的落实作用。

（1）医院成立以院长为组长的行政查房领导小组，根据院领导人数将院区及各楼宇分成若干片区，每位院领导为相应一个片区检查小组的责任领导，职能部门主要负责人为组长，职能部门中层干部为成员，职能部门年轻职工担任秘书，每月进行一次责任片区的行政查房。

①领导小组负责指导行政查房工作的开展，负责指导遗留问题的解决。

②片区检查小组责任院领导负责本片区行政查房的指导工作，每月参加 1 次行政查房。

③组长负责组织每月的行政查房，并按要求把各项工作抓紧、抓细、抓实、抓好。秘书参加行政查房，在组长指导和组员的帮助下，负责整理反馈查房问题的相关资料，并按要求及时报送到院办。

（2）不同于各质量管理委员会的质控检查内容，明确行政查房主要内容。

①服务品质：具体包括服务流程、质量和效率；院容院貌、停车管

理、院区交通秩序情况等。

②健康促进：具体包括控烟管理，健康宣教工作包括宣传栏、宣传手册、院内电视、标语、展板等。

③5S管理：具体包括根据《丽水市中心医院5S管理质量考核表》进行检查评估，如物品分类存放、标识粘贴规范、工作环境整洁、垃圾分类放置、节能环保、病媒生物防范以及职工仪容仪表、文明礼仪等。

④安全生产：具体包括：a. 消防安全责任制落实情况以及用水、用电、用气、饮食的安全管理；b. 危险化学品、放射类物品、特种设备、车辆的安全管理；c. 在建重点建设项目的安全管理；d. 环境设施、设备运行方面的安全管理。

⑤行风建设：具体包括职工劳动纪律，医务人员首问负责制，医务人员拒收红包、服务态度、患者投诉等情况。

⑥听取各部门、各科室需要院部协调解决的困难、问题及建议。

⑦科室各类整改措施落实及隐患排查整治情况。

（3）明确行政查房要求，设计行政查房流程图及问题整改跟踪、问题追踪等查检表单，确保行政查房规范化、常态化、制度化开展。

①院办为行政查房组织部门，各小组对检查发现的问题及收集的建议，在检查结束3个工作日内，通过OA系统上传给行政查房领导小组秘书。

②院办通过《行政查房问题整改跟踪表》将问题及建议反馈给科室负责人，科室负责人1周内按要求将整改措施填在《行政查房问题整改跟踪表》相应栏目内反馈给院办，次月行政查房时各小组对问题及建议解决落实情况进行督查评估。

③对于遗留问题，行政查房领导小组提出处置意见，院办再落实，各小组再次进行督查评估。

④形成第一个月检查发现问题，科室整改；第二个月督查，遗留问题再反馈；第三个月遗留问题再解决的效果评估并终结的三月一循环的行政查房模式。

⑤对于需院部解决的问题及建议，由院办负责请示院领导或提交院长办公会议讨论后办理。

（4）院办每月编印《行政查房问题汇总与持续改进》简报，内容包括《行政查房问题整改跟踪表》《行政查房问题督查表》《遗留问题处置意见表》《遗留问题处置督查表》《行政查房单列请示问题处置表》。

（5）院长对行政查房工作高度重视，不定期将查房中发现的问题以PPT的形式在中层干部例会上进行通报。院办每年对行政查房工作进行总结，对查出问题进行系统地分析，并采用PPT的形式在行政查房工作会议上通报。

（6）将科室整改情况与年终绩效考核奖挂勾。由院办考核，第三个月遗留问题由于主观原因不解决的，扣年终绩效考核分。

（7）为了避免因视觉疲劳影响问题的发现，并根据医院发展、制度更新、信息化改善等情况，适时对行政查房工作方案进行修订，对人员和检查片区做出调整，对行政查房的内容和流程进行持续改进。

【小结】 行政查房是我院开展的以问题为导向，发现问题，研究问题，解决问题，推动医院持续质量改进的一项重要管理举措，取得了显著成绩。近六年，医院规范开展行政查房865次，查出问题和收集建议4567件，解决率98.9%；编印《行政查房问题汇总与持续改进》简报72册。获2016年浙江省医院品管大赛进阶组铜奖、2019年中国现代医院管理典型案例评选——医院运营管理"典型案例"。

行政查房是许多医院加强医院管理的举措，是走过场，还是认真执行，其结果大不一样。这需要我们明确职责认真确定行政查房的频度，明确行政查房的内容和工作流程，加强问题的追踪整改，以及行政查房内容的适时修订。行政查房工作模式是"找短板、补短板"工作典范，其工作模式值得推广。

（陈美芬）

第十二节　签订年度工作目标责任书，落实科室管理责任制

【背景】 医院是一个小社会，承担着许多政府赋予的任务和医院自身发展的责任。每年政府及上级主管部门与医院签订责任书，医院则根据上级要求结合自身的情况，与科室签订责任书。如何督促相关科室，为实现医院既定工作目标做好计划，认真落实执行，促进医院整体发展，是医院管理的重点工作之一。

【问题】 ①医院未给科室制订年度科室工作管理目标；②科主任没有按工作目标计划执行或流于形式；③工作目标执行的好坏没有与科室绩效分配挂勾。

【做法】 丽水市中心医院在每年年初实施院科约谈之际，与科室签订年度工作目标责任书，能让科室管理者明确本年度的重点工作和管理目标，鞭策科室做好各项工作。

（1）科室年度工作目标责任书包括科室目标考核管理责任书、综合治理创建"平安医院"目标管理责任书、医疗安全管理责任书、安全生产管理责任书、消防安全管理责任书、控烟工作责任书、行风建设责任书、计划生育目标管理责任书、科室防范小金库承诺书、抗菌药物临床应用与管理工作责任书。科室目标管理责任书分为临床类、医技类、药学类、行政职能后勤类。临床类根据科室医疗工作的特点与偏向性不同，分为内科系统、外科系统、监护系统、麻醉系统和临床护理工作目标责任书等，制订不同的考核指标，做到个性化制订。

（2）根据政府和上级主管部门要求及医院每年的工作目标，责任书每年修订1次，在年初院科约谈时由院长和科室负责人签订。

（3）各职能科室负责对责任书相关内容进行监督和落实，次年年初对各科室目标完成情况进行考核和评价，考核成绩与科室年终绩效考核奖挂勾。

【小结】 签订院科工作目标责任书后，医院进一步明确了科室的工作目标和工作重点，科室负责人在管理方面有了更多思考，在提升科室工作效率的同时，进一步规范了科室综合目标管理行为，充分发挥了科室管理的能动性。

签订年度工作目标责任书是落实科室管理责任制的一种有效管理方法和抓手，但要真正发挥其在科室管理中的引导和督促作用，在年度工作目标责任书制订和管理中还要注意以下两点：一是各科室的院科目标责任书内容不能类同，要根据科室管理实际进行个性化制订，并且每年要根据科室管理实际情况进行修订；二是院科责任书管理不能一签了事，要注重年终对科室的考核评价，关键是要与绩效挂勾。

（陈美芬）

第十三节 牵住"牛鼻子"——中层干部管理

【背景】院、科两级负责制是医院现行的行政管理体制。科室是开展医疗服务的主体，也是医院管理的关键环节。科室主任作为医院中层干部，是医院的中坚力量，医院领导如何抓住中层干部这个"牛鼻子"，提高中层干部的工作积极性和行政管理能力；如何督促中层干部抓管理，打造一支综合素质好、业务能力强、工作效率高的中层干部队伍，是医院领导必须高度重视的问题。

【问题】①中层干部重医疗，轻行政管理，管理知识欠缺；②中层干部人际关系、协调处理能力差；③中层干部不重视财务管理；④科室医疗、科研、教学工作进步缓慢。

【做法】医院管理要有切入点，要有抓手。中层干部队伍的管理就是医院管理的"牛鼻子"和抓手。如何牵好"牛鼻子"，我院具体做法如下。

一、建立能上能下的干部竞聘上岗制度

（1）医院始终坚持正确的用人导向，严格执行干部选拔任用的各项规定，坚持"民主集中制"，坚持公开、平等、竞争、择优的原则，每3年开展一次全院性中层干部竞聘上岗工作。

（2）竞聘上岗工作严格按照宣传发动、岗位公布、公开报名、资格审查、竞岗演讲、民主测评、任前公示、决定任命等程序执行。

（3）医院本着"任人唯贤，德才兼备，注重实绩""有为才有位""能者上，平者退，庸者下"的原则开展中层干部竞聘上岗工作。

（4）通过干部竞聘上岗，让干部能上能下，切实营造有利于优秀人才脱颖而出、健康成长的良好用人环境。

二、注重干部教育培养，打造复合型人才

1. 内训抓提升 医院领导根据多年来在医院的工作实践，深入思考，广泛收集案例，对中层干部开展专题讲座。近年来，院长、书记先后为

中层干部做了《医院文化建设的十大要素》《以科学发展观统领医院全面工作》《面对患者我们应该怎么做》《如何做一个被需要的人》《医院营销，我们该做什么》《中层干部不可或缺的几项重要品质》《如何成为一个优秀的科主任》《医院成本控制》等讲座近40次。

2. 外训学先进 医院采取"请进来、走出去"的学习形式，切实提升中层干部的业务能力和理论素养。近年来，医院邀请了中国工程院郑树森院士等70余位国内外知名学者、专家来院讲学，内容涵盖公立医院改革、医院管理、医院信息化建设、医院人文关怀、服务礼仪规范、精细化管理等方面，帮助中层干部开阔视野，更好学习先进医院的管理经验。医院每年选派管理干部及医疗骨干赴美国、新加坡等发达国家学习、考察和学术访问。2010年以来已选派中层干部近百人到我国台湾学习先进的医院管理经验。

3. 学以致用，分享经验 院部要求外出学习回来后，要总结消化别人的先进管理经验，并在中层干部会上做PPT汇报，以共享参观学习的经验。课件内容必须有对学习培训的启发和思考，并要求在所在科室至少提升或改变三项工作，以达到考察学习的目的。

三、建立科学规范的干部业绩考核机制

医院根据工作实际，经过多年的实践与探索，形成日常考核、年度考核"双结合"的干部考核管理机制。围绕医疗工作职能和年度工作目标任务，明确细化工作职责，将工作任务分解落实到具体岗位和个人。

1. 岗位目标绩效考核，细化标准，突出针对性

（1）医院实行岗位目标绩效考核管理，年初科室负责人与院部签订管理目标责任书，年终进行目标绩效考核。

（2）考核分临床内科、外科、ICU、麻醉、医技科室、行政后勤职能部门、临床护理7大类。每类都根据工作性质不同，设置了考核项目、指标、年度达标率分值、考核细则和考核部门。

（3）每个科室的考核内容最少25条，多达55条，内容包括科室管理、科室负责人自身管理、工作成效、医疗质量、工作量、工作效率和费用控制、医疗安全、科研与新技术开展、院感管理、药事管理、输血管理、教学管理、住院医师规范化培训管理、公卫管理、门诊管理及综

合管理（安全生产、行风建设、完成政府指令性工作等）等内容。

（4）目标绩效考核奖以体现业绩优先、岗位责任为原则。

2. 实行干部民主测评，"三个结合"体现公正性

（1）医院每年年终对每位中层干部进行年度测评。

（2）测评成绩通过"三个结合"形成。①由院领导、中层干部、科室成员分别对每位中层干部"德、能、勤、绩、廉"进行综合测评打分；②结合每个中层干部所在科室的工作业绩测评；③成立中层干部工作业绩评价考核委员会，分片对中层干部进行量化打分评价。

3. 奖优罚劣，建立绩效考核激励制度和惩处机制，把干部绩效考核与奖励挂勾，根据干部绩效考核结果进行排名，按比例发放年终绩效奖金

（1）建立干部考核体系，将考评、奖惩等情况作为评先评优、选拔任用的重要依据。

（2）对工作责任心不强、办事拖拉推诿、服务态度不好、作风不实、不能完成工作任务、纪律松懈或受党政纪处分的干部以及年度绩效考核排在末位的中层干部，按干部管理权限进行问责、诫勉谈话或交流岗位或降职或免职处理。

四、建立院科两级"三谈"制度

1. 年谈目标定计划 每年年初院领导集体和科室负责人面对面恳谈，谈目标、找短板、定计划、明举措。

2. 季谈问题抓整改 院领导每季召开一次分管例会，与科主任面对面恳谈，谈问题，抓落实，促整改。

3. 周谈亮点评差距 医院借助中层干部周会平台，建立了"院科工作15分钟交流制"。一是在每次周会前15分钟，有计划地安排1~2个科室围绕科室创新管理、学科发展、新技术开展等晒亮点，作交流汇报；二是院长在例会上以PPT形式点评科室管理工作，用具体数据剖析科室在运行管理指标方面的差距，并针对存在问题提出指导性意见。

五、放权中层干部

权力下放，给中层干部一定的自主做决定的权力。如科主任可结合绩效考核与科室人员的工作情况，自主决定科室奖金的二次分配等。

六、加强制度建设，管好中层干部

通过制订出台《中层干部延长任职管理制度》《管理岗位问责制度》《重大事项报告制度》《行政查房制度》《干部例会制度》《干部外出请假登记制度》《中层干部参加学习会议考勤制度》等规章制度，明确中层干部该做什么，不能做什么，从而规范中层干部的工作和行为。

【小结】 完善的干部管理体系，紧紧抓住"牛鼻子"，使医院干部作风得到了有效转变，增强了凝聚力、执行力，形成了中层干部心往一处想、劲往一处使的良好局面，群策群力推动全院各项工作稳步有序推进。只有多措并举，照章行事，严格管理，培养和使用好中层干部，牵好"牛鼻子"，才能最大程度地发挥中层干部强大的医院发展动力。

（韦铁民　苏艾华）

第十四节　科主任职责的细化

【背景】 医疗能力是一家医院最具影响力的品牌，对于临床科室和医技科室来说，科主任的综合能力体现着科室的整体水平，直接影响科室的发展。许多医院在考虑科主任人选时，往往注重专业技术能力，而忽略日常科室管理、学科发展、团队建设、关系协调等综合能力，导致科室整体发展不均衡。

【问题】 ①医院科主任基本都是业务骨干出生，业务能力突出，但行政管理能力缺乏；②科室发展目标不明确，发展迟缓；③具体工作中分不清轻重缓急；④科内分工不明确，科主任协调能力差，不能激发科室职工的工作积极性；⑤科主任在院内和院间交流中缺乏情商，沟通能力差。

【做法】 如何明确科室主任工作具体职责，丽水市中心医院经过反复总结、思考、提炼，结合成功科室的经验，细化了科主任具体职责，有效提升了科主任的管理能力。

一、明确发展目标

科主任要根据医院发展目标和战略，制订任期内科室发展规划并创造条件完成规划。一个好的学科发展规划应明确学科定位、院部支持、人员配置、梯队建设、科研发展，以及如何扩大学科区域影响力和树立学科专业口碑等内容。每年年底必须对上一年学科发展目标进行回顾总结，同时向院部提交科室下一年度的学科发展工作计划。

二、提升医疗技术服务水平

医学发展日新月异，科主任作为科室专业技术带头人，对科室技术发展要有清晰认识，要紧跟医学发展步伐，尤其要重视适合本科室发展的技术，多选择适应本地常见病、多发病特点，服务面大，能持续发展的技术，不鼓励盲目求新求异。在提高临床水平和树立科室品牌上，科主任要率先垂范，起到带头作用。

1. 总体水平 科主任要有争做龙头学科的意识，能带领全科医师钻研业务，不断创新，积极开展新技术、新疗法，努力使科室临床业务水平达到区域内领先水平。

2. 专长和特色 由于院际的竞争，以及省市医院和县市医院的结对帮扶，在不同程度上促进了基层医院整体水平的提升，给各学科发展带来了更多压力。学科要在激烈的竞争中立于不败之地，就必须有专长、有特色。

（1）科主任要根据科室成员的特点、能力，有计划地培养下属在某一领域、某一方面有超越他人的独到技术专长，做到人无我有，人有我优，人优我精，使大家在各自领域里各有专长，让每位医师最终都真正成为某一方面的专家。

（2）积极推行亚专科发展，努力提升各专科在特定领域或某个疾病诊治上的学术水平和影响力，寻求差异化发展。尤其是要优先发展基层医院病种不多或是基层医生做不了的临床技术，将其做大做强。

三、加强科研管理

临床水平是科室稳步发展的基础，科研水平是科室专业实力的标志。

科主任要充分重视科室临床研究或基础研究，积极通过承担课题、获取成果、发表论文、编写著作等多种途径不断取得科研进步和成果。

1. 科研团队 科研是科室的一张"名片"，是医务工作的重要部分，也是医院实力的重要体现。作为学科带头人，科主任必须重视科研，关注学科的最新进展，提出创新性思想。除带头做科研活动外，科主任要特别注重团队建设，鼓励和支持科室人员积极参与科研工作，充分发挥大家的能动性，提高科研水平。

2. 科研人才 根据科室人员特点，发挥个人特长，注重培养临床研究型人才。科研工作要切合实际，立足本学科发展需要，脚踏实地做能做的事情。

3. 研究方向 根据科室特点确立科室总体研究方向，制订科研发展的规划和目标。

4. 合理分工 合理分工，协调好各方关系，协调好利益分配，既做好临床工作，又做好研究工作。

四、加强教学管理

做好科室教学工作，不仅是科主任的职责和义务，也是全科人员提升自身理论水平和通过理论与临床实践相结合来提升临床水平的重要抓手。抓好科室教学工作要着重做好以下几点。

1. 教学管理 重视教学管理，把教学工作放到与临床、科研同等重要的地位，亲自抓教学，充分利用医院品牌、管理、人才、技术、设备等优势，推动教学工作发展。

2. 医学生教育 积极探索新的教学方法，用心安排授课，认真培养学生，让学生多参与临床，多动手操作。

3. 研究生教育 研究生教学是提升个人影响力的重要途径。科主任要不断提升自我水平，以硕导、博导为努力目标，积极向相关院校申请硕导、博导资格。

4. 住陪、进修人员教育 服从医院安排，支持住陪工作，做好住陪进修人员带教和管理，使其能尽快掌握必备的临床工作技能，扩大科室和医院的影响力。

5. 继续教育 积极申请、举办继续教育项目，通过项目举办，培训下级单位医务人员，提高在同行中的知名度，树立学科品牌。

五、加强团队建设

优秀科主任必须具备造就优秀团队的能力。团队精神的核心是协同合作、优势互补，其中合理分工尤显重要。科室团队建设要注意以下几点。

1. 学科带头人 科主任管理水平直接影响学科的发展，决定着学科的可持续发展和竞争力。要建设优秀学科团队，科主任必须成为真正学科带头人。只有医术超人、品质优秀的科主任，才能起到模范带头作用，从而带领整个团队不断提高学科临床、教学、科研整体水平。

2. 人才梯队 培养科室人才梯队，科主任责无旁贷。成功的科室一定是团队传承很好的科室，如果科室人才出现断档，说明科主任工作没有做到位。科主任要制订明确的人才培养规划，不但要"能干活"，更要"善育人"；不但要处理好"使用"和"培养"的关系，更要有容人之短的心胸、哺育良材之愿望；要懂得关爱，能给予青年医师成长历程必需的精神寄托和慰藉。

3. 特色人才 科室需要各种各样的人才来支撑团队发展。科主任要善于发现人才，积极为大家创造好的学习条件和继续教育机会，并根据学科发展需要制订各级医师的国内外进修学习和培养计划，为其创造能在各自专业充分发挥作用的平台。

4. 团队精神 塑造一流团队关键在于凝聚科室人员的团队精神，一是培养做事主动的品格；二是培养敬业的品质；三是培养宽容与合作的精神；四是培养全局观念。

5. 和谐氛围 积极营造科室和谐的环境，以身作则，严以律己，胸怀宽广，谦让容人，处事公平公正，鼓励上进，鞭策落后，团结和带领全科人员打造高绩效团队，圆满完成各项任务。重要的是要学会合理分工，合理分利，给下属发展空间。

六、提升管理水平

科室是医院的工作单元，科室管理好，人、财、物使用得当，搭配合理，就能以尽可能少的开支为医院创造最大限度的经济利益，同时促进医院整体管理水平的提升。科室管理应注意以下几点。

1. 全局观 树立科室发展的全局观，处理好科室管理和个人业务工作间的平衡关系。要转变看问题的高度和视角，熟知本科室的优势和劣势，能利用现有的条件扬长避短。要提高执行力和持续改进问题的能力，将医院制度落实到科室，充分发挥"脊梁"和"桥梁"的作用。

2. 环境管理 积极推行5S管理，监督做好办公室、值班室、病房的整洁，为患者提供安全、温馨、舒适的就医环境。

3. 人文管理 进一步加强科室人员人文关怀等方面知识学习和人文执业技能培训，加强医德医风建设，加强医患沟通能力的培训，不断优化服务流程，提升服务品质。

4. 指标管理 积极响应公立医院改革要求，认真完成目标管理责任书中各项指标，不折不扣地执行医院指令性任务。

5. 财务管理 在现有收费框架下，如何提高科室合理合规的收入，是科主任科室管理的重要工作。加快周转、缩短平均住院日、节取合理利润、节约成本都是科室主任科学管理的重要工作。

6. 医疗安全管理 将医疗安全制度和医疗核心制度的落实作为医疗安全管理的重中之重，加大病历制度、三级查房、值班制度等核心制度的执行力度，认真落实重点患者行政谈话制度及安全教育等措施，确保医疗安全。

7. 做好科室间协调工作 科主任既要端正立场，站在全院角度进行思考和协调科室工作，使工作更有成效；还要加强不同科室人员间沟通，积极营造科室间相互体谅、包容、理解，不斤斤计较，宽松和谐的特有工作人际关系。

七、协调外部关系

科主任要利用各种平台加强与国际、国内专家的交流，争取帮扶合作；积极与省内外专家交流，要取人之长补己之短，建立紧密关系；多与市内下级同行沟通联系，得到大家的认同和支持。要通过学科对接、特聘专家、协作医院、老师和朋友等各种途径充分利用外部资源，特别近年来与相关医学院校以及其他协作医院的学科对接，要制订合作目标并做好计划，从多方面争取更多的支持，以快速提升自己学科的临床、教学、科研水平。只有充分利用好各种有利资源，科室发展才能更快。

【小结】 我院通过对科主任职责的细化，目标和行为的引导，责任的强化，使科主任明确了自己的工作内容和考核指标，工作积极性和主动性得到充分发挥。各科室的整体工作得到了快速发展，整个医院呈现出欣欣向荣的局面。

科主任是医院的脊梁，是业务上的带头人，在管理上起着承上启下、纵横协调的作用，其工作思路、能力、责任心和态度直接影响学科发展。当前，许多科主任观念陈旧，管理没有与时俱进，有的并不清楚医疗之外还应做什么，科室各方面竞争力不强。我院基于实际情况，制订和强调了新时期科主任在学科管理中应尽的职责和义务，以及工作的方向和重点，帮助科主任更好地理清管理思路，提升管理能力。

（韦铁民）

第十五节　科主任行政管理能力的培养

【背景】 科室是医院组成的基本单位，是发挥医院整体功能的基本单元。而科室管理则是医院管理的主要把控重点，其好坏直接影响医院的发展。科主任是科室的发展主导者，也是医院大政方针的重要执行者和贯彻者，其能力高低、素质优劣、水平强弱直接影响科室和医院整体发展。因此，提升科主任的综合素质和管理水平是现代医院管理中的重要内容。

【问题】 ①科主任多为专家型专业技术人员，常常缺乏整体管理的意识和方法；②科室发展无规划；③科室管理不重细节，缺乏执行力和监督力；④科主任不善于发挥职工智慧，人才培养意识差，人才培养无方向；⑤科主任沟通协调能力欠缺，不能很好地处理内外部矛盾和医疗纠纷；⑥科主任表率不足，不注重个人品格的修炼。

【做法】

一、提升经营管理能力

管理是什么？日本一位著名的企业家曾感慨，日本的经济贸易竞争不过美国，主要原因并非日本企业的科技水平落后于美国，而是其企业的管理水平不如美国。由此可见管理在市场竞争中的重要性。随着现代医院的发展，其对科主任的能力和水平也提出了新的要求。科主任不应该仅仅是学科的带头人，还应该是科室行政的管理者和财务的经营者，必须具备与现代医院经营管理模式相一致的经营和管理意识。一位优秀的科主任，不仅可以带活一个科室，还可以在全院起到示范作用。因此要督促科主任合理安排自己的业务时间和管理时间，学习管理知识，强化经营意识，在实践中逐步积累管理经验。

二、提升科室规划能力

科主任作为学科的带头人，应具备规划学科发展的能力。一个优秀科室的建立绝非一朝一夕之功，有时甚至需要几任科主任的努力。作为科主任不能固守一隅，而是要集思广益，努力发掘集体智慧，找准科室新的发展方向，拟订出科室合理的长远发展规划，不断增强科室的核心竞争力。

三、提升个人表率性

临床工作繁杂琐碎，需要医务人员投入大量精力和时间，如果没有奉献精神，医疗服务一定难以优质高效。因此科主任对科室成员的言传身教、严格管理至关重要。科主任一方面要加强对科室人员的职业道德教育和制度管理，不断提升大家的责任心和事业心，同时要以身作则、率先垂范，认真执行院部决定，认真对待每位患者，确保医疗质量和医疗安全。"榜样的力量是无穷的"，科主任对工作认真与否，一言一行时刻都会影响科内每位职工。另外，要充分发挥科室成员的工作热情和谋事干事的积极性，创造职工和科室的最大价值，必须要营造一个合理分利、公平公正的科室工作和竞争环境。一位优秀的科主任一定是一位守纪律、讲规矩、重效率、敢担当、做表率的科主任。

四、提升执行力和监督力

科主任是医院决策的执行者，又是具体方案的实施者，其执行力和监督力强弱直接影响科室的运行效率。尤其是行政职能科室负责人的工作作风和工作能力，更是直接与执行力和监督力强弱紧密相连。如果科主任责任心不强、遇事推诿、办事拖拉、爱做老好人，势必会影响科室工作的开展。科主任不仅要能准确领会、服从和及时传递医院的决策、部署和指令精神，还必须要结合科室实际，提出贯彻意见并组织实施。科主任对科室职工负面的言行或缺点，不能听之任之，而应根据医院制度，视情节轻重及个人认识程度予以纠错。只有这样，管理才能理顺，才能贯彻实现医院的决策目标，激发职工的主动性和创造性，形成科室的凝聚力。

五、树立人才培养意识

科室发展需要人才，如何发现人才、培养人才、不拘一格使用人才，是当好科主任的一项重要工作任务。作为科主任，必须要有培养人才的责任意识，要有爱才之心、举才之略、用才之能、容才之量、护才之胆，努力为人才成长营造良好的人才生态环境。科室的发展，靠一个人或少数人的力量是远远不够的，团队成员的成长与共同进步才是关键。一个善于培养人的科主任会认真筹划科室人才的培养，会对有发展前途的优秀人才有计划地培养和委以重任，并在使用中锻炼、提高其专业技术水平。同时根据科室实际和发展需求，建立合理的科室人次梯队，使每个人才都有自己的特长和主攻方向，从而为科室发展不断注入新的活力和持久动力。

六、提升沟通协调能力

沟通与协调是现代管理中做好工作的重要一环。有效的沟通协调可以取得认识或思想上的一致，行为或行动上的一致，从而合力完成目标。科主任的沟通协调主要有以下几个方面：一是做好与科室成员的沟通，运用自身的影响力和人格魅力，凝聚科室团队力量，提高工作积极性，使大家能服从、配合工作，从而更好地实现既定目标；二是做好与其他科室及部门的沟通，医疗是一个复杂的系统，有时需要多部门和科室的密切协作，甚至需要与院外的沟通协调，此时科主任是否具备良好的沟通协调能力就显得非常重要；三是做好与医院领导层面的沟通，汇报问题时科主任首先要对问题进行分析，并准备好建议和备选方案，供领导参考决策并争取院部支持，同时要摆正位置，服从院部安排；四是提升医患沟通和纠纷应对能力，主动参与和指导科室医生做好医患沟通，从源头或整体角度来思考纠纷事件，努力将纠纷化解在初始阶段，并在医院防控医疗纠纷和维持正常医疗秩序方面发挥积极作用。

七、提升个人的人格魅力

科主任是科室的"领头羊"，其思想、品质、行为、作风等人格魅力反映在一言一行之中，潜移默化地影响着科室成员的思想和成长。优秀的品格会让人肃然起敬，反之则其影响力荡然无存。科主任要提升个人魅力，首先要具备一流的业务素养和职业修养，业务上能拿得起，说得响。其次，必须要有较高的战略眼光，具有开放的思维，能带领科室和团队不断开拓进取。此外，科主任还要有豁达大度、心胸宽广、敢于担当的胸怀，工作中不会独断专行、以权压人，也不会感情用事或有亲疏之分，做到一视同仁。身教胜于言传，作为科主任要"常修从医之德，常怀律己之心"，在工作中以身作则、敢为人先，只有这样才能建立起主任的威信，带领科室更好地发展。

【小结】求木之长者，必固其根本。科室是医院的基本单位，各科室工作水平和质量高低直接影响着医院的整体质量和水平。科主任是全科成员的"排头兵"，关系到一个科室的兴衰和医院的发展。医院院长只有牢牢抓住科主任这个"牛鼻子"，最大限度地培养和激发科主任的积极性和管理智慧，科室才能稳健运营，医院才能健康发展。

（韦铁民　苏艾华）

第十六节　医院制度标准化管理

【背景】医院的管理千头万绪，核心在于建立完整规范的制度管理体系和制订相应的制度。医院制度是医院行为及流程的准则，对于提高工作效率、保证医疗质量，防止差错事故发生起着重要的作用。如何判断一家医院的现代化管理水平，制度建设和管理是其中的一项重要因素。医院等级评审标准中明确要求规章制度要有统一的管理规定和管理程序。

【问题】 ①缺少制度制订的规范性要求；②管理过程不够完善，如制度的制订、修订等流程不够规范和标准化；③制度培训、落实的监管不到位。

【做法】 制度建设关键在于六大要素：制订是基础，执行是前提，落实是核心，评价是环节，改进是完善，维护是保障。如何落实这六大要素，措施如下所述。

一、明确制订目的

规范人的行为和医疗流程，针对经常性犯错、人多且涉及面广的事务，建立需遵循的规矩，规范工作标准。

二、明确管理归口部门

全院制度归口院办管理。

三、制订过程标准化

（1）规定制度制订要求：①符合法律法规、党委和行政部门的大政方针；②符合卫生行业条块的管理要求；③符合医学专业学术要求；④适应社会和医院的整体发展；⑤符合医院精细化管理的要求；⑥体现部门间管理运行的准则和共识；⑦能制约人、激励人，可提高职工管理的积极性、顺从性；⑧适度的前瞻性。

（2）规范制订流程，根据本部门或科室工作需求，由各部门或科室拟订制度内容，送院办审核，院长/党委书记批准，制度批准后由院办发布、保管、备份、归档，全院或相关部门/科室执行。

（3）重大事项相关制度必须经充分讨论，并经职代会通过。

（4）制度自公告之日起生效。

（5）所有制度均上传至医院管理软件平台，手机、电脑上均可随时查询，有修订更新的及时替换。

四、培训、执行、落实

1. 培训

（1）新职工培训。①人事处负责相关院级制度的岗前培训及考核。

②医务处、质管处、护理部等负责本系统院级制度的岗前培训及考核。③各部门及科室负责科级制度的培训及考核。

（2）复训。由医务处、质管处、护理部等分别负责医疗及护理系统院级制度的定期复训及考核；各行政后勤部门相关制度，包括院科两级，均由科室负责人负责组织复训及考核。

（3）新制订或修订的制度，拟定部门需组织相关科室职工进行培训及考核。

（4）培训方式包括现场集中培训、学习软件平台、周会等。

2. 执行、落实

（1）根据制度适用范围，全院或相关部门/科室的干部职工遵循执行并落实。

（2）医务处、质管处、护理部等职能部门将制度执行要点列入主管部门督查表或质控检查标准，定期督查各科室执行情况。

（3）各职能部门督查结果及各部门/科室制度落实情况与科室、个人绩效挂勾，根据医院奖惩规定落实奖惩措施。

五、修订、废止流程标准化

1. 修订流程

（1）根据医院发展、法律法规、行业标准、诊疗指南等要求及变化修订制度。

（2）制度原则上至少每3年修订1次，到期前6个月院办通知各部门或科室组织修订，如有需要随时修订。

（3）由拟定部门或科室拟定修改内容并填写在《文件制订/修订审批表》送分管院领导审核，医院院长/党委书记签发后由院办发布。

2. 废止流程

（1）因到期或业务变更而废止时，由拟定部门提出申请，并填写《医院文件废止审批表》，经部门/科室负责人和院办审核后废止。

（2）废止制度保存年限为3年。

【小结】我院通过长期的实践，形成了一套比较严谨完善的制度管理标准化体系，建立了规范的制度制订、修订、废止流程，各部门各司其职，落实督查及监管，并及时根据监管结果以及法律法规、行业标准、医院发展等对制度进行持续改进，从而不断提高制度质量，保证了医院的高效运行。

（韦铁民　吕丽华）

第十七节　医院五年发展规划的编制

【背景】医院五年发展规划是一种时间跨度长、范围广、内容较概括的中长远发展计划，是依据现实条件对未来基本性、整体性、长期性发展问题的思考和谋划，是指导医院一段时期内科学发展的行动计划。科学编制医院五年发展规划，明确医院五年内建设的总体目标、发展思路、重点领域，增强医院发展的战略性、前瞻性，确保医院实现又好又快发展具有十分重要的意义。

【问题】①规划编制程序不规范、不科学，编制过程简单；②规划编制不全面、不系统，不能体现医院自身特点；③规划重点不突出，泛泛而谈，具体指标不明确，没有量化，指导性不强。

【做法】

一、编制流程

1. 成立小组　加强组织领导是顺利完成规划编制的重要保障，启动编制工作之初，医院成立以主要领导为组长、行政副院长为副组长、其他院领导及相关职能部门负责人为成员的规划编制领导小组，研究解决规划编制过程中的原则性和重大问题，领导小组下设"编制办公室"，负责规划编制工作方案的制订和落实。

2. 调研分析　完成前五年规划执行情况的评估，明确后五年发展的目标和存在的问题。一方面重点了解国内外医院学科建设、医疗技术开展、教学科研等各项工作的发展状况，从中找出自身存在的差距；另一方面要重视医院内部调研，特别是要深入各职能部门、临床医技科室，听取一线意见和建议。

3. 编制起草　前期各部门根据医院确定的规划大纲，结合本部门的实际，编写本部门发展规划，完成规划文本的撰写，并在规定时间内上交编制办公室。规划编制领导小组对规划基本思路和框架进行论证，编制办公室对上交的材料进行汇总整理，系统归纳，进行医院五年总体规划的文本撰写，形成医院五年总体规划及专项规划初稿，报医院领导班子初审。

4. 论证完善 五年规划不仅是对未来发展的目标设定，更重要的是在规划编制过程中所形成的广泛参与模式、价值认同和行动引导，切忌闭门造车，要充分发扬民主，集思广益，召开相关部门座谈会，加强各方面协调和衔接。广泛开展咨询论证工作，吸纳各方面意见和建议，对规划进行修改完善，经过征求意见和科学论证，形成第二版讨论稿。

5. 修订成稿 总体规划经医院职代会审议通过，由院长办公会审议批准；专项规划经编制办公室修订完善后，由医院党委会审定通过。同时，定稿后要向全院进行公布，进行全方位、多层次、多角度地宣传介绍发展规划内容，增强职工对医院发展规划总体目标、发展战略、主要举措的认同感，形成全院上下共同促进医院科学发展的良好舆论氛围。

二、规划框架

（一）总体规划

1. 前言 以简要文字表述前五年发展成绩、任务完成情况，后五年发展的内外环境和现状背景。

2. 前五年发展成就 包括医院发展概况（医院规模、基本建设、医疗设备、人员队伍、阶段性重要工作）、党建工作、干部建设、人才队伍、医疗工作（学科建设、护理管理、医疗质量、医疗安全、院感管理、健康促进）、教学工作、科研工作、行政工作（制度管理、行政管理、绩效分配）、后勤保障（信息化建设、后勤管理）、群团工作（工会、共青团、妇委会、统战工作）、文化建设、公益医疗（对口帮扶、指令性任务、无偿献血、志愿者工作等）。

3. 目前面临的问题 医院面临的问题包括外部环境、内部管理两个方面。通过分析医院发展所面临的外部环境（政策环境、经济环境、社会环境和技术环境），分析当前医疗卫生事业发展面临的新形势，探求外部环境的机会和挑战。通过分析医院内部管理所具有的优势和劣势，厘清医院目前存在的主要矛盾和突出问题，明确自身差距与不足，从而帮助医院实现长期可持续发展。

4. 五年规划的主要内容

（1）指导思想。坚持以习近平新时代中国特色社会主义思想为指导，贯彻落实国家、省、市关于卫生健康事业发展和公立医院改革的决策部署，加强党的领导，全面落实党委领导下的院长负责制。

（2）编撰原则。①正确性。要深刻把握所处的时代背景、我国医疗卫生事业的阶段特征，把医院发展放在深化医改和本区域卫生事业发展大局中谋划，符合国家医疗卫生事业及医疗行业的大政方针，顺应时代发展趋势，切合区域和医院实际。②前瞻性。要有较高的起点，能登高望远，进行前瞻性思考，全局性谋划，具备较好的科学预见性。③引领性。确定发展的总体目标和重要指标及实施路径符合未来发展方向，引领医院和学科发展。④延续性。在一定时期内的方向、目标、路径要具备以往五年计划的延续性，切忌脱节。⑤创新性。要突出总体目标及重要指标的创新及登高，在新目标中发现新引擎，在调整中实现新发展。⑥广泛性。要深入调研、集思广益，要有良好的群众基础，需要征求考虑方方面面意见并整合提升。⑦可及性。总体目标不好高骛远，重要发展指标要符合实际，目标与任务切实可行，有实施路径和工作基础。

（3）总体目标。医院的总体目标是医院发展的方向，需要明确自身定位，如丽水市中心医院的目标是"打造成为全国地市级标杆医院"，在围绕这个总目标的基础上，分别在医、教、研、学、管理等方面确定子目标。

（4）发展指标。具体发展指标与总体目标密切相关，包括医院规模、基本建设、医疗设备、学科发展、医疗质量、科学研究、教学工作、人才结构、区域医疗、绩效考核等指标。确定过程中要坚持定性目标与定量指标相结合，在定性描述的基础上，能够量化的指标尽可能量化。

（5）工作路径和举措。围绕医院五年总体目标和发展指标，具体谋划各条块工作的实现路径和保障举措，明确未来五年做什么、如何做，切忌泛泛而谈，要具有可操作性。根据医院实际，具体可包括党的建设、干部队伍、清廉医院、行政管理、临床水平、教育教学、科学研究、护理队伍、信息化、制度建设、人才培养、财务绩效、社会事业、环境建设、后勤管理、文化建设等方面。

（二）专项规划

专项规划是针对医院各条块工作专门制订的规划，具体可包括公立医院党的建设、内科系统、外科系统、介入医学、医技系统、护理工作、急诊建设、门诊建设、人才培养与队伍建设、科学研究、医疗质量与安全管理、医学教育工作、信息化建设、清廉医院建设、综合治理规划、后勤保障体系建设规划。

【小结】医院五年发展规划是医院发展的纲领，既是顶层设计，更是行动约束，在编制时既要强调总体发展战略的宏观性、指导性，体现对发展方向、发展目标的宏观引领作用，又要突出具体目标和发展举措的可行性。编制规划是面向未来的科学谋划，是一个系统工程，既要注意统筹兼顾医、教、研、学、管理等发展要素，保持各项工作整体推进，又要结合医院发展现状，坚持"有所为，有所不为"，既要抓好规划编制，更要重视抓好规划实施，建立保障规划实现的机制。

（韦铁民　边乐超）

第十八节　医院职代会工作报告的撰写

【背景】职代会工作报告是医院一年重要工作的总结，记载发展成绩，分析当前不足，谋划来年重点，涉及到医疗、教学、科研、管理等方方面面的内容。一篇条理清晰、重点突出、内容全面的职代会工作报告，能够激发职工的工作热情和斗志。

【问题】①为修饰行文结构，打乱部门条块工作，不同内容标题穿插，不够条理化、系统化；②重点内容不突出，不重要内容罗列太多，记流水账，不能反映医院工作重点；③没有分析当前工作存在的问题和困难；④来年发展目标泛泛而谈，未落到实处。

【做法】

一、报告内容

医院职代会报告由总结、不足、计划三部分构成。总结是对过去一年工作的回顾，不足是对当前医院运行问题的分析，计划则是对来年工作的思考。

1. 工作总结 医院职代会报告总结部分内容经过多年完善，目前已形成较为固定的版块框架，主要有学科建设、质量提升、门诊管理、护理管理、院感管理、科学研究、教学培训、人才培养、干部建设、制度建设、行政管理、财务绩效、医保管理、物资采购、设备管理、安全生产、应急管理、基本建设、信息化建设、总务管理、党建工作、党风及行风建设、凝心聚力、素质提升、宣传工作、外联帮扶、公共卫生、健康宣教和公益事业等 29 个方面，如当年医院有等级评审等专项重点工作时可另行增加。医院每年的总结框架基本不变，各科室只要在其原来基本框架和主要内容上进行数字及重点的删改即可，极大减轻了报告拟写部门的工作量，具体职能部门也更容易操作。同时，较为完整的总结框架体系可以确保医院某一条块工作不会缺失且成绩一目了然。

2. 分析问题 围绕医疗、教学、科研、管理、党建等工作重点，结合政府卫生健康工作要求，梳理当前生存发展面临的困难和问题，承前第一部分工作总结，分析问题，启后第三部分工作计划，明确重点。

3. 工作计划 医院计划内容没有固定框架，主要根据当年医院发展面临内外部实际情况及医院重点工作而确定。丽水市中心医院年度工作计划分为主要工作目标和主要工作任务两个方面。主要工作目标基本都是数据性内容，如门诊量、出院患者、手术台次、床位使用率、平均住院日、药品比例、医疗服务收入、总收入、收支结余等，上述关键指标数字的确立可为来年工作明确努力目标。主要工作任务是指除医疗、教学、科研等医院运行的日常工作之外，下一年度医院着重要抓的几件大事。医院年度计划与总结不同，不求面面俱到，但求重点突出，对引领性、关键性的计划表述可精细些，对全院各科室和职工具有更明晰的指导意义，可以让大家更加明确医院当年的重点工作，从而更好地形成共识，集中精力，认真执行。

二、撰写要求

（1）成绩源自于基层，每年 12 月份院办下发通知，要求各科室、部门上报年度工作总结和计划，同时按照报告内容各条块梳理成绩上报院办。

（2）归纳提炼相关内容，办公室根据各科室和部门的上交材料，以及医院全年班子会议记录、周会摘要、新闻通稿等，结合政府工作报告、卫健系统政策文件、医院主要领导的工作思路等，梳理成绩、问题、计划，撰写报告。

（3）根据医院各条块工作整理，每年报告结构相对固定，但要避免老套路，不打乱原有顺序，以条块呈现各部门成绩，让有内容的部门有成就感，没有内容的部门有压力。

（4）梳理问题要点到实处、痛处，避免泛泛而谈，问题同样也是来年工作要抓的重点，运用 PDCA 思维对问题持续追踪、改进落实，将问题转化为行之有效的管理举措。

（5）工作重点是一年中明确的工作目标，做得好的维护好即可，保持长效，不需要作为工作目标。目标有大有小，重点抓的内容，即使小的也可以成为目标。

（6）各部门在汇总成绩时，喜欢大部头，事无巨细，希望尽可能多地展现工作成绩，撰写中既要客观统筹、内容全面又要突出重点。

【小结】职代会报告既有对一年工作成绩的总结归纳，又有对来年工作的谋篇布局，还有对当前问题的分析，报告格式固定，总结内容按部门条块罗列，框架条理清楚，计划内容突出重点、目标明确，为未来发展指明方向。

（韦铁民　谢剑锋）

第十九节　医院年度工作报告更好记载医院的发展史

【背景】每家医院为记载医院的发展历史，每隔几年都会编纂一部院志，由于编纂人员不固定、时间跨度过长、资料收集不及时等原因，往往会造成院志内容侧重不同、记载不全。通过每年编纂一部年度工作报告，及时记录医院发展，形成系列的工作报告永久保存，这是比院志更好的一种记载历史的方法。

【问题】①覆盖面不广，内容不全，没有抓住医院工作的方方面面；

②资料收集不全，没有抓住重点，主次不分，重点成绩未列入，无关内容罗列较多；③内容形式单调，文字长篇大论，没有图片、表格等，不够直观。

【做法】 医院年度工作报告主要是记载一年来取得的工作成绩，如何做到内容全面又重点突出，是撰写的重点，医院在职代会工作报告基础上，丰富、细化条块内容，每年编纂一册图文并茂的工作报告。

一、工作报告内容

（1）新年寄语。

（2）医院党政领导班子合影。

（3）医院大事记或大新闻。

（4）重要领导专家来访调研，包括领导调研、行业检查、国际交流、国内同行交流。

（5）医院工作报告，包括上年度工作回顾、下年度工作目标和任务。

（6）医院组织架构，包括行政后勤、医院管理系统、临床学科、门急诊、病区、医技药学系统架构。

（7）医院干部名单，包括党政干部名单、临床医技科主任名单、护士长名单、党支部委员名单。

（8）医院人力资源，包括人员机构、职称情况、职工数情况、岗位聘任、人才培养。

（9）医院运行情况，包括总收入、总资产、门急诊人次、出院人次、住院患者手术比例、平均住院日、病床使用率、床位周转率、药品收入占医药收入比例、业务收入、手术分类、患者问卷调查满意度、医疗辐射能力。

（10）医院行政管理，包括当年出台的行政管理文件。

（11）医院医疗管理，包括医务管理、质量管理、医疗安全、药事管理、院感管理、门诊管理、急诊管理、医保管理、法制建设、质控管理、学科建设。

（12）医院护理管理，包括护理质量、护理安全、优质护理服务、护理管理人员培训、护理学科建设、专科护士培养、护理信息化建设、护理教学管理。

（13）医院教学管理，包括临床教育、医学实习生教学、护理实习生教学、进修培训。

（14）医院继续教育与培训，包括各种继续教育项目、学术会议、外出进修人员、住院医师规范化培训、护士培训。

（15）医院科研管理，包括新技术及新成果、科研课题、发表论文。

（16）医院对外合作交流，包括国际交流、调研指导、行业检查指导、参访交流。

（17）医院公益事业开展，包括结对帮扶与对口支援、健康教育、慢病防治、防保工作、心脑防办工作、肿瘤防办工作、紧急救助、红十字会工作。

（18）医院党建工作，包括民主党派工作、群团工作、干部培训。

（19）医院文化建设，包括人文素养培育、志愿者服务、文体活动、宣传工作、媒体报道。

（20）医院后勤保障，包括财务管理、医药价格管理、审计工作、设备管理、总务管理、基建管理、物资采购、信息化建设、安全生产、安全保卫。

（21）医院荣誉，包括集体荣誉、个人荣誉。

（22）重要事记。

二、报告编纂要求

（1）大事日记内容要做到"一事一记"，对大事要事的时间、地点、情节、因果关系等要记述清楚，记录事件应真实、准确，记载内容全面。

（2）编纂要突出重点，防止巨细不分，要求语言概括准确，文字简明扼要、表达清楚。

（3）尽量固定报告的框架板块，每年在原有基础上增补或删减，记录要保持连续性，不能有中断或遗漏。

（4）图文并茂，直观表现，组织架构、人力资源、运营情况、荣誉成绩等尽量用图表标识。

【小结】年度工作报告是对医院往年发展情况的系统回顾，要起到客观真实记载历史的作用，从2013年开始，我院每年编纂一册年度工作报告，取代原来的院志，记载医院发展历史，力求做到真实客观、广泛全面，并鼓励职工分享自己的成绩或贡献。

（韦铁民）

第二十节 医院工作日记

【背景】医院每天有大量的工作和各种各样事件发生，如果没能客观、公正地记录医院每日发生的重点工作和事件，可能会造成医院在整个发展过程中一些事件的遗漏或记录不全。基于医院的院史、发展历程、重大事件、年度工作报告撰写、年度工作总结等编写资料的提供或补充需要，做好医院工作日记尤为重要。完整的医院日记可详实记录医院历史发展过程和重要活动的情况，为今后提供轮廓性的历史资料，可作为凭证和依据，为回顾总结工作提供了重要参考依据。

【问题】①不重视医院工作日志，没有相关制度；②没有部门集中统一收集记录，只是在医院编写年度工作总结、年度工作报告、院史或需要借用某项事件时才会回忆过去发生的事件。

【做法】

一、制订医院工作日记制度

指定院办专人（主任或副主任）每天记医院工作日志。因院办是医院综合管理部门，对医院每天发生的重大事件较其他任何部门都要了解和掌握情况，对事件记录会更全面和方便。记录人实行 AB 岗，当 A 岗不在时，由 B 岗进行记录。

记录人要有敏感的工作思维，高度的责任心，每天主动捕捉和关注医院内发生的重要事件。

二、工作日记的记录范围及内容

凡能反映医院工作、活动的全貌，对查证历史有作用，有保存价值、对工作和历史有重要影响的事件等都应该归入日记的范围。具体范围包括以下几个方面。

（1）医院召开的各种重大会议。

（2）医院内部机构设置及调整。

（3）重要领导人的任免、调动，干部的任免，重要奖励及其重要活动。

（4）重大方针、政策的贯彻与实施。

（5）医院发生的重大事件、开展的重大活动、完成的重大项目、取得的重大成果。

（6）参加上级主管部门和其他部门召开的重要会议。

（7）上级对医院的重要指示、表彰、批评、检查指导、评比（审）工作的情况。

（8）本单位内发生的重大灾情和事故。

（9）医院做出的重要决定、决议、规划、部署以及发布的重要文件等。

（10）重要外事活动，有关单位参访。

（11）报刊、电台、电视台关于本单位情况的重要报道。

（12）其他重大事件和重要情况。

以上日记内容除文字记录外，对重要的事件要尽量获取图片等影像资料记录。

三、医院工作日记撰写的基本要求

（1）日记要客观记实。内容真实、全面，实事求是。所记述的内容要符合客观实际，不得随意加进记录者的主观见解，更不准歪曲事实。

（2）文字要简明、扼要，多用概括性的语言。一般不对事件进行评论，以记实为主。其基本要素包含记录事件发生的时间、地点、事件内容等（具体事件主题、人物、人数、过程，对医院获得的重要表彰荣誉等事件除记录荣誉名称外尚需记录颁奖单位名称等），按年、月、日来安排次序。要提纲挈领，不能冗长。

（3）对医院重大文件发布的事件，只需记录文件号及标题即可，或简单记录内容即可，具体内容在医院文书管理及档案管理中可查询。

（4）对有图片、影像资料可依的日记，要做好图片、影像资料的收集和归档。

四、工作日记材料获取途径

（1）记录人每天要十分关注医院发生的重要事情，以获取有关信息。

（2）从院部有关工作会议，如院长办公会议、党委会会议、委员会会议、多部门工作协调会议等及时了解医院有关重要事项。

（3）从党、政领导班子会议形成的重要决议中获取医院的有关重要决定及其他事件的信息。

（4）从各科室每季都向院办提交的工作计划、总结等各类资料中进行收集，对日记所记事件进行进一步回顾性补充。

（5）从上级下发的重要文件，如表彰、考核成绩、检查通报、阶段性重点工作布置、各类评审等获取日记记录相关内容。

（6）从医院网站、微信、院报及各类媒体对医院的报道中，获取记录内容。

五、日记的运用

（1）为医院院志编撰提供资料和参考。医院在重要时间节点会集中编印类似建院××周年的院志等资料。工作日记的记录，可以帮助在撰写院志时提供历史资料。

（2）为医院年度工作报告编写提供依据和补充。医院每年末会编印医院年度工作报告，工作报告中从医院组织架构、干部管理、人力资源、运营情况、行政管理、医疗管理、护理管理、教学与继续教育管理、科研管理、领导干部调研来访、合作交流、公益事业、党建工作、医院文化、后勤保障、荣誉、重要事件等方面全面记录年度医院发生的重要事件。报告中相当大部分内容事件就取自医院工作日记的记录内容，依据医院工作日记的事件展开编写。

（3）为医院年度工作总结提供参考资料。若没有医院工作日记的基础记录，年度编写工作总结时仅凭有限的回忆会遗漏许多重要的工作。虽然科室部门也有工作总结，但都是局部的、片段的甚至是不完整的，科室的总结只能作为医院日记的补充。

六、医院日记的归档

院办每年年终要对工作日记进行整理和归档。整理既包括文字的整理，也包括对影像资料的整理及对某些条款的补充和删减。归档资料既有文字资料，也有图片、影像资料。整理后打印存档时既要有一份存入同年的案卷，必要时可同时分发各有关科室、部门掌握和利用。院办将最终确定的工作日记交医院档案室进行归档保存。

【小结】 做好医院工作日记还要强调以下几点：①医院工作日记的记录是重要而要求细致的工作，记录人员要有很强的责任心，一般由院办工作人员作为记录部门及记录人第一时间记录医院每日发生的重要事件最为合适。②记录人要有高度的责任心，敏感的嗅觉，较好的文字记录能力，认真做好医院日记记录。要深入基层科室，主动捕捉各类事件。③医院各科室、部门要有重大事件报告意识，对本科室、部门发生的重要事件要及时向院办报告，配合院办做好工作日记记录。④医院工作日记的及时完整记录，对医院发展历程中的档案有着非常重要的意义，要有持之以恒的精神。

（苏艾华）

第二十一节　"党员人才计划"助推医院发展

【背景】 建立一支高素质的党员骨干队伍，充分发挥医院党员的先锋模范和骨干作用，是新形势下医院党建工作的重要任务，也是推动医院事业持续健康发展的重要保障。医院"党员人才计划"旨在把医院党建工作与人才管理紧密结合，通过对党员、党外知识分子的"双向培养"，不断提高党员队伍的整体素质，努力打造一支立足岗位做奉献、齐心协力谋发展的党员人才队伍。

【问题】 ①医疗人才忙于工作，入党意愿不强烈；②部分党员注重专业技能提升，轻思想政治学习教育；③优秀的专业技术、管理方面人才入党比例较小；④医院党建与人才管理脱节。

【做法】 丽水市中心医院重视党建和人才工作的结合，通过近年来的探索，建立了"党员人才计划"，在助推医院发展方面取得了很好的实效。具体内容如下。

一、深入调查摸底，确定培养对象

医院党办、团委、人事、科教等职能部门和各党支部相互协调，组织人员对有潜质培养对象进行调查摸底。一是摸清干部职工中优秀分子和中、高级专业技术人才的基本情况，从中遴选出思想觉悟高、群众基础好、业务能力强的优秀人才，将其作为党员发展对象。二是摸清现有党员从事岗位的情况和技术特长，从中筛选出政治素质好、发展潜力大的年轻党员，作为优秀人才重点培养。

二、坚持分类指导，制订培养计划

医院党委按照因人施教、分类培养的原则，根据医疗事业发展需要，确定培养内容、培养方法和培养方向。

1. 把优秀人才列入党员发展计划

（1）加强对"高学历、高职称"人员党性意识的影响，有针对性地开展谈心交心，经常性地邀请其参加党内各项学习活动，引导他们增强对党的路线、方针、政策的认同感，在思想上、行动上积极主动向党组织靠拢。

（2）邀请专业技术、医疗管理骨干人才，在一定范围内参加党组织开展的主题征文、廉政书法、"道德讲堂"，以及党风廉政及行风教育。党组织在召开民主生活会时，向大家征求意见，通过思想教育、引导，有计划、有针对性地吸收各层次、各类优秀人才和年轻骨干人才加入党组织。

（3）建立人才入党评价机制，对培养对象从思想、学识、能力、业绩等方面进行认定，并由党办工作人员进行综合评估后提交党委审定，拟定入党发展对象。

（4）坚持"控制总量、优化结构、提高质量、发挥作用"的原则，将思想政治素质提高较快、群众公认度较高的优秀人才和医疗骨干及时列为入党积极分子，并按有关规定进一步落实培养措施，主动吸收入党。

2. 把党员培养成优秀骨干人才

（1）医院将党员人才培养与医院紧缺专业人才培训有机结合起来，

根据培养对象所从事不同专业的情况和技术特长，采取请进来、送出去、内训等多种形式进行教育培养，着力提高青年党员的业务能力和管理能力，使大家尽快成长成才，成为岗位操作能手、专业技术骨干、医疗管理专家等优秀人才。

（2）建立培养对象联系人制度，切实做到组织上帮助、项目上扶持、工作上支持，把具备条件的党员培养成优秀骨干人才。培养对象联系人一般为某一领域已取得较好成绩的业务骨干，他们负责对接联系人在工作中遇到的实际困难和问题，并通过"传帮带"为培养对象搭建科技创新平台，提升青年党员的科研创新能力、专业技术水平和行政管理能力。

（3）让年轻党员发挥骨干作用。根据年轻党员思维活跃、创新能力强的特点，借助"群众路线教育""三严三实专题教育""归零翻篇开新局主题大讨论""两学一做"等活动载体，让他们积极参与到医院发展建设当中。

【小结】医院"党员人才计划"工作开展五年多来，共发展党员93人，其中中层干部及副高职称人员29人，占31.2%；中级职称26人，占28%；团干及青年岗位能手25人，占26.9%，有效提升了医院中、高级职称人员和业务骨干加入党组织的积极性和数量。新发展党员涵盖了医疗、医技、护理、行政、后勤等各个专业领域，人员比例更加科学合理。目前，在副高职称人才中，党员人数占39.2%；在正高职称学科带头人中，党员人数占45.6%；在中层干部中，党员人数占48.5%。在党员人才培养方面，医院先后输送年轻党员业务骨干100余人次赴国内外知名大学和医院进修培训、考察学习，极大增强了他们的业务能力和综合素质，优化了医院人才结构，促进和带动了医院工作水平的整体提升。

医院"党员人才计划"是医院党建工作服务中心、服务发展的一项重要举措。医院是业务单位，其党员人才的选拔和培养要有严格的标准、明确的方向、规范的流程，同时体现公平公正的原则，这样才能将真正优秀的人才选拔和培养并使其成为医院发展的骨干和栋梁。

（邵初晓）

第二十二节 打造医院人才生态环境

【背景】 医院的生存与发展，归根结底取决于各类人才。丽水地处浙西南地区，与发达地区相比，经济、教育、生活条件等相对落后，区位劣势明显，不具备吸引一流人才的环境和魅力。

【问题】 ①欠发达地区区位劣势导致人才引进困难；②医院新招职工总体素质不高；③自己医院培养多年的人才也因各种原因难以留住；④管理层的人才意识差，对于有发展前途的人才培养无政策、无方向、缺少方法。

【做法】 医院提出了"识才、育才、用才、留才、引才"的人才十字方针，更加注重"本土化"人才的培养，通过"感情留人、事业留人、待遇留人"，在创新、进取的氛围中，"人才兴院"深入人心。

一、慧眼"识才"——发现苗子

人才工作的重点是发现苗子，而发现苗子的前提是有正确的人才观。在医院，患者满意度高、同行口碑好、技术过硬的是苗子；业务能力强、能带动学科发展的是苗子；有理想、有抱负，能静心治学、潜心钻研的是苗子。中层干部选拔，看重的是德、能、勤、绩、廉，培养的是综合素质，考核的是团队建设和学科发展；后备人才的选拔，注重的是人品和责任心，看重的是能否务实肯干。为进一步加强后备人才队伍建设，医院出台了《加强青年学科后备人才培养》的政策，通过公平、公正的选拔挑选出学科后备人才培养对象和后备学科带头人，为其建立档案，让他们担任科秘书、科主任助理、班组长以及党、团、工会、妇联等岗位的管理干部，培养他们的综合素质及管理能力。在培养医学技术型人才的同时，医院还非常注重行政后勤管理型人才的培养。

二、分层"育才"——合理施肥

医院人才培养讲究的是分层次"施肥"，不同层次的苗子，施以不同的"肥料"。针对年轻医生，医院制订《年轻医师培养目标及综合考核方法》，培训和考核双管齐下，培养和淘汰双制并存，让年轻人在学习、竞争中提升业务水平。为提高后备人才的综合素质，医院建立临床科秘书制度，在提升他们业务水平的同时给予更多的管理机会和平台。医院还根据外语水平积极选送符合学科发展需要的后备人才、年轻医生到欧美等发达国家进行专业学习。近年来，医院先后出台了《鼓励年轻学者攻读博士学位》等10余项与时俱进的人才政策，鼓励年轻医生通过各种途径提升学历，尤其鼓励职工在职攻读博士、硕士学位，学成毕业后给予更好的舞台和空间。医院自主培养本土医学博士后2人，留学回国人员3人，医学博士28人；选送优秀的中层骨干赴我国台湾学习人文关怀、医院管理、敬业精神和团队精神；让大家在各自领域都能汲取养分，快速成长。

三、大胆"用才"——表演舞台

"用才"是人才工作五部曲中的关键一步。大胆使用人才才能留住人才，大胆使用人才才能育好人才。审时度势，大胆提拔、使用人品好、基础底子强、临床技能熟、科研能力过硬、有发展潜力的高素质人才，是医院大胆用才的基本准则。2009年以来，医院已有百余名人品好、业务精、管理能力强、工作有干劲的医生经过了严格的理论和技能考核，成为学科后备人才培养对象或学科、亚专科的带头人。如今他们中大多数人已成为各自领域的佼佼者，并在省内甚至全国拥有很好的专业声誉。

四、平台"留才"——营造环境

由于没有好的区位优势，无论是引才还是留才，都面临较大的困难。为此，医院非常注重打造"本土"人才品牌，舍得在现有骨干人才上下功夫，并为人才培养搭台子。近年来，医院先后建立了3个院士工作站、1个博士后工作站、1个博士工作站、1个省重点实验室、21个专家工作站，与国内外诸多知名医院建立了良好的协作关系，并聘请美国纽约州立大学、华盛顿大学等数位资深教授担任医院"学科发展顾问"。与此同时，医院立足临床，以学科发展作为人才培养的出发点和立足点，积极探索适合学科发展的合作机制，不断加强重点学科、医疗中心的建设，扶持和培育有核心竞争力的优势学科、亚专科，细化专科和发展特色专科，使各学科的人才资源得到利用和整合。良好的平台和发展空间，加上医院科学合理的精细化绩效管理，使年轻人才在各自领域中取得了显著的成绩，并带来了学科繁荣。事实证明，本土化人才有感情，用得好，留得住！

五、聚智"引才"——筑巢引凤

作为一家山区医院，区位优势并不明显，在当前激烈的人才争夺战中并不占上风，存在着人才引进难或流失快的问题，如何引进并留住人才一直是医院思考的问题。近年来，医院精细化管理成效明显，医、教、研、学齐头并进，综合影响力在国内不断扩大，走在了全国地市级医院的前列，医院在继续坚持"识才、育才、用才、留才"八字方针的基础上，提出了"引才"方针，用好用足上级部门的人才政策，大胆创新引才途径、载体、方式，积极搭建平台，增加医院吸引力，通过学科建设、实验室建设、博士（后）工作站建设等，打造全方位人才平台吸引人才，让每一位人才都有好的职业前景，使大家在医院都有平台、有活干、有前景，使人才"进得来、留得住、干得好"。

【小结】"成长有环境、事业有平台、发展有空间"是医院营造的人才生态环境。正是因为医院重视营造人才成长的环境及和谐团结的工作氛围，为人才提供了宽松自如的成长土壤，才真正实现了本土人才"用得好"，引进人才"留得住"，才使得医院在近50年的发展中，货真价实的人才流失极少，为本地区培养了一大批优秀的医学专家。

（韦铁民）

第二十三节　人才综合考核评价管理体系的实践

【背景】人才评价体系是职称评聘、人才选拔推荐的基础。实践证明，通过建立多部门联审机制，有利于形成科学、合理的评价体系，对公平、公正、公开地选人、用人以及树立正确的人才晋升、晋级导向具有重要的意义。

【问题】①人才管理单一化；②人才评价体系重科研，轻临床；③存在"论资排辈""找人情"的现象等。

【做法】通过建立多部门联审机制，形成一个多层次、全方位人才评价管理体系，具体做法如下所述。

一、人才考核评价原则

评价考核标准既要有周密的量化评价标准，又要有符合政策法规、廉政建设、职业道德和医疗安全等涉及的"一票否决"指标。由于医院专业复杂，人员层次不同，要求不同；类别不同，侧重不同，但始终都要以"重医德、重业绩、重能力"为导向。

二、建立多部门联审机制

医院各级各类人才，日常管理中涉及到院办、党办、人事处、医务处、护理部、质管处、教育培训处、科研处等多个职能部门，管理上自成体系，存在各自侧重，给人才综合合理评价带来了困难，这就需要多部门联合评价和论证，形成综合评价考核标准，这样才能建立起综合性强、操作性强的评价管理体系。

三、分级分类建立人才考核评价标准

（1）制订科学、合理的职称评聘考量指标。在考量指标确定上，主要难点是如何确定入选指标及各项指标的分值权重。只有经过多部门反复讨论、广泛听取意见和综合平衡，才能使考量指标更加科学、全面和可操作。目前，医院将评聘指标分为准入条件、否决指标、定量考核和专业评议四个部分，在临床定量考核指标制订方面，注重临床能力和水平，将平时工作的一些重点、难点进行梳理，如病历质量、合理用药、会诊、门诊工作量、出院人数、手术量、值班、对口支援等都纳入了考核指标。其中，准入条件是根据浙江省职称评审基本要求来确定。否决指标是根据医院管理目标来制订，包括违法违纪、收受红包、医德考评、病历质量、医疗操作、个人考勤、责任事故、医疗投诉、服务满意率、个人诚信（材料虚实、学术诚信）等10项考核指标。此外，从职业道德、学历资历、教学业绩、科研业绩和医疗业绩等5个方面设置定量考核指标，按临床系统、医技系统和护理系统三个系统分别设置考核项目和分值，其中临床系统共有 30 项、118 个打分点，共 100 分；医技系统共有 26 项、97 个打分点，共 100 分；护理共有 29 项、98 个打分点，共 100 分。由于事先充分讨论，又经职工代表表决及院领导班子审议通过，使考核评价标准更加全面、细致并符合卫技人员实际工作特点，使评聘工作成为医院管理的重要抓手和指挥棒。一些科研业绩并不突出的临床一线医护人员，凭借医院里职工和患者的认可度，也可获得相应的加分和评聘优势；医德医风、临床能力和工作业绩得到了量化体现；职能科联审及专家评议更加客观、规范，有效杜绝了晋升找关系、托人情的现象；下乡、对口支援、专家门诊、会诊、夜班等管理难点迎刃而解，激发了个人主动申请、积极参与的主动性。

（2）职称等级内岗位晋升，条件标准为"基本条件"和"竞聘条件"。其中"基本条件"中对 5 年内有纠纷并经医院安全管理委员会认定负主要责任的、乙级病历达到 3 份或丙级病历 1 份、职业道德考评"较差"的或竞聘前三年年度考核未达到"合格"的，实行一票否决。"竞聘条件"中，根据不同受聘年限设置了不同条件，分"人才荣誉类""管理业绩类""学术技术成果类""学术技术影响类"四大类评审项目和三个级别共 50 余项条件，受聘时间长短与在本岗位等级上获得的条件相对应，受聘时间短的，条件相应就高；符合条件标准的可申请竞聘高一级专业技术等级岗位。由于条件设置合理，符合条件的可以自然晋升，还有差距的有努力目标，而那些工作年限长的临床一线人员，科研能力较弱的，也能通过服务年限长、奉献时间长来获取退休前或到年限可享受的岗位内等级晋升的机会。

（3）人才选拔兼顾省市级人才选拔的标准和临床业绩及能力；既要让优秀的年轻人才脱颖而出，又不能埋没临床能力强、科研能力相对薄弱的"老黄牛"。目前采用的市级以上人才评价标准：学历（5 分）、行政职务（5 分）、专业技术职务（10 分）、人才（荣誉）称号（10 分）、学术组织任职情况（5 分）、重点学科带头人情况（5 分）、继续医学教育（5 分）、论文论著（25 分）、科研课题（成果及获奖）（20 分）、新技术（新项目及科技成果转化）（10 分）。由于市级以上人才的选拔存在较大的竞争性，与医院内部的人才评价有区别和侧重，因此，以实践能力、科研能力、学术地位以及是否有突出或重大贡献等来作为衡量指标，但同时，在其他综合能力和业绩方面也给予了一定的比重。

各类评价标准，要根据实际情况，注明评价时限，如当年、近三年、近五年。评价标准要公开，评价结果可追溯，推荐程序要合规，有依据。营造良好的人才氛围和公信力。

【小结】 建立人才综合评价管理体系，通过多部门联审，能更加全面、客观、科学地对人才评价标准做出判断和整合，结合医院工作的特点和人才类别，事先充分考虑各类人才的评价要素，通过反复的讨论、修订，充分汲取合理建议，做到公平公正。管理结果要统一归口，人才管理的方针和举措才能落到实处。

（陈莉）

第二十四节　建立健全合理的专技人员岗位竞聘机制

【背景】 专业技术人员职称聘任是职业生涯中重要的个人目标，也是个人升迁和薪酬提升的主要依据，更是医院人才队伍建设的重要内容。丽水市中心医院通过实施定性、定量评价考核办法，根据考核结果进行打分、排名，然后通过聘委会会议投票表决的方式来确定聘任。2011年全省实施岗位设置管理后，医院在全省率先开展专技人员的岗位聘任管理及岗位内等级变动（档内晋升）工作的探讨，为此，需要建立一个科学、合理的竞聘机制。

【问题】 ①简单的聘委会会议投票表决方式，可能会产生因个人主观投票导致表决结果与考核评价相背离的情况；②晋升者有"论资排辈""找人情"的心理预期，聘任结果难以达到激励、引导的作用。

【做法】 为使专业技术人员的水平和能力得到较客观、公正的评价，激励专业技术人员不断提高专技水平和履行岗位职责的能力，根据医院人才队伍建设发展导向和公平公正的原则，以及竞聘上岗、按岗聘用的要求，积极寻找切入点，逐步形成新的聘任方案，进一步细化完善了评审的条件标准，简化了聘任程序。主要做法如下所述。

一、以聘任年限为基础设置竞聘条件

根据年限长短设置相应的一类、二类、三类竞聘条件，年限越短，条件越高；年限长的，可以适当放宽条件。基本设置模式如："受聘在专业技术七级岗位，且聘任副高级专业技术职务满3年及以上、连续3年年度考核为合格以上等次且聘期考核合格，并具备一类条件1项者或二类条件2项者（限副高级专业技术职务聘任以后取得）"。

二、根据岗位设置确定聘任比例

依据《浙江省事业单位岗位设置实施办法（试行）》《丽水市事业单位岗位设置管理实施意见（试行）》《关于事业单位岗位设置管理有关问题的处理意见》的规定，不断修改、完善医院出台的《丽水市中心医院岗位设置实施方案》。

三、细化评审条件标准

条件标准设置为"基本条件"和"竞聘条件"，其中"基本条件"中对5年内有纠纷并经医院安全管理委员会认定负主要责任的、乙级病历达到3份或丙级病历1份、职业道德考评"较差"的或竞聘前三年年度考核未连续达到"合格"的，实行一票否决。"竞聘条件"中，根据不同受聘年限设置了不同条件，分"人才荣誉""管理业绩""学术技术成果""学术技术影响"四大类评审项目和三个级别共50余项条件，使受聘现专业技术职务时间长短与在本岗位等级上获得的成果或项目及其数量相对应，符合条件标准的可申请竞聘高一级专业技术等级岗位。

四、完善各个细节

获得的人才荣誉称号允许在副高各岗位等级变动时使用；管理业绩类的任期年限从任命开始可累计计算，下一级职务年限按比例累计；学术技术成果类、学术技术影响类，除"省部级及以上的自然科学奖、技术发明奖、科技进步奖1项（主持）"在副高各岗位等级变动中均有效外，其他不能跨等级重复使用，即晋升5级岗只统计聘任6级岗之后取得的成果或项目；论文需在当年职称评审规定的期刊目录内，行政后勤类需是本行业的"核心期刊";论文要求专业对口、第一作者,个案、综述无效,不足1页无效,SCI论文按发表当年计算影响因子。

五、简化聘任程序

副高五、六级岗位,中级八、九级岗位,按医院专业技术等级岗位聘任方案执行。聘任方案在院内OA办公系统上进行公布,符合条件者个人提交材料进行申报,人事处组织各相关职能科室对材料和资质进行联审,有职业道德、医疗安全、病历质量等一票否决情况者予以取消资格,对符合竞聘条件的人员进行全院公示无异议后,提交院领导班子讨论通过,整个申报流程、审核及聘任程序做到公开、公平、公正,严谨性、透明度高,实际满足聘任条件的人数有效控制在合理范围内,符合我院的岗位设置要求。

【小结】优化程序,事先充分考虑各类人才的评价要素,通过反复的讨论、修订,充分汲取合理建议,确保岗位聘任严谨、正向、职工认可。评审方案和聘任标准要具有全面性、客观性、科学性,由于对专业技术人员岗位等级变动有了明确的评审标准,申请人有了努力的方向,聘任时减少了随意投票、送人情票等现象,使聘任工作更加客观、公正,既让"人才脱颖而出",也兼顾了"默默奉献的老职工"。

(陈莉)

第二十五节　群策群力，改善服务品质

【背景】不论行政后勤人员还是临床医护人员均是医疗服务的执行者,他们长期在一线工作,积累了丰富的工作经验,对改善服务品质,改进工作流程,创新管理方式,提高服务质量有很多有效的方法。如何尊重和有效地采纳一线职工的智慧,充分发挥职工的积极性是医院民主管理不可或缺的内容。

【问题】①领导不善于发挥职工的管理智慧,管理不民主;②职工在工作中积累的经验得不到有效应用;③服务品质提升不快,服务流程得不到有效改善,工作中发现的问题得不到及时解决。

【做法】丽水市中心医院十分重视职工工作中积累的经验或管理方法，通过遴选归纳、总结提炼并推广应用，充分调动并发挥了职工的积极性和创造性，主要做法如下所述。

一、制订医院《质量与服务品质建议案管理办法》，设立行政、后勤管理创新奖

各科室或部门工作人员可以根据工作实际，对现行办事制度、工作方法、就医流程、使用工具、器械设备使用与管理等方面需要改善的地方，提出建设性、合理性的改善意见或构思。同时为激发医院职工管理创新潜能，鼓励职工积极参与医院管理创新，促进医院管理质量持续提升，医院还专门设立了行政及后勤管理创新奖，以激励更多的职工加入改善服务品质的队伍中。

二、开展宣传培训，提高质量与品质

医院通过多种形式的干部职工培训，提高建议案书写的质量和针对性。通过院内 OA 办公系统、中层干部例会等途径，对建议案工作开展情况或管理创新工作进行总结汇报等，宣传优秀建议案或管理创新项目开展落实后产生的有形和无形成果，重点对一些时间短、主题新、内容精、易掌握的专题内容进行培训指导，增强建议案与管理创新奖申报工作的针对性和实效性，避免临时撰写、匆忙提交、主题虽好但内容空洞等现象。

三、制订规范、合理的工作流程

利用并完善 OA 等现代智能办公系统，进一步提高办公服务效率，优化办公服务流程。如职工通过 OA 办公系统提交建议案表单，审查小组成员按期根据所提建议案的质量择优录取，分期集中审查，小组成员定期对有疑问的建议案进行讨论，确定是否予以采纳，由相关部门认领后加以实施。认领实施后的建议案由审查小组根据执行部门提交的执行成果报告，依据建议案贡献大小、办法的可行性，实际应用效果等采用无记名投票方式评定，并根据《质量与服务品质建议案管理办法》的奖励级别给予奖励。

每年的管理创新奖申报与评奖由各部门通过 OA 办公系统的申报表单向院部提交申请报告，院部统一收集、归纳、整理后，评审委员会以无记名投票的方式进行综合评定，并根据该项目对改善工作流程、创新工作方法及增收节支等管理方面做出的贡献大小给予相应表彰和奖励。

【小结】 丽水市中心医院自 2014 年实施建议案以来，共收集建议案近 150 项，通过率达 88.3%，被采用的建议案 100% 被执行部门认领，其中 2018 至 2020 年度共产生 59 项建议案奖，23 项建议案执行成果奖。17 个项目获行政管理创新奖，19 个项目获得医疗管理创新奖。

围绕医院管理的方略，出台规范的管理制度和奖励措施，充分尊重并采纳一线职工的智慧，使职工积极参与流程再造、管理方法创新和管理工具的合理应用等工作，可不断促进医院服务品质的提升。这一管理方式是医院民主管理的有效体现，也是汲取职工的智慧，提升医院管理和运行水平有效而"廉价"的办法。

（王传光）

第二十六节 创建节约型医院

【背景】 多年来医院的收费体系不变、人力成本增加、采购成本上升、政府财政支持难以增加、医院基建投入加大等因素将进一步影响医院持续发展所需的财力支撑。只有逐步形成合理的收入增长方式和支出管理模型，努力促使资源高效利用和运行成本下降，才能促进医院的可持续发展。

【问题】 ①医院收入增长缓慢，收入结构不合理，运营成本增加；②职工节约意识不强，不注意营造节约氛围；③医院无节俭管理和运行体系。

【做法】 创建节约型医院简单地说是增效和降耗，但医院较工厂企业环节更多、流程更复杂，这就需要培养每位职工的节约理念，注重细节，并把理念变为具体的行动。节约型医院的创建要重点关注以下环节。

一、加强人力成本控制

人是第一生产力，创建节约型医院不能仅仅停留在管钱、管物上，更重要的是要调动和激发人的积极性。

（1）明确临时工、外包人员的工作职数，因岗设位。

（2）结合医院规模和床位编制，进一步健全聘用制和岗位管理制度，严格定岗定编工作，合理设置临床、医技和行政后勤人员的岗位职数，严格控制人员数量，提高工作效率，提升人员素质。

（3）因岗设置人员结构。根据不同工作岗位，招聘不同层次知识结构的人员，做到人尽其用。

二、抓好日常开支管理

牢固树立"节约一元钱等于赚十元钱"的观念，加强成本核算，加强支出控制，用数据说话。

（1）院领导带头控制非合理支出，在审批、决策上下功夫；财务处和绩效管理处通过进一步严格预算管理，优化收入结构，加强成本控制，完善绩效方案。

（2）物价科、采购中心、信息中心定期分析各科室日常办公用品及耗材的领用和收费情况，减少浪费。

（3）设备处对常用、共用、便于移动或使用率偏低但又是医院必需的设备，实行专管共用，资源共享，最大限度地发挥设备的使用效率，避免因设备闲置和重复购置而导致资源的浪费。

（4）设备处和维修科进一步挖掘自身潜力，提高设备自修率，同时加强对旧设备的调剂使用。

（5）设备处和总务处进一步重视对旧物资的处理，对于不影响工作质量的旧设备延长使用年限，并予使用科室以绩效分配倾斜，鼓励使用优质国产设备。

（6）总务处积极采用节能新技术，逐步淘汰高能耗电力设施。

（7）行政后勤等各部门要充分发挥各自智慧，积极创建"节约型科室"，从大处着眼，小处着手，做好节水、节电等各方面工作。

三、加强物资采供管理

按照"统一领导、归口负责、科学论证、量力而行、集中审批、规范有序"的原则，对各类物资、设备等实行统一筹划、统一采购、统一管理、统一核算，最大限度地降低采购和管理的成本。

（1）严把物资采购关卡，采购前要充分了解市场行情，反复谈价压价，争取做到即满足工作需要又物美价廉，降低医院运行成本。

（2）对于能节约的物品尽可能不买不配，在不影响物品使用及安全的前提下，尽可能采购性价比高的产品。

（3）在耗材使用档次上要"因人而异"不盲目"追高"，避免造成医疗资源浪费。

（4）在确保供应和不影响效率的前提下，科学合理地测算库存物资的数量，尽量压缩库存，有效降低仓储费用和因物资变质过期和存货贬值而造成的浪费。

四、进一步调整医疗收入结构

医院收入结构的好坏直接影响可获取的利润。

（1）结合医院实际情况调整医院收入结构，并据此制订各科室收入结构调整的目标。主要借鉴近三年的历史数据，结合专科特点来确定药品、卫生材料等成本的消耗定额比例。

（2）通过收入监控消耗，重点加大对高值耗材和贵重药品的监控，把消耗定额及成本管控情况作为动态控制的指标，与绩效分配结果挂勾，做到人人有指标，人人有责任。

（3）健全目标成本管控制度，管理部门结合科室业务特点和经济运行指标，定期对各科室的医疗收入结构进行对比分析，并通过周会专项点评、关键指标分析以及医疗服务收费政策培训等方式，帮助科室研究成本控制点、经济增长点及有效的管理措施。

（4）培养医务人员的理念，尤其是使"总量控制、结构合理、依规创利"的财务管理理念深入人心。

五、加强基建管理

基建科集中力量抓重点，增强管理人员成本节约意识。加强项目设计管理，图纸（最终方案）审核，优化方案，把好基建成本源头控制关；加强项目审批进度，用足用好政策；做好项目招标预算控制、审核工作和决算管理，合理节约工程造价；加强基建现场监督管理，把好工程建设进度、材料质量、施工质量和施工安全，抓好施工过程成本节约关；加强建筑材料的选择与询价管理，节约采购成本；加强项目变更管理，及时做好施工联系单合理签证。

六、做好合同管理

设备、耗材等采购合同签订时，常常附加有许多优惠条款，而这些条款业主如果不加以重视，则会成为"无效条款"。这些条款有设备合同的承诺和惠利条款、厂家和供应商承诺的延长保修时间条款及赠送培训条款等。加强合同管理，一是设备验收签单前对合同承诺和惠利条款认真清点，逐条核对；二是设备报修台账认真记录，设备维修前必须查单确认是否在维保期内；三是设备处、采购中心等职能部门每半年对合同进行整理，查看后续条款执行情况，若有遗漏及时与厂家和供应商进行对接联系；四是厂家和供应商承诺的一级培训要单独记录，定期核对检查。

七、建立高效运行机制

（1）对门诊、住院流程进行梳理，对一些不方便患者就医、不利于医院建设和学科发展的流程进行调整和优化，通过缩短患者在院候诊时间和减少患者往返次数，减少水电费等间接成本的开支。

（2）增强工作的计划性，合理安排检查、治疗项目，缩短住院检查等候时间，缩短平均住院日，提高医院资源利用率。

（3）加强信息化建设，逐步将网络信息、医学影像、病历、医疗护理文书等改用电子版本，实现无纸办公，既能节约胶片、纸张和存储空间，又能提高工作效率和医院的管理水平。

八、加强内审管理

认真构筑好医院内部审计防火墙，充分发挥医院内审在医院经济管理、投资控制和成本节约方面的监督管理作用，为医院节约资金。进一步加强对医院重要资金、重大决策项目、重大决策事项等重点范围的审计、监管和服务，截留违规支出，防止跑冒滴漏，审减问题资金，查找违规问题。加强对相关职能科室的审计咨询、评价和专业指导，加强对重大投资项目的合同、招标文件、招标控制价和资金过程的跟踪审核，为医院管理决策提供依据。

【小结】丽水市中心医院近年来一直重视节约型医院的建设，对节约型医院建设内涵有了很好的认识和归纳，对相关的细节、节点、流程，以及间接和直接的成本都进行了认真的梳理，并逐步落实在具体的工作当中。在创建节约型医院的过程中特别注重对干部职工的节约意识的培养，并使之成为每位职工的自觉行动。

节约型医院并不是降低对患者的服务质量水平，而是医院职工通过自己的努力使医院运营更加合理化。创建节约型医院不是一次口号，也不是一次举大旗的活动，需要大家将节约意识变成工作和生活的习惯，深入到工作和生活的点点滴滴中，为医院的可持续发展提供资金保障。

（韦铁民）

第二十七节　把握医院廉政建设关键点

【背景】医院廉政建设是医院管理的重要内容，是约束职工言行、促进廉洁行医的重要手段，也是医院精神文明建设的重要组成部分。把握医院廉政建设的关键点是医院廉政建设的重中之重。

【问题】①廉政建设制度不够健全，制度不能落地；②廉政教育方法呆板，深入人心不够；③廉政建设监督机制不够完善。

【做法】丽水市中心医院重视医院廉政建设，在做好日常廉政建设的基础上归纳总结了医院廉政建设的几个关键点，具体内容如下所述。

一、加强制度建设和落实

制度是廉政建设的重要保障。医院重视各类廉政制度和规矩的制订与完善，从领导干部廉洁自律入手，制订了各类人员的岗位职责、行为规范，为领导管理、医务人员行医、职工办事提供了准则，并认真抓好落实。具体廉政制度有《关于严禁收受回扣的规定》《"三重一大"监督管理制度》《党风廉政建设"一岗双责"制度》《院务公开制度》《财务监督管理制度》《内部审计制度》《基建管理廉政建设制度》《招标采购管理制度》，以及人手一册的《职工奖惩制度》等。加强医德考评、建立医德档案，廉政建设、医德医风问题与晋升、评先、提干、聘用、经济分配直接挂勾，采取一票否决制。

二、加强环节监控和考核

1. 药品　建立临床用药监控系统，加大对临床合理用药的监管力度，运用 Pass 系统和 His 系统实时监控预警临床不合理用药情况，并由专人对系统进行管理和维护。切实执行抗菌药物分级管理制度，对临床用药进行动态监测及预警干预，对医院用量排名在前的药品进行监控，用量出现异常时采取措施，严格控制大处方、不合理用药处方的出现。

2. 设备　设备购置要根据设备价格按程序向设备主管部门、院领导报批。建立以院长为组长，相关科室负责人参加的医疗设备管理与购置论证委员会，集体进行可行性研究论证，重点考虑社会效益、工作需要、资金允许等因素。成立医疗设备评标小组，坚持"公平、公开、择优"的原则，由评委投票确定是否中标，医院纪检监察部门全程参与监督。

3. 耗材　成立由采购中心等工作人员组成的招标采购小组，负责各种物资招标前后各项具体事宜的准备工作。评标委员会由院领导、相关职能部门负责人、专家等组成，对采购项目进行集体评标。遵循"三优先"原则，即优质优价优先、同质优价优先、同质同价本地优先。成立由纪检监察等部门人员参加的招标监督小组，对招标开标、竞谈等过程进行全程监督。

4. 基建　50 万元以上的项目，委托相应招标代理机构公开招投标。其他由本院自行组织的招标项目严格按程序报批，议标评标时院内相关专家或领导参加，纪检、审计、财务等人员到场监督，做到公开、公正、公平，很好杜绝了违规违纪等不正常现象的发生。加强对项目内审工作，成立基建监督小组，对基建工作进行常态化的监督管理。

监督关口前移，严防腐败现象。医院明令禁止工作人员以各种名义接受医药、设备、物资厂商的宴请、礼品、旅游及高消费娱乐，医院与厂商代表廉洁约谈，签订廉洁营销协议，一经发现有违反协议的行为，就采取冻结货款、取消购销关系等措施。

三、加强廉政文化的教育

1. 廉政学习，形式多样　坚持中心组夜学习，中层干部例会，科室、党支部学习日专题学习教育；利用晚上时间分片区召开职工大会进行廉政教育，学习内容为院长推荐的有关廉政、为人处事哲理文章等。对新分配职工进行岗前培训，院长领读《医师宣言》，党委、纪委领导作廉政讲课并廉政宣誓。邀请检察官等法纪专家来院进行警示教育。

2. 通报案例，以儆效尤　把中央纪委国家监委网站、《中国纪检监察报》等媒体通报的各级纪检监察部门查处的违反八项规定精神与"四风"问题案例，在医院 OA 网、医院干部职工微信群等新媒体上转载、通报。

3. 现身说法，感同身受　组织干部、职工听取服刑人员"现身说法"教育，滚动式播放廉政警示录电教片等，组织全院干部、职工观看。

4. 人文氛围，清香浓郁　编印《人文修养》刊物，将清风廉语、做人哲理、医届楷模、患者表扬等内容编入书中，发给职工学习；周末、节日给中层干部发送修养短信；在医院网站、OA 系统上开设"人文修养"专栏；每年开展廉政知识竞赛、演讲，廉政格言警句征集、廉政主题书法比赛、征文比赛等活动；每年开展评选医院年度"模范人物"，以榜样的力量激励、推动行风建设；将医院廉政建设好事迹推荐到报纸、电视台、网站等媒体作宣传报道。

【**小结**】医院通过制度建设加强了对职工行为和思想的导向及约束，廉政建设取得了很好的成绩，职工中的正气得到了很好的树立和弘扬，医院先后获得丽水市职业道德先进集体、浙江省职业道德先进集体，浙江省职工职业道德十佳单位等荣誉称号。

医院廉政建设是一项确保医院健康、快速发展的重要工程。要抓住关键点持之以恒地把医院廉政建设更加扎实有效地推进，营造廉洁的从医氛围，才能使医院各项工作扎实推进。

（吕耀军）

第二十八节　清廉医院网格化管理的实践

【背景】 丽水市中心医院开展"清廉医院"建设以来，紧紧围绕构建"党风清正的政治生态、院风清朗的行业生态，医风清新的道德生态"目标，以监督公权力为重点，以网格化监督管理为抓手，对行使公权力的公职人员开展网格化监督管理工作，实行监察监督全覆盖。把医院整体作为一级网格监督单位，将科室作为二级网格监督单位，建立65个网格，聘请网格化管理监督（专）员74人。网格监督员对本网格内所有监察对象开展日常监督。

【问题】 ①医院科室多、工作人员多、体系复杂，专职纪检监察干部少，光靠专职纪检监察干部对全院清廉建设进行监督管理，显得"鞭长莫及"。②对发生在临床一线科室的清廉问题很难及时发现、监督、制止。

【做法】 丽水市中心医院开展网格化监督管理工作探索，在科室设立网格化监督员，加强对科室清廉建设的监督。网格化监督员主要履行"五员"职责，加强对格内行使公权力的人员进行监督。

一、履行党纪法规"宣传员"职责

院纪委充分发挥监督员分散在各个网格网点的优势，全覆盖实施对监察对象的廉政教育。①会议宣传教育。监督员充分利用本科室例会、晨会、业务学习会，以及专题学习会等，将中央八项规定和《监察法》《中国共产党问责条例》《中国共产党廉洁自律准则》《中国共产党纪律处分条例》等党纪法规内容，穿插到各个会议中进行学习、教育，并结合实际，对监督、执纪、问责等内容进行解读。②微信群、钉钉群、OA宣传教育。监督员建立监督科室网格微信群、OA发布群等，将党风行风廉政规矩规定、违法违纪案例等在群里转发，供干部职工学习、进行警示教育。③发放宣传资料。将行风建设九不准、违法违纪典型案例等资料在网格内印发、转发。灵活的学习形式不仅节约了时间，提高了效率，同时强化了所在网格的党员、干部、职工的规矩和纪律意识，提高了大家政策法纪知晓率和参与度。

二、履行党风廉政"监督员"职责

善于监督、敢于监督，认真履职尽责，是清廉医院建设全面推进的根本。医院纪委充分发挥网格监督员作用，参与药品、设备、总务物资、耗材、基建项目等各类招标采购项目监督。纪检监察室将招标采购监督项目，公布到网格化监督员群，监督员根据项目特点、本人工作安排，"认领"参与项目监督，监督员每人每年至少参与 1 次监督，多者参与 5 次监督。为了能加大对管辖区内监察对象的检查力度，不同网格相互联动进行巡查互查。此外，网格监督员还积极参与基建管理现场监督检查、节假日正风肃纪检查，参与反统方软件管理、信息分析工作，对有异常短信提醒的疑似统方问题，根据 IP 地址进行认真甄别，排除疑似不正当统方。

三、履行行风廉洁"探测员"职责

在院纪委统一部署下，网格监督员紧盯医疗行业中的"红包"，药品、耗材、基因检测、设备等"回扣"，利用职权谋取私利，科室违规"小金库"等问题。网格监督员充分发挥身处基层一线、与科室职工打成一片的优势，发挥行风廉洁建设"探头"作用。监督员严密关注医药代表请科室人员吃饭，或以送水果、快餐等小恩小惠接近医务人员等情况；以使命的敏锐性及时发现、制止，把隐患遏制在"萌芽"状态。此外还经常性对身边人进行预警，对廉政风险点进行排查、分析，对重点领域、重点岗位的重点对象，尤其是对高风险岗位人员进行经常性的廉政提醒，对有廉政问题苗头的人员，及时扯袖、红脸。

四、履行廉情信息"报告员"职责

监督员分布在各网格、各科室，是清廉科室建设的"哨兵"，具有对一线干部、职工进行"近距离监督"的天然优势。监督员对本单位工作运行机制、"三重一大"制度、重大项目安排、职工关注的聚焦点、本单位存在的廉政风险点等有较全面的了解和清晰的认知。每月填报《网格化监督月报表》向医院纪委上报，对发现的"隐患"及时查找、上报问题线索，及时向科室主任或医院纪检监察室报告，并做好每月廉情信息的统计和上报工作。

五、履行廉政问题"核查员"职责

网格监督员狠抓所在网格区域作风效能建设工作，除日常性开展医院纪委布置的常规工作外，平时工作中，采取突击性检查的方式，加强对所监督片区人员八项规定精神、行风"九不准"的执行等情况的检查，对问题线索、群众信访举报及反映的党风廉政问题，开展初查初核，收集相关证据材料，为后续的调查处理取得"一手证据"，为案件的办理奠定基础。

【小结】医院纪委充分发挥网格化管理监督员强化网格监督的做法，聚焦监督执纪问责，从党纪法规宣传、警示教育、廉情上报、监督执纪等方面着手，发挥网格化监督员担当"五员"使命，履职网格监督，做监督对象的"贴心人"，为清廉医院建设，进行了积极有效的探索，推进了医院党风廉政和行风廉洁建设。

（吕耀军）

第二十九节　医院合同管理与监督

【背景】随着公立医院的劳资管理、物资采购、设施设备、基础建设、外包服务项目等日益增多，由此涉及的劳资、经济类合同签约数不断增加，合同覆盖面广，涉及种类多，专业性要求高，由于医院的合同管理缺乏统一、专业、系统性、全过程、动态化管理，缺乏规范的审核流程，致使合同管理工作难度不断加大，甚至造成合同纠纷。

【问题】①对合同管理不重视，合同概念不强，对内容不重视、不审查；②缺乏统一管理，部门各自签署合同；③存在合同未签，项目先行，后补签合同现象；④因缺乏法律专业人士，在签订合同条款时，对合同是否符合国家法律规定，是否维护医院利益，是否会造成纠纷，是否对医院的资产和资金造成安全隐患等缺乏认识，最终造成合同纠纷或医院损失；⑤合同管理重签订，轻审核、执行和过程监督管理。一旦合同签订后，万事大吉，对合同的履行过程缺乏过程管理，特别是外包服务项目在执行过程中无监管、考核，合同中附加的优惠条款或附加服务项目最终是否得到落实等后期工作缺乏监管，合同到期后未进行回顾性审视，造成医院利益损失。

【做法】

一、管理部门与制度

规范合同管理，制订《医院合同管理制度》《外包服务项目管理规定》，明确院办为合同的具体管理部门。院办主要负责制订起草医院合同管理制度，负责对全院合同经规定流程审核后（同时参与审核）登记备案、签署、盖章、归档、执行过程进行监督等管理工作。

二、医院合同归类

（1）经济类合同。主要为采购合同，包括医疗设备采购及维护等合同，医用耗材、检验试剂、总务类设备及耗材的采购和维护等合同，基建及修缮物资采购等合同，药品采购合同等。

（2）劳动人事合同。

（3）医院财务金融业务往来合同、接受社会捐赠等合同。

（4）医院房屋租赁等合同。

（5）科研、技术开发、技术咨询、技术服务及科技成果转让等合同。

（6）各类专业培训、合作办学等合同。

（7）医联体、医共体合作合同。

（8）其他对外合作合同。

三、合同起草

合同起草先由相关合同采购或执行部门完成。主要部门有设备处负责医疗设备采购及维保合同起草；基建科负责基建有关合同起草；采购中心负责医疗器械及总务类物资及购买服务等采购合同起草；人事处负责劳资合同的起草；药学部负责药品采购等合同的起草；财务处负责财务金融业务往来合同、接收捐赠等合同的起草；科研处负责科研、技术咨询开发及科研技术成果转让等合同起草；教育培训处负责各类专业培训、合作办学等合同起草；发展处负责医联体、医共体合作合同起草等。

四、合同审核管理

严格规范合同审核流程，强调合同联审制度。各职能部门起草的合同需上传在 OA 上进行联审（五审）流程，即合同起草科室负责人审核、法制办审核、院办审核、分管领导审核、法人审核。重大经济合同必要时请审计科、财务处共同审核，对有争议的合同，请法律顾问进行审核。

五、合同签署、印章管理、归档管理

经终审后的合同，需由法人或法人授权人签署，任何部门和个人不得代表医院擅自签署医院合同。院办在审核流程完成并接到由院长签署的合同后方可给予盖章。正式签订的合同由院办统一登记管理并按规定进行归档。采购中心、设备处、基建科如合同档案暂时仍需使用，可进行备案后暂存于科室，年末再统一交档案室归档。

六、对外包合同实施项目管理

建立外包服务合同考核制度，设定考核目标。每年通过评估确定医院重点考核的外包服务项目若干个，将其合同中报告的质量数据纳入医院的质量监测计划。质量监测指标考核主要包括合同考核完成率，考核分数是否达到合同预期分值，特别是对既定合同进行补充时，要重点关注协议条款是否有损医院的利益，补充条款最终是否得到落实。对合同执行中不达标的原因进行分析并进行 PDCA 管理，对三个月内整改不到位的公司，按合同约定终止合同。通过项目管理及考核监管，督促外包公司做好职工培训，改进服务。

七、合同执行受理及检查监督

由院办牵头纪检监察、法制办、财务处和审计科等部门每年两次对医院合同执行情况，补充、附加优惠条款是否得到执行，执行过程中有无差错等进行专项检查，对医院合同签订的合法性、合理性、规范性、时效性、执行过程等进行监督检查，规范管理和流程，杜绝合同风险。

【小结】我们建立了合同的管理体系，取得了以下成效：①通过加强合同管理，明确了合同管理部门，理清了职责；②建立了完善合同管理内控制度及审核流程，避免了职能部门各自签合同，疏于集中管理，造成合同纠纷或经济损失等风险，规避了医院经济及劳资合同管理的漏洞，有效控制并降低了合同的内、外部风险隐患；③通过OA电子化管理合同审核流程，提高效率，便于统计、查询、监管合同。合同审核流程及考核监管制度的建立，可发现和控制每个环节重点防范的风险；④合同执行的质量数据纳入医院的质量监测计划，提升合同执行过程中的项目质量管理；⑤实施外包服务合同项目管理，考核完成率并进行质量改进，使外包服务合同项目完成率由最初的70%提升至95%~100%，提升了合同规范运营和执行率；⑥从拟定合同到审核、签订、盖章、归档及执行过程等整个流程责权一致，责任分明，制衡有效，避免差错。

（苏艾华）

第三十节　医院危机管理

【背景】医院是个危机高发场所，各家医院都曾遭遇过各式各样的危机，如SARS传播，流感蔓延，极端天灾应对，化学品泄漏、建筑物倒塌、大批车祸等社会突发事件的救援，以及医院自身的停电、停气、信息干扰、火灾、手术室水管爆裂、院感、医疗纠纷、核心职工离职或犯罪、患者坠楼、药品失窃、患者跌倒等。无论是社会发生的危机，还是医院自身的危机，最终都与医院运行相关联。医院危机管理和应对是常态，不能等到危机发生时才来培养危机预防和应对的能力，必须时刻准备预防和应对危机的发生。

【问题】①医院领导无危机意识，医院无危机管理体系；②医院领导和相关部门面对医院危机手忙脚乱，有预案，难操作；③医院对危机管理没有明确的分类和应对措施，导致大量涌入患者不能被有效救治；④医院内部事件发生后事态恶化，造成严重负面影响或造成重大经济损失。

【做法】危机管理体系的核心是根据医院内部特点和外界情况，预见可能要发生的重大事件，并对其进行归类、评估，针对可预防和不可预防的事件，制订各种应对和化解措施，使内部危机少发生，并将内外部危机的危害降至最小。

一件突发事件，无论发生在社区还是医院，都可能会突然影响社会对医疗服务的需求（患者突然涌入）或是影响医院提供医疗服务的能力。所以医院必须要时刻准备有效地处理危机。丽水市中心医院在医院危机管理方面做了许多思考、探索和实践。

一、明确归口，责任清晰是快速、有效处置危机的前提

为更好地应对危机，医院组建应急管理组织架构，由院长统率，下设内科、外科、药学、护理、行政、后勤六个小组，具体由副院长任组长，分工明确。院办主任负责联络，将行政协调、临床一线、后勤保障等各部门的应急协作紧密结合。

1. 有患者突然涌入时的危机应对 凡是涉及大批患者医疗抢救，其归口包含临床、行政、后勤等部门，需要院部统一协调管理。组建高效的抢救团队，合理快速救治疏散患者，快速的全院动员和具备完善的应急流程是处置危机的关键，核心是有效救治处理入院患者，把残疾、死亡降到最低。

2. 无大批患者涌入时的危机应对 建立健全的应急机制、完善的应急预案，积极开展日常的应急演练和保持通讯的畅通是处置危机的关键，核心是有效防范应对院内危机，把损失、影响降到最低。由于没有大批患者涌入，此类危机一般不需要多部门综合协调，具体可由医疗、行政、后勤等各部门在分管院长的领导下具体负责处置。各类危机的归口列举如下。

（1）归口至行政部门的危机：网络事件问题、职工违法违纪问题、核心职工背叛或犯罪问题、职工责任心低下问题等。

（2）归口至临床医疗和安保部门的危机：医疗纠纷、医疗安全问题（坠楼、自杀、跌倒等）、院感问题、药品失窃问题、毒品放射源问题等。

（3）归口后勤部门的危机：火灾问题（电器、电闸、易燃点）、失窃问题、停电或停水问题、暴雨屋顶漏水、管路安全问题、信息保障问题、夜间水管爆裂问题等。

二、做好危机应对预案

预防与控制是所有危机管理中成本最低、最简便的方法，几乎所有

的危机都可以通过预防化解来把危害降到最低。医院制订各类危机的处置预案，完善医院危机日常管理体系，尽可能缩短决策链，进而缩短危机处理的决策时间，确保快速、稳妥地消除各类危机。危机预案应包括所有的医疗、管理和公共区域的方方面面，并对内部和外部所有资源的可支配性进行归纳，同时明确各部门在紧急应对中的职位和责任，以及具体的危机演练方案、事后评估内容和注意事项，使预案具有更强的可操作性。此外，预案还要包含危机发生后的公共信息公示和媒体关系处理等方面内容。

三、强化危机预演

危机管理只知道"可能发生的问题"是不够的，针对问题提前演练对应之策，搭建危机预警演练系统是危机管理的基本要求。预演具体包含培训、缓冲、整合三块内容。

（1）培训要注意一种意识和三种能力，即所有职工都要有危机意识，熟知本部门可能会发生或碰到的危机；三种能力是上级管理层要有复杂事件的决策能力，危机管理团队要具备危机临场指挥的能力，具体当事人要有危机应对的能力。

（2）缓冲旨在预防发生或减轻潜在的对医院运行造成损害的预见和行动，如预先准备充足的相关物资、院感中个人防护设备和必要药品的储备等。

（3）整合是指将医院的应急演练整合到政府相对应的计划中，尽可能最大化地利用人力资源和最小化地利用稀缺资源，在患者突然大量涌入时能合理分配专科医疗人员。

在危机预演中，每个人都要找到自己的角色，因此，我们还需搭建危机预警演练系统，明确危机管理团队、新闻发言人以及各自的职权范围和汇报体系。

四、做好危机应对

应对是指医院在危机处理预案的指导下，对危机或可能发生的危机采取的行动。如防治和减轻灾害的影响，提供救治中关键的医疗服务，治疗受害者，调度资源等。在具体应对中，医院内部要进行深入分析和沟通，确保危机处理小组、新闻发言人、沟通渠道等环节就绪。

五、强调危机处理后的总结

危机应对的经验总结可帮助各部门更加明确可能会出现的危机，以及危机来临时知道危机的性质（常见或少见）和减少危机的方法。通过危机应对的分析总结，医院可以及时复习总结危机案例，总结经验教训，找出危机预防和解决的方法，并将经典案例提炼上升为制度化、常规化的管理框架。

附：四种医院常见危机的应对方式

1. 应对大量患者涌入的五个举措

（1）紧急响应。启动预案，急而不乱、忙而不慌，实施过程中根据实际情况灵活调度。

（2）紧急应对。遵循高效处理原则，现场领导要组织协调，分组应对，抢救重点患者。

（3）寻求支持。积极向医院总值班寻求人力支持，向临床专科或上级专家寻求技术支持，向总务设备寻求物质支持。

（4）汇报请示。汇报请示是处理大量患者涌入的一个重要环节。急诊科汇报后，医院要迅速启动预案，各部门组织实施。汇报的程序一般是急诊科向分管院长汇报，同时告知医务处、护理部、保卫科、院办等相关职能部门，分管院长得知信息后必须立刻向院长汇报，院办得知信息后必须立刻向上级主管部门请示汇报。

（5）专家培养。熟悉了解本地工业及其他情况，根据区域情况，培训少见中毒及化学品等诊治专家，以应对可能会出现的特殊情况。尤其是急诊科的医师，都要有各自擅长的罕见病应对处理本领，碰到特殊情况才不会被动。

2. 化解医疗纠纷的八个方面

（1）医生处理。发生医疗纠纷后，医生要保持冷静，积极采取补救措施，使缺陷最小化，同时依法完善病历资料，封存现场物证。面对患者提问和质疑要从容、谨慎地应对，不乱下结论。

（2）科主任、护士长作用。作为科室负责人，在纠纷发生后要起到稳定局面的作用，对患者及家属适度抚慰，遇到问题及时请示反馈，具体问题要会判断对错，认真向患者及家属解释，但要慎下结论，慎许承诺，话留余地。

（3）处理团队。建立医疗纠纷处理团队，从患方投诉开始就跟进协调直至纠纷妥善解决。作为团队成员，要善于掌控、协商双方和解进度，努力纠正患方对处理建议的认识偏差，避免纠纷升级。最重要的是要善于沟通、周旋，主动请示汇报。

（4）行政方式方法。在沟通无果的情况下，主动向政府相关领导和部门汇报，寻求支持；同时关注患者及家属的反馈与诉求，并注意环节监控（事前控制、事中应对、事后反馈）。

（5）公安作用。平时与公安机关保持良好沟通，确保医院在面对恶性纠纷时可以得到公安部门的强力支持。

（6）律师。通过医院方的律师评估，找出有利证据，积极与法院、患方家属及患方律师沟通，保障医院合法权益。

（7）社会调解机构。第三方调解机制是一种非诉讼纠纷解决方式，容易被医院和患者接受，要充分利用。

（8）偏执患方和无理取闹者的处理。由于先天基因、网络媒体鼓吹、心态浮躁和教育的缺失，偏执和无理取闹患方极易做出伤害医疗人员和医院的事情。医院要确保医务人员生命安全，掌握化解进度和分寸，反复评估，尽快处理，必要时可请公安机关介入帮助处理。

3. 内部危机的预防管理　内部危机通常存在着突发性、难控制、易发性、易扩散和具有一定危害性和连带性的特点。

（1）全面评估内部环境，判定哪些环节会出问题。对于薄弱环节和风险进行评估，识别可能发生的事件。

（2）制订相关危机的预防策略和技术，控制危机过程的方向和进度。

（3）建立多方参与、合作互动的危机应对链。

（4）制订相关措施，防止次级危机和衍生危机的发生。

（5）处理好危机的同时注重恢复各项业务。

4. 媒体事件的应对管理　随着多媒体时代的发展，社会舆论影响力的扩大，提高同媒体打交道的能力也是医院危机应对管理中不可或缺的一部分。

（1）应对媒体时应坚守真实坦诚、前后一致、主动出击和适度的原则。

（2）在坚守原则的同时，与媒体记者保持距离，不私下交谈或与其起争执。在言谈中不要过多使用数字，不要提及不确定的信息，不阻止记者拍照，同时在表达上尽量通俗易懂。

（3）在应对负面报道时，快速回应片面不实的信息，同时提供全面真实的信息，把握好24小时法则。

（4）在应对敏感话题时，注意自己的立场，只谈自己职责份内的事，不替别人回答问题，同时抓住重点按照既定口径表态。

【小结】通过有效的医院危机预防和应对体系的建立以及职工危机意识和危机应对能力的培养，我院发生的各种危机都得到了很好地处理，没有发生恶性事件，也没有对医护人员的信心造成影响，在社会上的反响较好，政府满意。

危机应对是一个需要长期计划，时刻准备，却不是立见成效的医院管理。但医院必须时刻紧绷危机应对这根弦，只有这样才能在危机发生时掌握主动权，妥善化解和处理危机。

（韦铁民 谢剑锋）

第三十一节 医院营销

【背景】一般概念上的营销就是了解市场需求，抓住市场需求，做好自己的产品，以最好的方案进行推广、扩充，以更好地营造需求氛围，进行目标销售，同时达到广告效应、品牌效应，并树立品牌。当今时代，企业都非常重视营销，甚至连政府都开始注重自我形象的营销，以求在广大群众心中打好基础，留一个好形象。医疗营销与普通产品营销不同，因为医疗关乎患者的生命，有其特殊性，故不能一味追求利润。医院营销一般可分为院内营销和院外营销两种，目前各家医院的院外营销基本同质化，因此要想在竞争中站稳脚跟，必须做精做细院内营销，让患者了解医院、学科、专家和人性化服务，获得公众的信任。

【问题】①医院营销理念陈旧，营销抓不住重点；②医院营销无特色，缺乏针对性；③营销服务缺乏人性化。

【做法】 医院最好的营销就是做好我们的技术、服务，管好我们的价格，让患者信任我们的医院，并使这种信任传达至区域内的所有百姓。这其中一个最重要的过程是通过患者和家属的口口相传，以及医院和媒介的适度推广。

一、做好基本营销

医院基本营销也是最重要的营销，就是做好医疗质量、人文服务、环境品质和医疗价格。

1. 医疗质量是一家医院的立院之本 患者通常将医疗质量的高低作为选择医院的第一要素，因此，加强并不断提升医疗技术和医疗质量是医院营销的基础，也是重中之重。

2. 人文关怀有助于建立良好口碑 细致周到、人性化的服务可以给患者及家属良好的感觉，利于病情恢复。俗话说，感人心者，莫先乎情。因此医院营销要重视情感营销，做好人文关怀、细节关怀、流程关怀等工作。情感维护是一种长期的人文情感的关怀，是对医疗服务的有力补充；只有医疗服务和情感维护两者间达到有效统一，才能达到品牌和患者的双赢。

3. 环境品质也是重要的竞争力 温馨、整洁、舒适、宁静的环境让人心情舒畅，可消除就医的紧张感，同时彰显医院的人文关怀。院区内视觉文化和感受、建筑环境、卫生管理、医生着装举止、温馨提示和交通状况等方面都是环境品质的重要组成部分，会给患者留下良好的印象。

4. 合理的医疗价格和价值营销 针对不同患者和疾病制订合理的价格体系，实现医疗价格在市场上的全面覆盖。多做价值竞争，少做价格竞争，通过价值营销让患者接受合理的价格。医院要把控好药品、耗材的比例，控制好均次费用。

二、管好高级营销

1. 学术交流 学术交流是提升个人专业水平及影响力的重要途径，医生个人要重视学术交流，不断提升自己在专业和区域内的影响力，从而提高医院的影响力。

2. 专家品牌 专家是吸引患者来院就诊的重要吸引力之一，医生个人要注重专业技术的提升，医院则要充分发挥专科包装的魅力，制造专家，发挥其影响力。

3. 科研营销 科研奖项是同行和社会衡量医院综合实力的重要指标之一。科研能力彰显了医院发展的动力，对于医生个人而言，科研也可为其赢得良好的个人声誉，进而提高医院的声誉。

4. 教学营销 重视教学工作，通过老师带教培养学生，树立个人名声，进而推广医院。

5. 继教住培 继教住培是区域同行间加强交流的重要途径，可加深同行间的相互认可，也可提升专家个人的专业素养，是一种无形的营销。

6. 管理营销 医院管理水平是体现医院综合水平的又一重要指标，直接影响医疗服务的好坏。通过医院精细化管理，拓宽医院在患者和业内的影响力，是提升医院知名度的又一重要方法。

7. 适度包装 适度包装是医院后期营销的重要一步。它分为硬包装和软包装，硬包装是指医院大楼、科室设置、就医环境、装修档次、住院条件及治疗、诊断设备和相关辅助设施的配备；软包装是指专家形象包装、技术力量包装、医疗质量包装、医院品牌包装、团队包装、文化包装等。

三、院内平面营销

院内平面营销是医院营销的重要组成部分，患者及家属最想了解医院方方面面，各种感受最深。院内平面营销主要包括电视大屏幕、病房和各等候区电视、医院纸质介绍、健康杂志、院报、门诊展板、医院墙报、各电梯厅展板和病区宣教平台等形式，目的是为了让患者及家属了解医院医疗重点信息、相关健康知识，并对医院的医疗细节和服务进行介绍与推广。

四、院外平面营销

院外平面营销包括利用电视媒体、公交、地铁等人流密集区的灯箱广告有重点地介绍医院；通过微信、网站等网络宣传平台，利用院报和地方报纸，积极宣传医院特点和优势。

五、特殊营销

1. 随访中心　重视出院患者的回访，有针对性地分类一般客户和重点客户，进行电话、信件及家庭拜访，给予专业的医疗康复指导。

2. 预约门诊　设置专人专职通过服务平台为患者提供电话、微信、网络预约、复诊及咨询。

3. 下乡义诊　为偏远、不方便来医院医治的老人及患者进行基础性医疗服务。

4. 健康知识讲座　利用相关场所和机会进行卫生科普知识宣传。

5. 合作帮扶　重视医联体、基层医院和上级医院在医疗方面的合作，提高双方能力，提升医院影响力。

6. 应对事件　对于公共的、涉及医院的突发事件要及时回应，积极应对，妥善处理，争取化危为机，树立医院的良好形象。

【小结】医院都重视营销，但很少思考营销的内涵、方式、途径和投入产出，丽水市中心医院通过多年的实践归纳，对医院营销的内涵做了细化，明确了营销的侧重，从而使医院的营销更加接地气，更加有效。

医院营销的核心和关键是明确营销对象，挖掘营销内涵，注意方式整合。只有这样，才能真正使医院营销走在实处，在群众中树立更好口碑。做好医院营销，我们必须牢记最佳的营销场所是医院，最佳的营销对象是患者及家属，最佳的营销方式是为患者提供优质服务。营销策划的终极境界不是花钱做广告，而是做更多的事让公众信任医院。

（韦铁民）

第三十二节　医保管理

【背景】随着全民医保时代的到来，"医保管理"已成为医院管理的重要组成部分。积极的医保管理既能保证医疗质量及各种医疗服务的开展，又能保证参保对象得到质优价廉的医疗服务。

【问题】①医院领导不重视医保管理和医保费用的管控；②医院对于医保政策宣传不够；③医务人员对医保政策不理解、不配合；④医保管理制度没有落实到位；⑤"医、保、患"三方沟通不畅。

【做法】多年来，丽水市中心医院在医保管理方面做了许多有益探索和卓有成效的工作，积累了一定的管理经验，在维护"医、保、患"三方的权益上找到了一个较好的平衡点，一直以来都受到医保行政主管部门和相关部门的高度认可。

一、完善医保管理体系，组建三级管理网络

1. 医保领导小组 医院成立由院长任组长，相关职能科室负责人和部分临床科室负责人为成员的医院医保管理领导小组，定期召开会议，讨论解决医院医保运行管理中出现的问题。

2. 医保职能部门 医院专门设立医保办，配备足额的专职管理员，负责全院医保的日常管理、组织培训、协调控制、监督指导等具体工作。

3. 医保管理小组 医院在各临床科室和医保相关科室成立医保管理工作小组，负责科室医保政策的落实，监控科室医保费用的变化，负责科室与医保办的沟通协调。

"院领导层—职能部门—临床科室"三位一体的医保管理运行机制，为医院医保政策及相关管理制度的贯彻落实提供了有力的组织保障。

二、建立健全各项制度，确保医保管理规范

根据医保相关政策和规定，结合医院实际情况，制订、修订了《医保管理制度》《医保办公室工作制度》《参保患者身份核对制度》《医保患者出入院管理制度》《医保床位管理制度》《医保住院患者限制药品和特殊诊疗（材料）审批制度》《医保医疗费用管理制度》《医保规定（特殊慢性）病种管理制度》《医保外配处方管理制度》《医保非正常疾病住院管理制度》《医保异地医疗费用核查制度》《医保投诉管理制度》等一系列配套管理制度和操作流程，各种医疗行为均按照相关制度规定严格执行，以保证医保工作运行顺畅有序。同时，医院还将医保相关监测数据纳入《科主任年度目标考核责任书》，与科主任及科室奖惩挂钩，确保医保相关制度的执行到位。

三、重视医保政策宣教，注重双方反复沟通

1. 重视参保政策宣传　通过电子显示屏、电子查询系统、纸质宣教资料和院内宣传栏对医保相关政策和知识进行宣传，在收费窗口和相关科室的显要位置张贴医保就医流程和相关临时公告，方便参保对象就医，热心为参保患者解决碰到的问题和困难，对参保患者不了解的地方耐心解释，种种举措得到了参保对象的充分肯定。

2. 重视医务人员培训　定期通过周会、岗前培训、部门培训、专项培训和院内办公系统对医保政策和规定进行宣传培训，提高医务人员对医保政策的了解和配合，不断提高服务质量。

3. 重视沟通协调　在日常医疗服务中，重视沟通和矛盾化解，要求职工或参保对象对遇到的问题及时向医保办咨询，努力通过沟通来加强职工和患者对医保政策的理解，及时化解运行过程中产生的问题和矛盾，促进医保工作规范有序。

四、多途径加强管理，认真做好控费工作

1. 加强医保日常管理　医院日常医保管理工作细致到位，住院患者医疗费用实行日审，门诊专项费用实行月查，住院病历实行季检，对检查、用药和收费情况及时进行总结分析，发现异常及时整改落实，有效控制了医保患者费用。

2. 加强部门监督联动　质管处、医务处、药剂科定期组织人员，对合理检查、合理用药等情况进行检查和通报，其结果与科室、个人奖惩挂勾。为控制医药费用过高增长，医院对抗菌药物、中成药注射剂、辅助用药进行重点监控，实施用药动态监管和对数量金额的"双控"干预，对不合理用药的医生进行扣奖，强化合理用药过程管理，控制医药费用的不合理增长。

3. 加强医用耗材管理　医院所有医用耗材均通过招标方式进行采购，努力做到质优价廉。同时严格控制高额医用耗材的使用，以最大程度地降低医疗成本，达到合理控费的目的。

4. 加强科室指标监控　医院每年都会根据科室具体情况对当年的均次费用、药品比例、抗生素使用比例和平均住院日等指标进行设置，并

将其纳入科室考核指标中，每月进行考核，按规定奖惩。

5. 加强信息平台建设　医院重视医保管理软件的开发和优化，将医保业务和管理程序与医保办、医生站、护士站和医技等部门联网，对医保参保人的各类数据能进行实时统计，特殊诊疗（材料）计费后会产生不同标记方便医保管理人员审核，医保丙类项目实现自动按照自费记账并有提示，还在药品限量、药物处方限制等方面实现了计算机管控，杜绝了大处方的产生。

6. 加强医院收费管理　医院成立医药价格管理领导小组，成立物价科，配备专职人员 3 名，各科室设立兼职物价管理员，建立三级管理体系。医院严格执行医疗服务价格政策，并根据收费政策设置控制规则，对收费进行预审，减少人为环节和收费错误。物价科定期对收费情况进行自查，并将不规范收费反馈到科室，通过持续质量改进来规范各科室的收费行为。

7. 加强沟通化解矛盾　由于目前每家医院的医保管理态度不尽相同，有的松懈，有的严格，因此导致许多参保对象甚至医生产生了一种错误的认识：碰到某种药医保不予报销的时候，有些患者甚至医生就会认为，并不是这种药医保真的不能报，而是这个医院卡的太死，不够人性化。遇到这种情况时，医院的医保部门需要与患者、医生及时进行沟通，帮助大家了解国家相关医保政策，纠正错误认识，化解矛盾。

8. 其他管理方法　通过实施临床路径和单病种管理，明确合理的住院天数及相关检查与治疗流程，减少医疗差异，减轻患者医药费用。积极开展虚拟床位和日间手术，缓解住院难，降低患者医疗费用。

9. 定期通报制度　分管院长定期在周会对医保相关工作进行通报，对违反医保规定和不合理用药的科室与个人，除在周会通报外，严格按照奖惩制度进行惩处。

五、结合医院实际工作，积极提交合理建议

医院重视与医保行政主管部门、医保经办机构的沟通联系，除积极配合对医保 DRGs 相关数据、费用和医疗服务进行监督外，也及时向医保行政主管部门和经办机构反馈各科室与医保患者对医保政策的意见和建议。医院提出的医保患者实行住院一年一次起付标准、控制药物费用的

合理建议、公务员及事业单位参保人员纳入特殊病种管理等多项建议得到了医保行政主管部门、医保经办机构的采纳和肯定。

【小结】 医院以总分最高的成绩被评为丽水市信用等级"A"级医保定点医疗机构，是丽水市收治医保患者最多的医院，在医保主管部门和经办机构的年度考核中一直名列前茅。多年卓有成效的医保管理赢得了政府主管部门和经办机构的高度肯定，也促进了医院管理水平的提升。

做好医保工作需要医保部门、医院、参保对象的多方协作。医院领导必须对医保工作的重要性有高度的认识，建立健全相关的医院医保管理制度，制约医务人员言行。医保工作人员则要主动做好对参保对象的解释、宣传和指导工作，而医保对象则需树立目前参保仅是基本医疗的观念。

（韦铁民　刘英）

第三十三节　医院品牌建设

【背景】 品牌是质量和信誉的保证，消费者一般默认知名品牌的商品质量比非知名商品要好，购买时往往会优先选择知名品牌。对医院而言，品牌就是医患关系的信任，医疗质量的保证，好的医院品牌可以引导正确的医疗花费，博得赞赏和尊重。凡是全国顶尖的"明星医院"，其品牌塑造一定是非常成功的。

【问题】 ①许多医院常常忽视医院品牌建设；②对医院品牌的定义、功能和组成不甚了解；③缺乏抓好医院品牌建设的有效举措。

【做法】 丽水市中心医院一直以来重视品牌建设，通过多年探索，对医院品牌建设有了很好的认识，在品牌建设方面也取得了很好的成效。

一、品牌建设的重要性

1. 医院品牌的定义　品牌是人们对一个企业及其产品、售后服务、文化价值的一种评价和认知，是一种无形资产。可以说，企业有了品牌就具有了凝聚力与扩散力，并可成为发展的动力。

医院品牌是在医疗活动中形成的，包括医院的技术水平、科研能力、教学水平、服务水平以及名称、标志、口碑和形象等多方面因素，是患者对一所医院价值取向的认可，是医院竞争力的无形资产。

2. 医院品牌与价格 等级高、技术硬、服务佳、口碑好的医院或专家，其门诊挂号费与普通医院或普通专家是不同的。但由于患者对这些品牌医院或专家的认可，挂号费的高低对其就医选择的影响并不大。例如北京协和医院如果新出一个专家号，就算价格是 300 元，也马上就会被患者挂满；但地方医院如新出一个专家号，价格 100 元，患者可能就会觉得不值。这就是品牌的影响力。

二、医院品牌单元的组成

1. 技术品牌 中国首个大型医院品牌营销研究中心发现，51% 的患者认为医疗技术在医院品牌构成中占第一位。技术品牌是医院品牌建设的核心，主要包括医疗质量、人才团队、科研水平和设备更新等多个方面。其中，医疗质量、技术水平是医院品牌的核心，也是大多数患者选择就医场所的最直接、最重要的标准，它们的优劣直接决定医院形象乃至医院的发展前途。因此提升医院技术品牌，既要考虑医院整体技术水平的提升，又要考虑专科和亚专业水平的提升。

2. 服务品牌 包括就医感受、就医流程和就医环境。在医疗技术产品日渐同质化的今天，医疗外的优质服务愈加成为医院赢得社会公众信任度和忠诚度的重要手段。患者在关注医疗技术的同时，对医疗外服务的关注度也在逐渐提升，即从单纯的治愈疾病、寻求技术性服务为主，到注重就医感受、流程和环境等人性化服务。因此，提升医疗外服务水平是打造医院品牌的重要部分，是医院稳定发展的重要推动力。

3. 文化品牌 包括医院院训、愿景、使命和精神，它们是医院发展的精神动力和灵魂支柱，影响着全院干部职工的价值取向和行为理念。一个具备优秀文化的医院可以产生巨大的凝聚力，可使职工共同承担组织的使命和责任，可营造积极向上、团结和谐的氛围，有利于提升医院的管理水平和服务水平，促进医院整体发展。

三、医院品牌建设的努力方向

医院品牌有其组成的复杂性，不同医院的品牌建设突破口不同。医院品牌建设有多项内容，有些是易做的，而有的是难做的。我们应该从中寻找适合医院实际且容易出成效的方面加强加快建设，这样医院品牌建设才能有的放矢，花最小的精力达成最好的目标。医院品牌建设主要包括以下五个方面。

1. 学科方面　着力打造品牌学科、品牌专科和特色专科，树立医疗特色，提升口碑。

2. 人才方面　努力培养专家，树立标杆，扩大医院在专业领域的影响力和社会上的知名度。

3. 价格方面　尽量实现以相对合理的价格为患者提供服务，大病、小病要区别对待。价格虽然是政府定的，但控制不合理用药，缩短平均住院日，减少医疗耗材，减少不合理检查，使患者少花钱也能看好病，是我们可以做的。

4. 设施方面　打造一流的住院条件、检查设备和就医环境，使患者感觉温馨、舒适。

5. 服务方面　改造流程，美化环境，提升态度，改善饮食，加强沟通，减少抵抗，增进互信，解决停车问题，做好网站、微信、报纸、电视等推介、服务和说明，处处体现人文关怀，让整个就医过程尽量顺利顺心。

四、做好品牌维护

1. 提高知名度

（1）借名争名。获得社会上有影响力名人的认可，为其提供医疗服务，利用名人的社会影响力提升医院知名度。

（2）借机得名。利用服务大规模的体育比赛、博览会、社会公益活动等有利机会，做好医疗服务，扩大宣传，提高知名度。

（3）借冕增名。借助重大历史事件，利用重要人物的活动和新闻媒介这个无冕之王的传播活动，来扩大医院声誉，提高知名度。

（4）借名扬名。设法与国内外知名医院建立联系，提升医院技术水平、管理水平和服务水平，扩大医院知名度。

（5）借台立名。利用社会上公认度较高的业界评比、排名，宣传医院，利用大家广泛认可的平台（如国家公立医院绩效考核、上海复旦医院排名、香港艾力彼医院排名等）树立医院知名度。

（6）借名传名。患者是医院服务的最直接受益者，也是最好的宣传者，借患者口碑传名，同样能很好地提升医院知名度。

2. 提高美誉度 医院一旦形成一定知名度和美誉度后，医院的影响力就会扩大。而这其中谁的形象好、名气大、实力强，谁就拥有更大空间和更多认可。提高美誉度还要巩固可接受者中的继续就诊人群，因为他们是医院形象和品牌的忠实拥护者和最好宣传者。

3. 提高忠诚度 巩固可接受者，引导不接受者，争取易忽略者是提高忠诚度的重要工作方法。我们用好《丽水市中心医院真情问卷调查表》，根据患者真实反馈认真整改，服务好继续就诊人群，逐步提升居民的忠诚度。

4. 提高参与度 人人都是营销专家，医院每位职工的技术、言行和对医院的忠诚度都会影响周围的人对医院品牌的印象。

【小结】优秀的医院往往会从各个方面打造品牌，努力在公众中树立良好形象，使患者在就医过程中留下深刻印象，使之更加信任医院。好的医院品牌，最重要的就是要赢得患者对医院品牌价值观的认可，形成品牌忠诚。品牌的打造对医院发展具有极其重要的推动作用，但品牌的创建和形成却是个漫长而艰辛的过程，需要持之以恒、锲而不舍地去创建和维护。

（韦铁民　谢剑锋）

第三十四节　医院应急管理体系建设

【背景】大多数医院应急管理领导小组负责医院各类突发事件的应急管理，具体工作则由应急办和相应职能部门承接，各部门只负责范围内的应急相关工作，应急办则负责信息传递和资料收集。有些医院应急工作分散，不具备完善的应急管理体系和科学、合理的应急管理模式。随着医院管理的不断细化和深入推进，医院成立风险与危机管理委员会，重塑医院应急管理新体系。

【问题】①医院应急工作体系不健全，各部门应急工作相对独立，没有系统运行；②灾害脆弱性分析（HVA）工具使用不足，对主要突发事件及应急反应协调性不够；③日常培训及演练不足，突发事件应急处置能力不足；④未利用失效模式与影响分析（FEMA）等管理工具对全年医院发生的各类主要突发状况和事件进行分析、评估，并进行PDCA持续改进。

【做法】将风险管理委员会的风险评估职能和应急管理领导小组的管理职能有机结合，以委员会贯穿应急工作的组织领导、制度建设、物资管理、培训演练、总结反馈等各个环节，通过灾害脆弱性分析（HVA）评估，合理布局全院应急技能培训和组织演练，运用PDCA、失效模式与影响分析（FMEA）、成本效益分析等管理工具，不断提升医院应急管理水平、安全防灾专业技能素养和应对处置各种突发事件的能力。

一、重塑医院应急管理体系

健全的应急组织架构和运行体系是做好医院应急管理工作的基础。为充分发挥医院应急管理领导小组和风险与危机管理委员会的作用，医院对全院应急管理体系进行重构，明确院长是医院应急管理的第一责任人。突发重大应急事件时，由院长（书记）任总指挥，分管院领导（值周领导）任执行指挥，总值班任执行副指挥；各职能部门负责人任相关紧急事件工作小组执行组长，进一步明确了各方职责，医院应急管理体系更加清晰，管理更有成效。

（1）成立医院应急管理领导小组，院长任组长，分管院领导任副组长，其他分管领导及职能科室负责人为成员，负责统筹和决策医院突发紧急事件应急管理，协调有关部门及时向政府有关部门上报应急事件信息，负责落实院内各类应急救治工作的物资储备，接受院内外援助，在应急响应状态下转为"应急救治指挥部"，指挥全院应急工作。应急管理领导小组每年召开一次会议，规划全年应急管理工作，完善全院的监测、预警和指挥决策系统。应急领导小组常设机构——应急办挂靠院办，负责医院各类突发事件的应急和管理工作，并督导落实领导小组决定的事项。

（2）成立风险与危机管理委员会。分管院领导任主任，院办（应急办）负责人任副主任，相关院领导及职能科室负责人为委员，负责一年一度的灾害脆弱性风险评估，确定院级优先改进项目和应对策略，指导风险管理、应急知识培训和应急预案演练的落实。秘书由院办（应急办）人员担任，负责委员会日常工作开展。风险与危机管理委员会每季度召开一次会议，总结分析全院有关应急管理和风险控制工作，提出改进并予以落实，并将会议纪要上报医院质量与安全管理委员会和院长办公会议。

（3）建立应急巡查考核体系，重点针对应急指挥系统、各类应急预案的演练效能评价及应急物资储备管理。通过现场调查、评估和资料分析等方式，对医院相关部门或人员在突发事件应急处置中的经验进行督导与评估，针对问题找到有效的预防、控制措施，要求相关职能部门通过 PDCA 改进应急管理工作。

二、确定医院当年的院级优先改进项目及应对策略

结合本地和医院实际开展灾害脆弱性分析（HVA）评估，对本地区和医院曾发生过或可能发生的高风险事件进行挖掘分析，了解与其相关的因素，从发生性、严重度、准备度等三个方面进行评估预判，确定院级优先改进项目，并采取必要的教育、培训、演练和防范措施，以提高医院的抗灾和应变能力，保障全院医疗工作的正常开展与运行。

（1）全院各科室对科级风险项目进行评估，讨论确定科室前三高风险危机项目，由质管处汇总提交风险与危机管理委员会。

（2）设施安全管理委员会、感染管理委员会等各涉及风险相关委员会成员对医院面临的各种潜在危害加以识别，进行讨论后确定部门级高风险事件，提交风险与危机管理委员会讨论。

（3）应急办参照上一年度《医院十大院级优先改进项目评估报告》和本年度部门级高风险项目确定院级备选高风险项目递交医院风险与危机委员会，由风险与危机委员会按照《灾害脆弱性分析（HVA）评分标准》进行灾害脆弱性分析、评估和排序，选出院级十大高风险项目。

（4）应急办根据院、科两级高风险项目制订《灾害脆弱性分析报告》，对突发事件可能造成的影响以及医院的承受能力进行系统分析，明确医院需要应对的主要突发事件及应对措施。

（5）针对全院各类高风险项目，制订医院应对各类突发事件的总体预案和部门预案，明确各个部门及相关人员职责以及应急反应行动的程序。

（6）编制全院应急预案合集，方便职工随时查阅，各部门各级各类人员知晓相关应急预案的流程。

三、开展培训和演练

（1）应急办每年年初制订应急技能培训和考核计划，相关部门按计划分批次通过现场集中培训和网络平台学习的方式对各级各类人员进行应急相关法律、法规、预案及应急知识与技能的培训与考核。

（2）开展覆盖全部职工的应急技能培训考核，考核合格后发放合格证书，内容包括消防技能、自然灾害应对技能、重大人体伤害事件、伤医事件、心肺复苏等。

（3）按照院、科两级高风险项目制订全院应急演练计划表，包含院、科两级开展的各类突发事件的总体预案和专项预案的应急演练。按规定要求，各部门、科室每年至少组织或参加一次系统的应急演练，从根本上提高医院应急反应能力、锻炼和增加职工对突发事件的应对技能，同时也能够有效检验应急预案的可行性。

四、制订应急物资和设备储备计划

注重对专业应急物资和生活保障物资等日常储备和管理工作，做到物资品种、数量充足、管理措施到位，定期对应急设备、物资和药品进行检查，做到应急管理常态化和应急化相结合。

（1）制订应急物资和设备的储备计划，实行科主任负责制，采购中心、药学部、设备处、总务处等部门各负其责，实施同质化管理。

（2）通过相关委员会确定医院应急物资储备目录，科学合理确定应急物资储备的种类、方式和数量。

（3）制订应急物资和设备管理制度和审批程序，遇突发事件时，由医院执行指挥批准统一调度使用，统一填写物资领用审批单。

（4）应急物资和设备的使用及时登记，定期维护，确保有效期，每月自查并记录。

（5）与食品、水、电等供应商之间签订应急物资和设备紧急供应的协议。

【小结】 医院应急管理体系建设是一项系统工程，在医院风险与危机管理委员会框架下，相关职能部门充分运用 HVA、PDCA、FMEA 等管理工具，先后完成了《提高院内"999"5 分钟内规范抢救率 PDCA》《实现医院心脏骤停患者 5 分钟急救率的成本效益分析》《提高发电机供电时配电箱正常切换率 PDCA 项目》《运用 FMEA 分析降低住院患者的用药差错》《运用 FMEA 分析、完善信息系统故障下门诊患者就诊流程》等院级改进项目，建立了注重事前、事中、事后的一体化风险评估和应急管理运行监管体系，有效提升了职工的危机管理意识和突发公共事件处置能力，从而保证医院应急管理工作的有效进行以及医院应急管理水平的不断提高。

（谢剑锋　何海波）

第 二 章
医院人文建设

第一节 医院文化建设的实践

【背景】 医院文化建设是医院生存和发展的内在推动力，是医院可持续发展的重要保证。优秀的医院文化有利于营造积极向上、团结和谐的氛围，有利于提升医院的管理水平和服务水平，进而促进医院的整体发展；滞后的医院文化则阻碍医院的改革、创新和发展，使医院止步不前。

【问题】 ①医院领导对医院文化定位不清，职工对医院文化内涵认识模糊；②医院文化的建设缺乏目标和体系，流于形式，内容雷同。

【做法】 丽水市中心医院经过40余年的逐步实践和不断提炼，形成了自己的医院文化内涵和体系。

一、对医院文化内涵的认识

医院文化有广义和狭义之分。广义的医院文化泛指医院主体和客体在长期医学实践中创造的特定物质财富和精神财富的总和；狭义的医院文化则指医院在长期医疗活动中逐渐形成的以人为本的文化理论、价值观念、生活方式和行为准则等。要建设自己的医院文化体系，医院管理者就必须对医院文化有自己的认识。我们对医院文化的认识：医院文化是医院的精神支柱和精神风貌，涵盖医院管理的各个部门，贯穿医院运行的各个环节，体现在医院价值观、服务理念、组织形式、管理风格、建筑风貌和职工素质、修养以及人际关系等各个方面。

二、提炼精神、院训、愿景、使命

丽水市中心医院在长期发展实践中形成了自己特有的文化底蕴和文化内涵，如今我们将这种底蕴和特色凝练为"敬业惟精、协同惟和、创新惟绩、务实惟信"的医院精神，"面对生命，我们尽心尽职"的院训，"患者满意、职工爱戴、同行称赞、政府放心、社会推崇"的愿景，"建最好的区域性医院，有影响力的地市级医院，为区域内居民提供最好的医疗服务，最好的人文关怀"的使命。

三、建立医院的文化体系

医院精神、院训、愿景和使命是医院文化的核心价值观，是医院发展的精神动力和灵魂支柱，影响着全院干部职工的价值取向和行为理念。医院高度重视文化体系的建设和发展，在提炼、构建医院文化核心价值观的基础上建立了涵盖意识文化、行为文化、制度文化、环境文化、安全文化、创新文化、廉政文化和节俭文化等八个方面的医院文化体系，医院文化条理清晰，指导性强，目的明确。

1. 意识文化　优秀的医院文化必然重视思想意识的引导。现阶段优秀的医院意识文化培育应包含"敬业奉献、诚信医德、团结和谐"等几个方面。敬业奉献是做好医院工作的精神保障，诚信医德是做好医院工作的品行之本，团结和谐是做好医院工作的环境基础。

加强医院意识文化建设，必须注重加强干部职工理想信念的教育，着力培育大家敬业奉献的意识；经常性地开展党风党纪、廉洁从医、诚信医德、人文关怀等方面的教育，组织好各种评先评优表彰活动，着力培育职工务实守信的医德之风；反复向全院干部职工强调团结和谐的重要意义，建立起领导班子成员间、干部职工间良好的沟通机制，加强领导与职工、科室与科室、职工与职工间的合作交流，充分发挥大家的工作智慧和积极性，营造团结协作、和谐融洽、生机勃勃的工作氛围。

2. 行为文化　意识是导向，行为是意识的延续。光有意识引领而无行为支撑，再好的意识文化也只是空中楼阁。现阶段优秀的医院行为文化培育应包含"待人接物、行医举止、医疗水平"等几个方面。待人接物和行医举止是一种礼仪，其核心是尊重，它直接影响患者的就医感受。

医疗水平则是一种专业底蕴，是百姓选择就医的最重要考量依据。

加强医院行为文化建设，一是要积极培育"微笑服务 温馨医疗"的理念，关注患者内心感受，注重细节服务，保护患者隐私，提供便利医疗，给予患者更多人文关怀及就医过程的便利；二是要非常注重医护人员专业水平的提升，通过个人专业知识学习，外送进修和内请培训等方式，着力提升医护人员的专业水平，接轨国内外先进技术，紧跟医学发展，让人民群众分享医学进步带来的益处。

3. 制度文化 制度是一个组织和团体要求成员共同遵守的办事规程或行动准则，是保障医院良好运行的重要因素。制度的优劣直接影响单位的发展，制度的执行直接关系单位的生存。现阶段优秀的医院制度文化应包含"制订制度、执行制度、评价制度、修改制度、维护制度"等几个方面。其中制订制度是基础，如果没有一套行之有效的制度，医院管理就会混乱，甚至造成重大损失。执行制度是核心，有制度无落实等于零。评价制度是重要环节，因为制度的完善必须要经过反复评价和反复修改。修改制度是提升，一个好的制度必然是紧跟时代发展，需要不断修改完善的。维护制度则是铁的规矩，因为对医院而言，制度就是患者的性命，是前辈的经验总结，任何违背制度的结果都有可能付出生命的代价。

加强医院制度文化建设，一是要高度重视医院制度的制订和完善，并能根据医院的发展修订和增订新的管理制度；二是通过奖金辅助制度建设，加强对科室制度执行的考核，将科室制度落实情况与个人薪酬挂勾；三是注重对制度的评价，主要看其是否符合医院发展需要，是否能够调动职工积极性；四是在原有制度的基础上，关注制度运行情况，及时修订和完善与医院发展不适应的制度；五是在照章执行上下功夫、花力气，努力做到领导干部率先垂范，全体职工认真执行，以维护制度的权威性和严肃性，杜绝网开一面。

4. 环境文化 环境文化是医院实力与影响力的直观体现，是医院树立良好形象的物质保证。白、冷的医院建筑缺乏感情，会让患者产生冷漠感；而布局合理、设施完善、功能齐全、方便舒适、温馨整洁的诊疗环境，则能给患者心理抚慰，让医生心情舒畅。现阶段优秀的医院环境文化应包含"建筑风貌、服务设施、流程设置、环境卫生"等几个方面。

其中建筑风貌是主要内容，一流的医院建筑可以内外兼顾，做到美观与功能、单体与环境、建筑与结构的完美统一。服务设施是重要补充，其包括科室设置、就医环境、装修档次、住院条件及治疗、诊断设备和相关辅助设施的配备。而流程设置和环境卫生则是环境文化的具体细节和直接体现，与患者就医感受密切相关。

加强医院环境文化建设，一是要对医院未来发展和院区布局做出整体规划，并对停车、交通和管网进行详尽设计，同时学习国外医院先进的色彩理念，采用温馨、耐看的颜色为主色调，用不同颜色来区分不同区域，在整个院区形成崭新的视觉文化；二是大力推行宾馆式人性化服务，通过增添大量就医自助设备，统一宣传栏和各种人性化设置营造温馨的就医环境，给患者提供最优的就医体验；三是围绕患者实际需求，科学、人性化地设置就医流程，进一步提升医院服务效率，确保各就医环节的通畅运行，缓解患者排队等候和往返时间；四是加强院区卫生整洁，尤其是厕所卫生，给患者就医提供良好环境。

5. 安全文化 安全文化是指单位在长期安全生产和经营活动中逐步形成的或有意识塑造的且被职工广泛接受并遵循的具有单位特色的安全意识、安全制度、安全行为和安全管理奖惩机制。

加强医院安全文化建设，一是在职工中积极倡导"争做防火勇士，不做救火英雄"的理念，强调医疗安全和生产安全的重要性，要求职工心中始终绷紧医疗安全和生产安全这根弦；二是不断完善医疗安全、综合治理、安全保卫、安全生产、消防安全、药品安全、放射安全和物品安全等管理制度，做到安全管理有章可循，有规可依；三是平时认真做好安全医疗和安全生产的教育培训，警钟长鸣，同时注重业务流程改善和质量提升，不断规范操作程序，强化职工安全行为；四是围绕安全医疗和安全生产等方面建立较为完善的院科两级安全责任追究机制，狠抓各类安全（隐患）事件的报告、总结、评价和持续改进工作，将相关落实情况与奖惩考核直接挂钩。

6. 创新文化 在信息化时代，创新已成为成功企业的核心竞争力之一。创新文化是指培育创新的意识、环境和氛围，具体包括医疗技术创新、管理制度创新、激励制度创新、服务理念创新和服务流程创新等。

加强医院创新文化建设，一是每年开展新技术新项目评审，鼓励科室和个人紧跟医学发展的前沿，积极引进和开展领先的医疗技术，努力将下级医院不具备条件开展的项目做大做强，成为学科特色；二是积极进行制度改进和建设方面的创新，利用各种现代化管理方法、手段和模式的应用、引进和改进提升医院管理水平；三是建立医院创新评奖和激励机制，每年开展医疗和行政后勤管理创新奖评选，对相关创新项目进行奖励，鼓励临床科室和行政后勤等职能部门技术创新；四是进一步创新服务理念，增强全院干部职工的服务意识和人文精神，使医院服务跟上时代发展，满足公众要求；五是进行组织结构调整、工作流程改造等方面的创新，进一步提升工作能力和效率，以更好地适应医院快速发展新要求。

7. 廉政文化 　医院廉政文化建设是医院正常运行和快速发展的重要保障。医院廉政文化包括廉政制度、廉政意识、廉政氛围和廉政行为等内容，其核心价值观是廉洁行医、干净做事。

加强医院廉政文化建设，一是结合医院特点和工作实际，先后制订了《关于严禁收受回扣的规定》《招标采购管理制度》《职工奖惩制度》等一系列廉政制度，同时加强医德考评和机制约束，强化对重点部门、重点环节和重点人群的约束和监管，廉政问题采取一票否决制；二是重视廉政意识培育，加强对干部职工廉政意识的培育，引导大家正确认识医院可能存在的腐败问题和现象，提高大家拒腐防变的能力，使大家不敢腐，不能腐，不想腐；三是加强医院廉政氛围的营造，积极倡导廉洁行医、健康向上、爱岗敬业的医院风尚；四是警钟长鸣，努力使照章照规办事成为医院干部职工必须遵循和恪守的行医原则。

8. 节俭文化 　医院部门多、环节多、人员多，培育节俭理念和意识对医院节能增效、降低运行费用有巨大潜力。几年前，医院提出打造节约型医院，并孜孜不倦地培育职工的责任意识、节俭意识和主人公意识，逐步形成了医院的节俭文化。我们在节俭文化建设过程中的主要重点：强化节俭理念培育，加强人力成本控制，抓好日常开支管理，严把物资采购关卡，逐步调整收入结构，进一步加强基建管理、合同管理和内审管理。医院通过近几年努力，逐步建立起高效的运行机制，提高了医院资源的利用率和部门的工作效率及管理水平，各项管理指标逐步达到要求。近年医院在经济运行、绩效管理方面成绩突出，得到了当地行政部门和全国了解我们医院的同行的高度赞赏，医院绩效管理经验在全国各地广泛交流，每年均有数十家医院来院学习绩效管理。

【小结】通过加强医院文化建设，加深了职工对"敬业惟精、协同惟和、创新惟绩、务实惟信"的医院精神和医院文化的认同，职工敬业意识得到进一步提升，很好地营造了和谐的环境和氛围，医院发展充满了生机和活力。

医院文化建设积累的体会：

1. 文化建设要因地制宜，适当超前　医院文化不能照抄照搬，各家医院其文化内涵和精髓都是不一样的，因此，医院文化建设必须因地制宜，适合医院自身发展特点和实际情况。适当超前是指医院的文化意识要适当超前于社会大众的意识，这样才能增强职工的责任感、使命感和归属感，并获得社会的认可，有助于形成良好的口碑。

2. 文化建设要围绕核心，塑造精神　医院文化建设的核心是提炼和凝聚医院的精神，医院精神决定着医院和职工的价值取向、行为理念，是凝聚和激励全院职工前行的旗帜，是医院发展的精神动力、支柱和灵魂。塑造医院精神应着力引导职工树立正确的人生观和价值观，把个人价值取向与医院、社会总体目标的实现和价值取向统一起来，使医院文化建设从形式和内容上由"虚"变"实"，从而解决医疗卫生工作"为谁服务"和"怎样服务"的问题。

3. 文化建设要以人为本，注重细节　医院的服务对象是人，如果医院文化建设离开了人，任何举措都是空谈。坚持以人为本是优秀医院文化赖以建立、保持和发展的重要前提，也是优秀医院文化得以维护、延续、发展和进步的基本保证。医院文化囊括了医院运行的方方面面，其能否得到干部职工的认同，关键在于是否植根于群众中，即医院文化建设是否有群众基础，医院领导是否起到引领作用，是否形成了良好的文化氛围。

4. 文化建设要持之以恒，反复灌输　思想重复一千次就变成信念，行动重复一千次就变成习惯。医院所倡导的理念和行为要得到职工的认同，需要反复教育、反复宣传、反复灌输、反复实践、反复推动，并根据形势的变化不断修正，不断丰富，不断创新。因此，医院文化的培育、形成是一个共同取向、共同遵循、共同维护和共同推进的过程，需要一代人甚至几代人的共同努力和付出。

（韦铁民）

第二节　医院职工人文素养内涵的提炼和培育

【背景】 医院职工人文素养是医院的软实力，直接或间接体现着一家医院的整体医疗服务水平。医院犹如一个大家庭，职工人文素养好，工作氛围和谐团结；反之，工作氛围差，大家小肚鸡肠，斤斤计较。好的人文素养不会一夜形成，需要长时间的引导、培养、固化。医院管理者除了要为职工创造一个好的工作环境外，还要重视职工人文素养的导向和提炼，并要树好标杆性的人物及事件，使之成为表率，从而带动大家正面积极的价值取向。因此提炼优秀的人文素养内涵，培育提升职工的人文素养是医院管理者要常挂心中的事。

【问题】 ①管理者对人文素养内涵理不清，医院不能形成好的人文氛围；②管理者忙于应对平日繁杂的工作，缺乏对职工人文素养的提炼和培养；③职工不注重自我素养的修炼，服务意识差，导致整个医院工作及文化氛围差，缺少团队精神和敬业精神。

【做法】 职工的人文素养培养具体体现在医院价值观、服务理念、组织形式、管理风格、职工素质、修养等各个方面，直接影响职工的人生观、价值观、劳动观、责任观、执行观、团队观、人际观、学习观等。

一、培养阳光心态

一个人，如果内心消极悲观，一根稻草足以将其压垮；一个人，如果内心积极进取，即使身处逆境也能在风雨之后迎来彩虹。一个富有文化、朝气蓬勃的医院，一定非常重视职工阳光心态的培养。因为，拥有阳光心态的职工会正面思考、努力前进、表达积极，一心为医院发展；反之，只会负面思考、畏缩后退、表达消极，阻碍医院发展。

二、培养正确价值观

常有医生问："我的价值在哪里？是否只有声名卓著的专家才有价

值，默默工作的医生就无价值?"实际上，价值与声名无关，一个人要实现自己的价值，必须找准适合自己的位置，做好每件该做的事，在团队中发挥应有的作用。

医生是个崇高的职业。对医生而言，在患者中传颂，被同事认可，让领导放心就是其价值的体现。我们在工作中要重视的是帮助职工寻找自己的价值，实现每个职工特有的个性价值。

三、培养责任意识

责任是一种与生俱来的使命，承担责任的大小决定了人生意义的大小。人只有担起责任，才能激发工作热情，焕发人生的价值。对于一名医院普通职工而言，根据医院规章和职责，对患者和自己的工作负责是立足职场并做出成绩的基础和保障，它不仅要求职工在危急时刻争当"救火英雄"，更需要在平时做好工作，防患于未然，做一名"防火英雄"。

四、培养正确思维和站位能力

当前，医院一些职工总习惯从自己的层面思考问题，习惯于用消极的心态看医院的工作计划，遇事喜欢找理由、找困难，常常阻碍了医院正确决策的贯彻执行。在各行各业，敬业都是基本素养，只有敬业才能获得认可。作为中层干部应积极理解医院的计划，引导职工正面看待医院的未来布局，并在平时的工作中起到表率作用。普通职工是医院计划的具体执行者，更能深切体会到医院发展对未来自身职业发展带来的好平台，更应该以积极的心态，团结一致，向目标迈进。

五、培养服从和执行意识

一个合适的计划或战略，如果没有有效地执行，会导致整个计划的失败；有效地执行不仅可以保证一个适合的计划成功，而且还可以挽救一个不适合的计划，或者减少损失。对于职工来说，衡量其是否一流的最重要标准就是看其是否能积极完成任务。积极完成任务是作为一名职工最基本的职业素养。不管条件如何，任何人都应该无借口地贯彻执行，克服困难完成任务。应该说，一流的执行力成就一流的职工。实践证明，一家医院，科主任、护士长不折不扣地带领手下执行院部的战略、计划和要求，成效就大，事故就少，效益就大，科室就兴旺繁荣！

六、培养任劳任怨意识

现今的时代不是天上掉馅饼的时代，要吃好馅饼只能靠自己的努力拼搏。天赋、勤奋和机会是成功的三要素，其中天赋和机会都不是人想变就能变的，人唯一变量是勤奋。勤奋劳动的人，可以弥补先天不足，可以赢得后天机会，可以增进交流、创造成就、获得认可。如果缺乏勤奋、细心的劳动，再有才华的人也仅仅是华而不实。因此，高标准要求自己，一丝不苟地做事是每位职工不可或缺的必备素养。

七、培养团队精神

团队虽然由个体组合而成，但并不是简单的人群组合。真正的团队，成员间心理上相互认知、相互扶持，利益上相互联系、相互依存，目标上有共同追求。团队成员间是能力的互补和接力，每个人都做自己擅长的事，每个人都有强烈的事业心和共同的价值观。在医院运行过程中如何打造一支高绩效的职工团队？科主任的作用非常关键，因为科主任不仅是团队的成员，更是团队的领导。聪明的科主任要懂得适时向下级授权，把科室力量凝聚成合力，为团队制订挑战性目标，并善于赋予科室成员使命感。此外，科主任还要懂得正确认识团队成员间的差异性和互补性，学会合理分工，合理分利，给下属发展空间。作为普通职工应怀有团结精神，不在团队中拖后腿、撕裂团队，积极与团队配合才是实现自身价值的必要条件。

八、培养正确的人际关系

一家单位，最重要也最难处理的关系是同事关系。好的同事关系让人如沐春风，能很好地促进工作开展；差的同事关系令人如坐针毡，会极大地阻碍工作开展。妥善处理同事间关系，把握以下三点非常重要。一是正确面对上级，我们要端正立场、勤于汇报、把握分寸，只有了解上级，多备方案，做出业绩，才能真正让领导放心、安心；二是同级相处，要善于说赞美的话，能寻求与反对者的共鸣，用共同的目标促成合作，同时坚持高标准做事，低调做人，远离小人而不得罪小人；三是与下级相处，要多做平台，少当拐杖，多些指导，少些发号。一位优秀的上级既要有权威、懂拒绝，还要会赞美、善鼓励。只有这样，才能更好地激发下级的主人翁意识，带领他们走向成功。赠人玫瑰，手留余香，扔人泥巴，手留污泥，只有学会相互尊重、相互赞美、保持尺度、相互团结和懂得感谢，才能拥有最佳的同事关系。

九、培养正确的学习观

医生是一个需要终生学习的职业。《中国医师宣言》第六条"终身学习"中明确写到"医生要持续追踪现代医学进展，不断更新医学知识和理念，努力提高医疗质量；要保证医学知识的科学性和医疗技术应用的合理性，反对伪科学，积极向社会传播正确的健康知识"。成为名医，除了要有天赋素质和学习积累外，还要能将实践中的感悟总结与专业知识很好地衔接，具有宽广的视野和独到思维及诊断方式。而这一切都需要我们不断地学习、感悟和提高。因此，选择医生这个职业也就是选择了终身学习的艰苦过程。

十、培养助人为乐的精神

当医生，不仅要会治病，更要会安慰人和爱人。托付生命需要信任，需要爱。医生最大的敌人是冷漠，最有用的药物是爱，患者最需要的是相处时间。俗话说，得到他人关爱是一种幸福，关爱他人更是一种修养和境界。对他人的关怀能提高您的影响力，能促进双方的有效沟通，甚至可以弥补医疗的不足。

【小结】医院从这十个方向入手，着力培养职工的人文素养。通过多年的努力，形成了以"敬业惟精、协同惟和、创新惟绩、务实惟信"的医院精神，"面对生命，我们尽心尽职"的院训，"患者满意、职工爱戴、同行称赞、政府放心、社会推崇"的医院愿景，并使之成为了全院职工奋进的力量源泉。如今，医院通过进一步凝练意识文化，规范行为文化，强化制度文化，美化环境文化，重视安全文化，倡导创新文化、弘扬廉政文化，践行节约文化打造了属于自己的培养职工人文素养之路，很好地促进了医院管理水平的不断提升。

医院人文素养内涵的培养要结合医院自身的文化特点和当地的人文特色，必须因地制宜，符合实际，同时以人为本，注重细节。只有这样，培育人文素养才不是高远的空谈，才能被职工所接受。人文素养内涵的培养是一个长期的过程，在提炼好优秀的人文素养内涵后要注重培育的方法和切入点并持之以恒，还需要领导和职工的共同认可和维护。人文素养与医院文化建设有非常重要的内在联系，优秀的人文素养需要医院领导有清晰的观念，身体力行并且潜移默化地去影响职工。优秀的人文素养必将促进优秀的医院文化建设，优秀的医院文化与个人文化素养相辅相成，一家重视人文素养培育的医院才能取得长远和谐的发展。

（韦铁民）

第三节　提升职工素养的抓手

【背景】干部职工是医院发展的基石，加强干部职工综合能力和人文素养的提升在医院管理中显得尤为重要。干部职工的素养直接影响工作质量和服务水平，影响着医院医疗服务的整体形象。职工素养的培养提升是一个长期的过程，必须持之以恒，反复倡导，不仅要有优秀内涵的提炼，也要注意如何有效提升的方法。

【问题】①许多单位举着提升职工素养的"大旗"搞运动，热一阵，冷一阵；②空谈职工素养，无优秀素养内涵，无举措，无切入点，无方法和手段；③职工素养提升不能持之以恒，成效不大。

【做法】丽水市中心医院在多年对干部职工人文素养内涵提炼的基础上，探索建立了一套行之有效的职工人文素养培养方法。

一、提炼优秀人文素养的内涵

人文素养的内容和内涵是医院管理者经过实践、感悟、提炼的文化精髓，是对职工思维、行为正向积极的引导。成熟的人文素养内涵无论是在工作中还是在生活上都能帮助职工拥有更加成熟的心态。

二、提炼医院精神、院训、愿景、使命和医院文化精神

医院的精神、院训、愿景和使命等是医院长期发展以来形成的目

标导向和行为准则。干部职工需要时刻牢记和感悟，加强理解和学习，才能以更好的心态和态度投入到工作中。经过多年实践，医院提炼出意识文化、行为文化、制度文化、环境文化、安全文化、创新文化、廉政文化、节俭文化八大文化体系，并以此培育职工的良好文化氛围。

三、医院领导核心层带头表率

提升医院职工的人文素养不是空话，作为医院的领导核心层，首先要在平时的工作和生活中谨言慎行，带头表率，在待人接物上有理有据，让人信服。只有这样，才能更好地引导职工改变自身的行为。

四、发送人文修养短信，熏陶感染、潜移默化

搜集人文修养、品德涵养、反腐倡廉、箴言感悟等资料，编撰成短信每周六定期发给干部职工阅读学习。短信内容追求可读性、及时性、生动活泼，以及哲理意蕴的浓厚。将人文修养内容以一种灵活、轻松、简单的方式深入干部的阅读视野，让干部职工在轻松阅读中起到潜移默化的教育作用。

五、每季编发《人文·修养》，开设《修养园地》论坛

成立《人文·修养》手册编辑指导委员会和编辑委员会，定期编发《人文·修养》手册，手册开设了《清风廉雨》《做人哲理》《医界楷模》《患者心声》《微信采撷》等栏目，刊登各类精选文章供干部职工学习，其中《患者心声》真实地反映了患者对医院各项工作的评价，对干部职工起到鞭策和鼓舞的积极作用。在"OA"办公系统中开设《修养园地》论坛，干部职工可以在此交流工作心得，抒发心灵感悟。

六、每月专题学习，加强职工教育

坚持每月分别下发科室和党支部专题学习资料，学习内容以时事政治、人文哲理、医德医风、模范先进事迹等为主。为切实落实和抓好学习工作，医院将科室月学习情况纳入责任目标管理考核内容；党委将各党支部的月专题学习情况列入规范化党支部考核评分。

七、每年开展职业道德专题讲座

暑期读书会上请专家做职业道德专题讲座，每年举办专题道德讲堂及人文素养提升、文化建设和廉正廉洁专题讲座等，定期组织职业道德理论考试，对新进职工进行为期两周的岗前职业道德培训。

八、开展模范人物评选，树立先进典型

成立模范人物评选领导小组，每年年底在全院范围内开展以"爱岗敬业，服务群众"为主要内容的年度模范人物公开推选活动。对获奖的年度模范人物进行表彰和奖励，宣传模范人物先进事迹，树立模范人物精湛技术、追求卓越、爱岗敬业、无私奉献的良好形象，在全院形成积极向上的良好氛围。

九、开展兴趣小组活动，陶冶职工情操

医院工会坚持开展书法、花卉、棋类、摄影、球类、自行车骑游、舞蹈、文学等兴趣小组活动，组织干部职工在业余时间参加各种活动。年终，各组进行擂台比赛，对获奖者予以通报和奖励。通过活动开展，陶冶了职工的情操，丰富了职工的生活，增强了职工的凝聚力。

【小结】 以提炼优秀人文素养内涵为导向和出发点的多形式学习教育培训积极传播了正能量，使医院干部职工在思想理念、服务意识、待人接物等人文素养方面得到了极大提高，有效激发了全院干部职工学习钻研、爱岗敬业、和谐团结的精神和工作热情，塑造了医院行业的新风尚。

提高医务人员人文素养是医院文化建设的重要部分，也是发挥大家主观能动性，促进医院稳步发展的重要内容。我们所倡导的人文素养，是经过反复感悟和实践的。提升职工人文素养，也就是让"面对生命，我们尽心尽职"成为职工的行医基本准则，使"敬业惟精、创新惟绩、协同惟和、务实惟信"成为医务人员职业活动和日常事务中所体现出来的一种固有素质和修养。

（苏艾华）

第四节 真情反馈——调查贵在真情

【背景】 患者满意度是患者对医院医疗技术水平和医疗服务的认可程度，主要体现在医疗水平、服务态度、就医费用、就医环境、就医流程等方面。患者满意度与患者在接受科室医疗供给过程中的主观体验密切相关，涉及服务提供的诸多环节。如何在繁杂的讯息中听到患者真实的心声，是医院管理者必须思考的问题。一家好的医院应时刻倾听患者的反馈意见，并以此作为提升服务质量的动力与目标。

【问题】 ①征求意见和就医体验反馈单设计不合理，范围宽泛、内容空洞、没有全覆盖；②医院为了应付上级检查而开展此项活动，对于患者的意见反馈不重视或流于形式，反馈后无整改措施。

【做法】 医院通过借鉴和学习新加坡等国内外医院的管理经验，结合自己医院医疗服务的实际情况，采取了以下措施。

（1）设计《丽水市中心医院门诊真情反馈表》和《丽水市中心医院住院真情反 馈表》。

（2）每月定期向门诊和住院患者发放调查问卷，每期发门诊患者调查问卷50～100份，病区调查问卷510份，确保每个部门全覆盖。

（3）问卷内容涉及病房医护人员的医疗护理、医疗技术、医疗护送、医技检查、医患沟通、服务态度、文明举止、健康教育、病房环境、食堂送餐、护送检查员工作等60多项具体内容，如"预约接待护士是否主动？""医生接待是否热情？""医生查房是否认真？""被服是否清洁？""医生是否主动告知您的检查结果？""各项检查安排是否合理？""手术安排是否及时？"等。问卷覆盖面广，监督性强，内容具有针对性和真实性。

（4）问卷定期通过第三方（医院志愿服务人员）向患者发放填写，当场收回。所有问卷均不经过科室工作人员，直接由志愿服务人员即刻收回，体现了调查的真实性，能客观、真实地反映患者对医院的评价，反映了患者的真情感受，为医院全面了解患者的就医感受和提升医院的服务工作提供了有效资料。

（5）医院将《真情反馈表》满意度调查情况纳入科室责任目标考核，考核结果与科室绩效挂勾；同时对收集的《真情反馈表》定期进行汇总分析，做成 PPT 课件，院领导在中层干部会议上进行分析点评，指出工作中存在的缺陷和不足，明确改进的方向。

【小结】 由志愿服务人员进行的真情反馈调查，能获得患者对医院更加客观、真实的评价，充分反映了患者对医疗服务的真情感受和意见建议及需求倾向，有助于医院了解和掌握医疗服务中存在的薄弱环节，为医院全面了解患者的就医体验和提升医院的服务工作提供了第一手的真实资料。

真情反馈调查设计要有三种目的：一是调查表设计要带有医院对于患者的真实感情，是为了让患者感受到医院的关怀；二是调查表要反映患者在医院就医的真实情况；三是调查表设计要有目的性和针对性，其调查内容实际上是在监督倡导医院职工的行医行为和服务行为。要达到上述三点目的，真情反馈表在实施过程中必须做到以下几点：一是调查表的内容要通俗易懂，要涵盖医院的方方面面；二是参与调查的人员必须是第三方的患者或家属；三是回收后应对调查结果进行统计分析，不足之处督促持续整改。

（苏艾华）

第五节　办好医院院报

【背景】 医院院报是医院对外宣传的重要平台和载体，院报的质量和可读性是院报存在的基本价值。作为一份具有医疗导向性的医院院报，内容必需严谨、科学，要真正服务百姓，传播医学科普知识，消除伪科学，合理引导百姓树立科学就医的理念；同时让百姓了解医院发展，了解专家团队，了解先进技术，方便百姓就医。

【问题】 ①院报读者对象不明确；②院报内容针对性和服务性不强，版面、版式设计理念落伍，没有吸引力；③院报稿件内容的新闻性和医疗的专业性融合不够。

【做法】《丽水市中心医院院报》编辑部近年来把"传播医学知识，

关注医院发展"作为办报的出发点,通过明确院报读者对象,针对读者需求重新调整版面内容,确定版式基调,总结出了一套成功的办报经验。

一、明确读者对象

通过多年观察,院报主要的读者对象是广大百姓和患者,因此院报要尤其注重对院内患者及家属的科普宣教,院报院内发行份数也从原来的 1700 份增加到 10000 份。读者对象的明确,为院报内容的筛选和版式风格的确定指明了方向。

二、加强版面内容的服务性和针对性

(1)更加注重医学科普知识的宣传,更加关注百姓的需求,从百姓的角度出发,让"百姓想了解什么,想知道什么"成为报纸内容的主题。季节变化如何用药及养生是百姓的最爱;各种卫生宣传日是普及医学知识的最佳时机;老人、孩子、孕妇是最需要关注的人群……

(2)更加注重推广医院先进的技术,注重宣传品牌学科和特色专科,专门开辟科室介绍和专科介绍栏目,把科室的先进技术和专家推荐给广大百姓患者。

(3)更加注重百姓就医的便捷性。及时更新专家门诊时间、就医流程、门诊就诊导向标识、各科室预约流程和各类预约方式等。

三、医疗与新闻相结合,将文字错误降到最低

编辑部的编辑人员大多为新闻、汉语言专业毕业,对文章的新闻性和文字的编辑方面能够进行专业的把关,但欠缺的就是医疗相关专业知识的把握。为此,又特别制订了报纸编辑的"五审"制度。所谓的五审,即通讯员撰写稿件,宣传科编辑人员一审;宣传科负责人二审后,送各科室主任审核为三审;报纸编辑完成后送院办、党办主任四审;最后院长、书记五审。编辑人员和科室专业人员的修改以及院领导的层层审核把关,使文章在新闻专业与医疗专业上得到很好的对接和融合,既体现了新闻的可读性和实用性,也体现了相关医疗知识的专业性和严谨性。

四、版式设计国际化,更具吸引力

(1)学习国外报纸新闻版面的编排,大胆使用大的新闻图片。图片

新闻具有更强的视觉冲击力，而简短文字更能集中表达一个主题，更符合百姓快速阅读的心理，为整个版面增加了许多灵气和视觉冲击力。

（2）更加注重八个版面整体效果和色彩搭配的协调性。一张色彩搭配精致、新颖的报纸，会让人赏心悦目，有继续阅读的欲望。医院配有专职设计人员，负责对报纸版式、色调进行重新调整。

【小结】通过多年的努力，院报质量不断提升，文字更严谨，内容更贴近百姓、服务百姓，版面设计更加精致、美观。院报连续四届获"丽水市地方报刊评选优秀报刊奖"；先后获中国品牌内刊·优秀内部报刊评选"文化纽带奖""优秀报刊一等奖""优秀报刊特等奖"等荣誉。选送的好新闻、好版面、好图片等获全国、省、市70多个奖项。

院报作为宣传医院医疗技术、医院发展和文化建设的一个重要载体，逐月详实记载着医院的方方面面。医院院报只有明确了读者对象，才能有针对性地设置院报内容，在医患间架起沟通桥梁，在发挥舆论导向、树立医院良好形象、推进医院中心工作、突出医院特色、引导百姓科学就医等方面发挥重要作用。

（周悦华）

第六节　度过焦虑的术前等候

【背景】手术患者进入术前准备室，易产生不安、孤独、焦虑、恐惧等情绪，术前的不安对患者身心健康和对手术的耐受都会产生一定的影响。因此加强术前准备室的人文关怀是围手术期患者管理的重要一环。

【问题】①患者在术前准备室等候时易产生焦虑、不安、孤独、恐惧；②医院人文关怀不到位。

【做法】入手术室后的术前等待时间尽管很短，但对于术前等候的患者来说"时间却很长"。如何做好人文关怀，是手术室管理的重要内容。

一、等候环境改造，消除患者的恐惧

（1）术前准备室整体装修风格温馨，灯光柔和，设置了优雅、舒缓的背景音乐（根据需要播放），可以减轻患者的紧张情绪，帮助患者放松心情。

（2）各种基本设施标识清楚，独立的小卫生间解决了患者因等候紧张而引发的内急。

（3）配置多功能转运车、折叠输液椅和轮椅、儿童小汽车等，满足不同手术患者在手术等候和转运时的需求。

（4）专用的暖箱为患者提供温暖的盖单。

（5）增设手术患者沟通板，便于和语言障碍者进行书面沟通。

（6）个性报刊杂志架：报刊杂志架上放置报纸、术前健康教育资料、小儿画报等，让患者在阅读中等待，时间不再漫长，减轻心理压力。

二、温馨医疗关怀，让患者感到安全

（1）专职护士负责接待手术患者，对手术患者进行身份核查，完成静脉输液和术前抗生素的使用，并协调手术间和病房护士的工作，安排手术患者的接送工作。

（2）评估患者病情，安置适当体位，提高患者舒适度。

（3）进行健康知识宣教和心理疏导，内容涉及各种与手术有关的医学常识、术前准备要点和术后注意事项等，帮助其放松情绪且有信心参与手术配合。

三、规范统一敬语，让患者感到被尊重

（1）称呼用语：有身份的领导称呼职务名，年长的称叔叔（阿姨），年幼的称小朋友。

（2）迎接用语："您好！您叫什么名字？""您的出生年月日是什么时候？""请您把手腕带给我核对一下。""您有没有吃过东西？""让我看一下您的手术标识。"

（3）输液用语："因手术需要，我要给您打针，请不要紧张，有一点痛，一会儿就好。""您以前有什么药过敏吗？"

（4）安慰用语："针已打好，转运床较窄，请您躺好，有什么不舒服，请您告诉我。""您这类手术我院的医生做得很熟练了，您不用紧张，他们会非常小心。"

（5）礼貌用语：患者有不满意时——"对不起，谢谢您给我们提出

宝贵意见，我们将尽快整改。"

【小结】 加强术前准备室的人文建设，使患者一进入手术室就有被关心、被尊重的感觉，明显地改善了手术患者的心理状态，减轻了对手术的"白色恐怖"。人文关怀让患者从医护人员亲切的言行中增进安全感和信任感，提高了手术耐受性，充分体现了优质护理的内涵。

医院对于医疗细节与医疗流程的管理看似是一个简单的过程，实际上真切反映了医院对患者的重视，手术对每位患者来说都是人生中的大事，也是人生最困难的时候，此时我们做好细节关怀会给患者带来永生难忘的记忆和感谢。

（杨碧虹）

第七节　接台手术医生休息室助医生体力恢复

【背景】 外科医生在手术时工作强度和心理压力非常大，精神高度紧张，且经常接台手术，连续工作时间较长，在两台手术间或多台手术后往往非常疲劳。如果没有一个良好的休息场所提供短暂的精神和体力的恢复，会直接影响下一台手术质量，甚至影响手术成败。

【问题】 手术室设计忽视手术医生在连续工作后体力、精力的消耗，许多医院在建设手术室时未考虑接台手术医生休息的重要性，手术室内缺少手术医生休息的环境。

【做法】 丽水市中心医院充分考虑到手术人员在两台手术之间休息的重要性，在新建的手术室内专门设置了医生休息室。休息室装修设计注重人性化，宜人的色彩、柔和的灯光、电动可调节式休息沙发、饮水机、空调、冰箱，使休息室变得温馨而优雅，为医护人员提供了一个非常好的养精蓄锐的休息场所。

【小结】 手术室休息室建立以来，得到了外科手术医护人员的一致好评。手术医生通过在休息室短暂的休息，在接台手术时精力更加充沛，提高了工作效率和手术安全。

建立手术医生休息室看似一个很小的细节，但很大程度上却突显了医院对职工的人文关怀。很多医院在对待患者及家属的人文关怀方面下了很大功夫，却很少考虑到自己的医务人员。医院管理者们不仅要考虑患者及家属的感受，更要关爱自己的职工，只有这样才能更好地保障医疗质量和医疗服务，提高职工的满意度。

（苏艾华　杨碧虹）

第八节　提升患者医疗外的感知价值

【背景】 患者感知价值是衡量患者满意程度的重要指标。当前医院竞争同质化，如何在提升医疗技术的基础上提升患者医疗外的感知价值，对医院增强自身竞争力，优化服务水平，提升医院口碑有着重要意义。

【问题】 ①只注重提升医疗技术水平，而忽视了患者医疗外服务的感受；②医院除提供医疗服务外，对于患者就医过程中的心理、生理和其他需求考虑顾及不周全、不细致。

【做法】

一、患者感知价值的概念

患者对医院的感知价值是指患者在就医过程中感知到的治疗效果、服务、心理、环境等满足程度与其为获得医疗服务而付出的时间、价格、体力、精神、风险等成本进行权衡后对医院医疗技术和服务效果的整体评价。简单说，就是患者获得医疗综合服务效果的总价值和其就医所付出的总成本之比的结果。拥有一个可靠并持续的患者满意度将有助于医院总体口碑的提升。

二、患者医疗外感知价值的概念

患者医疗外感知价值是指患者感知价值中除了医疗技术价值之外的价值，主要包括服务价值和环境价值。服务价值具体表现在医务人员的服务态度、服务能力和沟通水平，以及就医流程和意见反馈机制等方面；环境价值则是指医院的整体环境、病房条件，以及卫生、停车和餐饮等多方面。提升患者医疗外感知价值有助于医院在医疗市场竞争同质化现状下服务竞争力的提升，可保持和增进患者的忠诚度，提升医院口碑。

三、提升患者医疗外感知价值的必要性

随着社会发展，百姓经济生活水平日益提升，患者到医院就医不仅仅满足于看上病，看好病，而对就医过程、就医体验和医疗服务的满足感和获得感等方面提出了更多更高的要求。另外随着分级诊疗、多点执业、省级医疗资源下沉、鼓励民营资本发展医院、医保支付方式改革、公立医院改革等医改新政的不断深化落实，医院将不得不面临来自国家政策改变带来的外部市场冲击和内部改革的各种因素。医院自身要生存，要发展，就不能仅仅关注医疗技术水平，而要在确保提升医疗技术水平的同时，更多关注患者多方面的需求。只有让医院服务有特色，充满人性化，体现医疗外的感知价值，才能让医院更好更快发展。

四、如何提升患者医疗外感知价值

1. 提升医疗外服务价值

（1）优化流程设计。有效推行诊前预约，分散就诊压力，切实解决患者反复排队等候的问题，减少其医疗外候诊时间和体力支出，优化就诊流程。建立一站式门诊服务中心和住院调配中心，为患者提供多种服务，改善患者就医体验，有效解决住院难等问题。建立出院随访制度，完善医疗后服务，积极构建和谐医患桥梁。

（2）优化服务设施和人性化服务。从就医的各环节入手，进一步简化流程，为患者提供人性化便捷服务。如设置自助预约、自助取号、自助取片和自助打印等自助服务设备，为患者提供就医方便；设立义工服务点，更好地为患者提供咨询、引路等服务；开设"妈咪暖心小屋"，为哺乳女性提供温馨、私密的哺乳场所；以及改进卫生间通风结构，创建卫生间无异味等。

（3）畅通反馈渠道。医院自制《丽水市中心医院真情反馈表》，调查表内容接地气，涉及面广，随机性强，大都贴近患者实际感受，如"预约接待护士是否主动？医生接待是否热情？医生查房是否认真？被服是否清洁？"等，可为医院全面了解患者就医情况提供有效参考。为确保调查的真实性，医院采用第三方机构长期向门诊和住院患者了解就诊和住

院情况，并定期将问卷结果向职工反馈，并与奖惩挂勾，持续提升医院服务质量和患者就医感受。

2. 提升医疗外环境价值

（1）改造院区环境。好的院区环境能给患者一种安全感。医院非常重视院区环境改造，充分利用医院依山而建的天然优势，将医疗建筑与自然环境完美融合，院区中风景连廊繁花似锦，医疗广场绿树簇拥，众多休闲长椅和别致的景观亭则为患者放松精神和休憩提供了很好的场所。病房每个楼层都设计有宽敞的衣服清洗台和晾晒台，病房内均配备了可拉伸的沙发，白天是座椅，晚上可以拉伸成床，极大地方便了患者就医期间的日常生活。每张病床上方均装有折射灯，避免了灯光直射，更加利于患者休息。此外，医院为了让患者有个温暖宜人的康复环境，还根据不同病种，采用不同颜色来区分病区。

（2）增加患者车位。停车位也是医院的竞争力。随着医院门诊量的增长，原先的停车位数量已远远不能满足就诊患者的需求。医院在倡导职工绿色出行的基础上，将职工停车区域迁移到医疗区域外，将医疗区域内所有停车位全部让给患者，很好地解决医疗区域内停车位不足的问题。此外，医院还在病房大楼前设立电动车充电桩，方便患者电动车的停放充电。如今，医院停车楼项目正在启动，届时将彻底解决医院停车难的问题。

（3）改善餐饮环境。就餐环境和菜品质量也是竞争力。随着生活条件的改善，人们对吃的要求越来越高。为满足不同人群的餐饮需求，医院积极研发新菜品，提升老菜品，并专门提供不同的营养菜单供患者选择。除主食外，医院还提供馄饨、汤面等辅食以及打包、送餐等服务，为患者提供优质、舒适的就餐环境和餐饮服务。

【小结】 在以服务患者为中心的医疗服务大环境下，患者医疗外感知价值是医院需要重点关注的内容。医院除医疗服务外，要更注重患者就医过程的心理感受，给予患者更多的人文关怀，满足患者医疗外的生理、心理需求。提升患者医疗外感知价值，有利于保持患者的忠诚度，促进医院发展，提升医疗市场的竞争力。

（谢剑锋）

第九节 提升门诊窗口服务人员的职业素养

【背景】 职工素质、服务态度是医院竞争力中的一项重要软实力。门诊作为医院窗口，服务人员的职业素养直接影响医院的口碑及形象。"为区域居民提供最合适的医疗服务、最悉心的人文关怀"是医院的使命。这就需要门诊各窗口部门不断提升服务文化和素养，以提升医院美誉度。

【问题】 ①门诊流动性大，服务对象多，各窗口工作人员很难持续保持较好的服务状态；②各窗口工作人员长期处于同一工作环境，易产生惰性心理；③少数工作人员素质及责任心不够，影响整体服务品质。

【做法】 服务文化的形成、服务素养的提升需要医院、科室等各层面人员的共同努力，包括理念的更新、制度的完善、各项措施的落实及督查，最终达到持续质量改进的目的。

一、结合实际工作制订言行规范，完善医德医风的奖惩制度

（1）制订门诊各系统言行规范手册。

（2）每月进行门诊患者真情反馈满意度调查测评，根据结果达标率给予奖惩。

（3）对于因工作和服务态度等缺陷造成的医疗服务投诉，视情节轻重对个人及科室进行惩处。

二、开展各种培训，加强日常督查

（1）定期组织礼仪培训：邀请专业礼仪培训师对窗口工作人员进行礼仪培训，规范形体、表情、语言、举止。

（2）开展服务品质提升专题培训：结合门诊工作特性，收集典型的服务案例，全员培训，提升各窗口的服务技巧。

（3）门诊管理人员每日巡查各窗口服务情况，及时反馈给部门负责人进行整改和持续改进。

三、开展"温馨小事，感动服务"品牌创建专项活动

（1）参与对象为门诊各窗口部门的工作人员。

（2）活动主题：微笑服务，文明用语，困难时有帮助，服务中有感动。

（3）督查：由第三方每周进行至少1次暗访，暗访结果当日反馈并列入"服务之星"评比条件。

（4）制订门诊服务奖惩措施，开展"服务之星"个人及团队评比活动。

【小结】门诊窗口工作人员端庄的仪表、热情的态度、温和的语言、文明的举止，会明显减轻患者对医院的恐惧感和陌生感。门诊人文关怀和文明服务可很好地改善患者就医体验，并使其更加尊重和信任医务工作者，从而提升医疗服务的整体价值。

（吕丽华）

第十节　医院人际关系与沟通技巧

【背景】医院部门多、等级多、环节多、沟通交流多，患者及家属性格不一，诉求不一，对医院期望高，部分患者精神上焦虑、抑郁和多疑，再加上社会对医院的一些不公正、不正确的认识，医院人际关系具有其特殊性。

【问题】①医院人际关系认识不到位，关系理不清；②不能协调好医患关系；③不能认识到良好同事间和上下级关系在医院运行过程中的重要性；④部分医护人员情商不高。

【做法】提高医务人员情商和沟通技巧是医院管理的内容之一，我院在理清医院人际关系，培养医患沟通能力，消除医患隔阂，加强部门间的合作，及时消除医患矛盾等方面，进行了很好的探索和总结。

一、人际关系的概念

人际关系是指人们在生产生活中所建立的一种社会关系。这种关系会对人们的心理产生影响，并形成某种距离感。人际交往中充满猜疑、固执、紧张、消极、嫉妒、怨恨和敌对的人际关系属于糟糕的人际关系，而信任、理解、宽松、积极、合作、吸引和友善的人际关系则属于和谐的人际关系。

二、医院人际关系的概念和类型

医院人际关系是指医护人员在从事医疗、护理和卫生保健工作中，同社会、医院、人群所发生的各种交往关系，主要有医患关系、医护关系、上下级关系、临床部门间以及和后勤辅助部门间关系等。

三、如何建立良好的医患关系

良好的医护人员和患者及家属关系包含尊重、信任、理解、理性和感谢，它是医疗活动顺利开展的基础，能极大地增强患者的医从性，缩短医患间的心理距离，可有效预防化解医疗纠纷，并提升医院及个人的口碑与影响力。建立良好的医患关系需重点关注以下内容。

1. 精湛的技术水平、强烈的使命感和责任心是构建良好医患关系的前提 医护人员专业水平精湛，才能解患者疾苦，除患者病痛。在医学科技迅猛发展的今天，医护人员要有"百尺竿头，更进一步"的事业心，只有更加努力地掌握先进的医学科技，才能更好为患者服务。医生治病，护士护理，就像把患者一个一个背过河。面对生命，我们必须尽心尽职。

2. 更多的人文关怀和理解 医护人员，治的是病，护的是疾，看的是人。患者在陌生的环境，面临可能不可预知的结果，医护人员只有知道其在病痛状态下的精神和诉求，给予他们更多的人文关怀，才能赢得患者的理解、尊敬和爱戴。不论从何种角度来说，医患双方中患方总是弱者。医护人员必须承担构建良好医患关系的主要责任，学会倾听和谦让，多点宽容和理解，才能建立良好的医患关系。

3. 保护患者隐私并尊重患者选择 在临床医疗护理中，无论有意或无意泄露患者隐私都会对患者造成伤害，损坏医患间的信任关系，降低患者对医护人员的信任程度，导致医患关系的紧张，甚至引起不必要的医疗纠纷。因此，保护患者隐私权是构建良好医患关系的重要保证，是取得患者信任和主动合作的重要条件。此外，医疗过程并不是一个标准的程序系统，如何选择，医生需要主动邀请患方参与，应将心比心地替患者考虑。

4. 学会用心去倾听 用心倾听是医患关系理顺的润滑剂，用心倾听就是要把患者叙述的问题听清楚、完整，尽量不中途打断对方说话。用心倾听需要有语言反馈，如"我太理解你的心情了""我明白你的意思""你刚才说的意思是"等。用心倾听还要注意自己的身体语言，不能出现坐立不安、东张西望、打哈欠、不停抖动、不自觉玩笔等行为。用心倾听需要不时用眼睛注视对方，传递一种友好、关心、体贴、接受的信息，同时不时记录，在对方高兴时可以微笑，对方悲伤时表示同情。

5. 提升个人的沟通技巧　医护人员的语言是患者及家属判断病情吉凶的根据，因此医护人员要注意语言的暗示性。如果说话随便无忌，不讲究艺术，势必对患者及家属的自尊造成伤害或引起患者对自身病情程度的无端猜忌，造成医患交流的误解。同样，医护人员说话的语气也影响医患交流，如果说话声音高而尖、语速太快就会让患者觉得医护人员不耐烦、浮躁、粗心和不受尊重。反之，说话保持中等语速，音调不是太高，会让患者觉得平和、可信。

四、如何建立良好的医护关系

医疗和护理是医院工作中两个相对独立而又密不可分的系统，二者都有自己独特的角色功能和工作职责，工作侧重点也各有不同，但二者的服务对象和工作目标是一致的，即使患者获得最佳的医疗效果。因此，医护双方有必要建立相互交换意见、密切协作互助、彼此尊重互信的良好关系，以确保医护的质量。建立良好的医护关系需重点关注以下内容。

1. 真诚信任、相互配合　医生和护士只有分工不同，没有高低之分。医生的正确诊断与护士的优质护理相配合是取得最佳医疗效果的保障。因此医护人员要相互配合，真诚合作，共同为患者健康与安全负责。若在工作中发现对方工作有不周到的地方，要选择合适的时机和方式去提醒对方，不可私下议论或品头论足，千万不要做有损于对方形象的事，我们需要的是补台而不拆台。

2. 关心体贴、相互理解　由于各自专业所限，双方对各自专业知识了解的深度、广度、范围、重点是不同的。因此医护双方要充分认识对方的作用，承认对方的独立性和重要性，支持对方工作，护士要尊重医生，主动协助医生，对医疗工作提出合理的意见，认真执行医嘱。医生也要理解护理人员的辛勤劳动，尊重护理人员，重视护理人员提供的患者情况，及时修正治疗方案。尤其是在病情突变或急救时，双方更应相互配合、协作，有关患者的信息应及时交流。

3. 相互监督、互敬互信　对患者及家庭而言，任何一个医疗差错都有可能给患者及其家庭带来痛苦和灾难。因此，医护之间的医疗行为要进行相互监督，以便及时预防和发现医疗差错的发生。如医生应及时了解护理的进展情况，护士应经常虚心向医生请教，以便更好地向患者做好解释、宣教和护理等工作。当然，一旦发生医疗差错，双方应该不护短、不隐瞒、不包庇，及时予以纠正，以防铸成大错。

五、如何建立良好的上下级关系

任何单位都存在上下级关系。一般情况下，人们在与自己同等级、同层次的人讲话时，表现会比较正常，行为举止都会比较自然大方，但在与比自己地位高的人交往时，就有可能感到紧张，表现比较拘谨；相反在与社会地位低于自己的人讲话时，又会表现的比较自如、自信，甚至过于随意。如何在与上级、平级和下级交往中掌握正确的分寸，建立良好互信的工作关系，是每一位职场人都非常关注的内容。

1. 与上级建立良好关系　面对上级，我们是服从者、执行者和学生。与上级沟通，必须要注意以下几点：一是了解上级，才能让工作更有成效；二是端正立场，始终站在上级一方思考；三是勤于汇报，让领导放心、安心；善于变通，凡事留有余地；四是业绩第一，结果才是硬道理，少说空话，多做实事；五是把握分寸，做事到位但不越位；六是多备方案，请领导做选择题，而不是填空题。

2. 与平级建立良好关系　面对平级，我们是同事、伙伴和战友。与平级沟通，必须要注意以下几点：一是找准适合自己的位置，做好每件该做的事情，在团队中发挥应有作用；二是坚持高标准做事，低调做人；三是用共同的目标促成合作，且乐于分享工作的成果；四是善于说赞美的话，敬重老同志，关心、体贴同事，乐于帮助别人；五是能积极寻求与反对者的共鸣；六是会婉言拒绝同级的不合理要求；七是远离小人而不得罪小人。

3. 与下级建立良好关系　面对下级，我们是朋友、老师和长者。与下级沟通，必须要注意以下几点：一是能赞美和鼓励下级走向成功；二是利用权威严格要求下级；三是激发下级的主人翁意识；四是做"平台"而不是"拐杖"；五是婉言拒绝下级的不合理要求；六是多些关怀和指导，少些发号施令。

六、如何建立临床部门间以及和辅助部门的良好关系

医院是个特殊的单位，内部有着许多特殊单元和岗位，许多工作都需要多部门或多学科的协同配合才能达到较好的效果。而人际关系又是深奥的社会学，若关系相处不当，轻则影响个人情绪，重则妨碍协作。但若关系相处融洽，则有助于身心健康，有助于开展工作。建立各部门良好的人际关系，需重点关注以下内容。

（1）"人心齐，泰山移"，和谐团结是做好一切工作的基础。"单打独斗的时代已经过去，团队合作的时代已经来临"。在实际工作中，做好一项工作必须与他人合作，而医疗更是一个需要多人紧密配合的工作。医院工作具有很强的整体性、关联性和互动性，各部门、各科室团结和谐与否是出凝聚力、强执行力的前提和关键。因此医院每个人都要树立"互相补台，好戏一台；互相拆台，共同垮台"的意识，不能因为个别环节阻塞造成医院部门运行减速，不能因为部门工作不力影响医院发展进程。

（2）行政后勤人员要树立医院工作一盘棋的观念，把服务好临床、服务好患者作为基本出发点。既要各司其职、各负其责，又要相互支持、密切配合；既要勇挑重担、唱好主角，又要注意搞好协同、当好配角。同时对于工作中出现的矛盾和问题，要经常性地进行换位思考，做到相互尊重、相互理解。做到大事讲原则，小事讲风格，加强沟通，增进理解，多一些谦让，少一些计较，在工作上互帮互助，切实增强科各部门之间的团结协作。

七、如何建立年长者和年轻人之间的良好关系

医院既有年长者，又有年轻人，年长者思想成熟、经验丰富，年轻人思维创新、敢于尝试，二者都是医院的宝贵财富。医院要发展，必须要营造和谐的人际关系，年长者和年轻人要相互尊重、相互学习，促进共同进步。作为年长者要重视对年轻人的传帮带，要努力把多年积累的

精湛技能、专业理论、优良职业道德以及处世行医态度传授给年轻人，努力通过自己的言传身教，对年轻人起到授业释惑、传德育人的作用，为医院人才可持续发展奠定良好的基础。作为年轻人，由于参加工作时间较短，缺少社会经验，对医学的专业知识才入门，实际的工作能力尚在培养中，因此一定要多向年长者请教学习，认真感悟，方能快速成长。年轻人尤其要注意的一点是，牛脾气在医院一定是行不通的。

【小结】 良好的医院人际关系与沟通技巧是诊疗过程和医院内部和谐运行的基本要素。因此说沟通能力是医生必不可少的能力并不为过。由于医患之间的沟通带有专业性，医生应该起主导作用，埋怨患者拙于表达是错误的。医患沟通中，最重要的是医生的态度。医生必须诚恳、平易近人，帮助患者减轻痛苦和促进康复是我们的职责所在。因此，构建良好的医患关系主要责任在医务人员，要知道，改变患方很难，因此，改变我们自己是最好的方法！提升医务人员的沟通技巧也是医院文化建设的重要内容。

（韦铁民）

第十一节　义工服务关怀无限

【背景】 医院就诊患者多，诊疗过程复杂，科室分布广，功能用房分布复杂；另外，信息化在医院运行过程中应用越来越广，这就需要一支乐于奉献、敬业、充满人文关怀且专业的义工队伍。

【问题】 ①义工管理没有统一归口部门，缺乏制度标准；②医院义工服务氛围没有形成，义工招募困难，社会义工人数有限；③义工专业分工不清晰；④义工服务成效评价体系未形成。

【做法】 近年来，丽水市中心医院在义工管理、招募、培训、考核、奖励等方面进行了积极探索，形成了自己的义工管理体系，医院义工工作得到义工和广大市民的认可。

一、成立组织　加强领导

丽水市中心医院义工工作开展于 10 多年前，当时主要成员为本院离退休职工。为了加强组织领导，2013 年院部发文成立了义工服务领导小组，设立了义工管理办公室，设在门诊部，成立离退休、党员、本院职工、共青团员、在校学生、社会义工等义工管理小组，确定具体联系人。

二、内外招募 充实队伍

义工招募面向院内、院外。

1. 院内招募 医院党委、工会、团委、妇委会根据医院职工对本院情况熟悉又有医疗专业技术等特点，联合发出倡议向院内以下群体招募义工：在职职工、离退休人员、党员、团员、新职工。

2. 院外招募 通过报纸、网站、电子屏、院刊、微信公众号等形式向社会发布招募义工的信息，让更多的爱心人士参与医院义工服务。院外招募人群包括：①社会爱心人士；②大中专院校学生；③市外高校学生。

三、规范培训 明确要求

门诊办负责义工的日常培训和具体岗位安排，义工上岗前需参加岗前培训，了解义工服务岗位职责、应知应会。

1. 义工服务须知

（1）上岗时，穿着医院的义工制服或佩戴识别证，注意言行举止，保持仪态端庄、服装整洁。

（2）自觉遵守义工服务的有关规定，支持、服从义工管理办公室的管理，统一协调工作岗位，按时上下班，做好上下班登记工作。

（3）在为患者提供服务时，语气亲切并保持友好；不擅离岗位或办理私人事务。

（4）禁止接受患者或家属的馈赠；禁止在院内推销商品或从事其他商业活动；禁止与患者或家属讨论宗教、政治等敏感话题；不介入医疗行为；不给患者做保证人；不散播谣言；不做超越义工职责及能力以外的工作。

2. 义工服务内容 义工服务专业分工包括：①维持就诊秩序；②协助患者挂号、就医、缴费；③提供咨询服务；④做好患者及家属心理安抚；⑤患者满意度测评；⑥医疗咨询服务（限本院医生义工）。

四、义工权益 考核奖励

1. 义工权益 家不住在丽水城区的义工连续当班时，或义工服务需要时，由医院提供免费用餐；医院向义工免费开放包括健康教育在内的讲座；义工服务过程中，表现突出者，参加年终优秀义工评选。

2. 考核奖励 年终对义工工作做全年总结，并进行考核评选等工作。召开义工表彰大会，授予星级义工（一星义工需当年内服务满 50 小时，二星义工需当年内服务满 100 小时，三星义工需当年内服务满 150 小时，四星义工需当年内服务满 200 小时，五星义工需当年内服务满 300 小时）、义工服务先进组织、义工服务先进工作者、义工工作特别贡献奖等荣誉称号，分别给予相应的奖励。

【小结】经过 10 年多的发展，医院义工队伍不断扩大，整体工作有了较大提升，至 2020 年 12 月底止，已有 4.7 万余人次参加义工服务，共计义工服务 16 万余小时。同时还涌现出了一批优秀义工代表，共有 52 人获得五星级义工称号（年度参加医院义工服务达 300 小时，为最高星级），其中排名第一的社会义工年度服务达 1109.5 小时，被授予年度义工特殊贡献奖。义工服务得到患者和社会的认可。

（吕耀军　潘锋君）

第 三 章

医疗质量与安全管理

第一节 规范医院各类委员会运行

【背景】医院运行体系复杂，许多问题涉及多部门，医院领导大都是医疗行政双肩挑，虽在各个委员会的组织体系中都占一个职位，但在忙碌的医疗工作中往往忽略委员会管理工作。只有建立合理的医院质量与安全管理体系，明确委员会成职工作职责，规范委员会会议内容和会议记录，才能保证医院质量与安全管理委员会切实、高效、常态化运作，促进委员会管理规范化、科学化运行，提高医院质量改进与患者安全工作质量。

【问题】①医院的委员会数量多，分管院长担任主任多，委员人数多，但是参会率低，会议形式化；②委员会会议流程、内容不规范；③会上讨论的问题会后没有落实到位，决而无效，委员会工作效果无评估。

【做法】

一、调整委员会组织架构和人员组成

在其位谋其职，要求委员会中的成员真正参与到委员会管理工作中，委员会的组成人员履职责任非常重要。

1. 委员会主任 分管院领导不担任多个委员会的主任，避免分身乏术，真正参与委员会管理。

2. 委员会成员 委员的选择应与委员会承担的职能相符，包括工作

职能涉及到的相关专业类别人员。委员应能保证参加培训，保证有足够的时间和精力参加委员会的工作。

3. 人数限定　委员尽量不超过 25 人，委员会成员总数为奇数。每次会议前都需通知所有委员参加，参加的委员人数达到 2/3 以上（特殊情况除外）方可开会。

二、确定委员会会议流程，规范委员会运行，统一委员会会议内容和会议记录格式

1. 时间选择　制订《医院委员会管理制度》，规定委员会会议每季度召开 1 次，每年召开不得少于 4 次。

2. 会而有议　会议之前由委员会秘书征求各位委员的提案，于会议前一周将会议议题、需讨论主要内容等会议材料通过 OA 系统告知并发送与会人员，征求委员意见和建议。

3. 议而有决　每次会议都要有会议纪要，会议内容应包括追踪上次会议执行事项、本次会议主要发言内容、本次会议议题、本次会议议定事项等。在会上针对各部门提交的议案进行讨论与表决。

4. 决而有行　委员会讨论通过的决议，由指定的责任部门和责任人负责落实。

5. 行而有效　委员会要追踪上次委员会决议的落实成效。

三、汇编《医院质量与安全报告》

各质量管理委员会每季召开会议后一周内，秘书整理完成会议纪要，将会议纪要呈主任委员审核，同时将各质量管理委员会工作报告上交医院质量与安全管理委员会，汇编形成《医院质量与安全报告》。

【小结】委员会是许多医院加强医院管理的举措，是形同虚设，还是认真行使其职能，对医院管理水平的提升其结果完全不同。合理的委员会人员组成及组织架构、常态化、程序化运行，有效的落实与追踪，才能真正地解决需要协调的问题，做到会而有议、议而有决、决而有行、行而有效。

（李雅）

第二节　全院片区急救团队紧急呼叫与运行

【背景】医院是一个人群密集且人群身体健康状态差的特殊公共场所，任何一个区域都有可能发生心跳、呼吸骤停等意外情况。心跳、呼吸骤停患者抢救的黄金时间是 4～6 分钟内，现场目击者能否及时准确呼救，专业急救团队能否迅速到达，急救人员能否提供高质量的高级生命支持，这些环节都会对复苏成功与否产生至关重要的影响。

【问题】①缺乏全院急救紧急呼叫及应急复苏管理制度和工作流程；②没有规范化、高水平的应急复苏团队；③没有划分责任区域，尤其是公共区域没有责任科室响应急救；④发生突发心跳、呼吸骤停事件时，相关人员、抢救设备无法在规定时间内到达现场。

【做法】

一、制订全院急救紧急呼叫及应急复苏管理制度和工作流程

1. 明确启动标准　医院内任何人员出现突然意识丧失、急性循环或呼吸功能严重障碍等危及生命征象的状况时，现场职工判断后决定是否启动全院急救紧急呼叫。

2. 划分区域，责任到科　确保 5 分钟内提供高质量的高级生命支持。

（1）成人/儿童应急复苏

①门急诊楼、内科 3 号楼、食堂、新行政楼、体检中心、教育培训楼、原卫校及相关公共区域、外科大楼 1 楼、外科大楼地下车库、外科大楼 1 楼门口区域，由 EICU 值班医师、病区值班医师、急诊医学科二线班医师、门诊儿科医师、就近区域护士组成的应急复苏小组负责。

②内科 1 号楼、内科 2 号楼及其相关公共区域，由病区值班医师、ICU 值班医师、麻醉科医师、儿科病区值班医师、就近区域护士组成的应急复苏小组负责。

③外科大楼及其相关公共区域，由 ICU 值班医师、病区值班医师、麻醉科医师、小儿外科值班医师、就近区域护士组成的应急复苏小组负责。

（2）新生儿、婴儿应急复苏

①产科及手术室：应急复苏小组由产科医师、麻醉科医师、产科或

手术室护士组成。

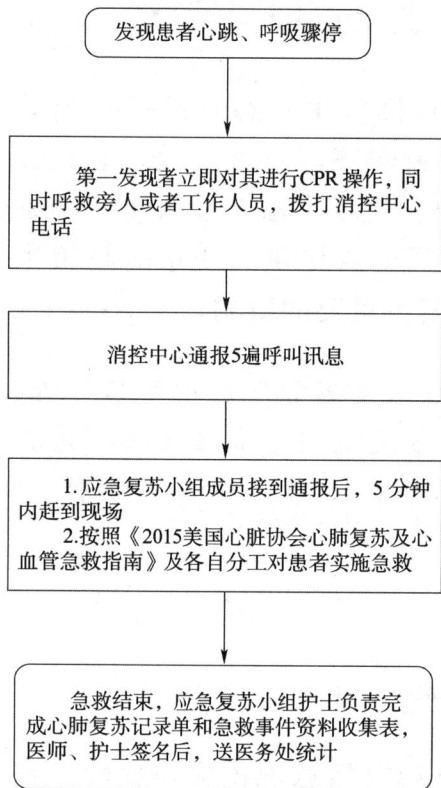

②急诊区域：应急复苏小组由急诊儿科医师、急诊医学科二线班医师、急诊医学科护士组成。

③新生儿科区域：应急复苏小组由新生儿科医师、麻醉科医师、新生儿科护士组成。

3. 规范全院急救紧急呼叫及应急复苏工作流程 见图 3-2-1。

二、完善通报系统，标配急救设备

1. 完善全院广播系统 确保全院所有医疗区域及公共区域均能听到广播呼叫讯息。

2. 统一紧急呼叫代码及呼叫电话

（1）医院应急专线：外线电话＊＊＊＊＊＊＊，内线电话＊＊＊。

（2）急救事件代码：999。

```
┌──────────────────────────┐
│   发现患者心跳、呼吸骤停      │
└──────────────────────────┘
            │
            ▼
┌──────────────────────────┐
│ 第一发现者立即对其进行CPR操作，同时呼救旁人或者工作人员，拨打消控中心电话 │
└──────────────────────────┘
            │
            ▼
┌──────────────────────────┐
│   消控中心通报5遍呼叫讯息    │
└──────────────────────────┘
            │
            ▼
┌──────────────────────────┐
│ 1.应急复苏小组成员接到通报后，5分钟内赶到现场
│ 2.按照《2015美国心脏协会心肺复苏及心血管急救指南》及各自分工对患者实施急救 │
└──────────────────────────┘
            │
            ▼
┌──────────────────────────┐
│ 急救结束，应急复苏小组护士负责完成心肺复苏记录单和急救事件资料收集表，医师、护士签名后，送医务处统计 │
└──────────────────────────┘
```

图 3-2-1　全院急救紧急呼叫及应急复苏工作流程

（3）广播呼救讯息：地点＋成人999或地点＋儿童999。

3. 完善全院紧急呼叫铃系统 确保患者在全院诊疗区域内出现紧急情况时能随时随地就近紧急呼叫。

4. 统一并规范急救设备 统一并规范全院抢救车、除颤仪分布及供应区域，并根据需要给予增加设备。

5. 同质化标准配置物品 全院抢救车、转运箱、急救箱内药品及物品进行同质化标准配置，定位、定量放置，并配有相应的《抢救车药品物品清单》《转运箱药品物品清单》《急救箱物品清单》《抢救药品儿童剂量及换算参考资料》。

三、院内应急复苏团队的组建

1. 人员资质及培训

（1）医院获得美国心脏协会（AHA）授权的培训基地，专职导师负

责医护人员 ACLS 和 BLS 证书的培训。

（2）全院医护人员、行政后勤工作人员、外包公司人员均进行 CPR 考核并发放合格证书；急诊医学科、重症医学科、麻醉科、呼吸内科、心血管内科、心胸外科医师均获得高级生命支持（ACLS）证书。

（3）参与成人抢救人员至少有一人获得 ACLS 资质；参与儿童抢救人员至少有一人获得 PALS 资质；参与新生儿抢救人员至少有一人获得 NRP 资质。

2. 应急复苏团队

（1）由医务处负责统一组建各区域的复苏团队，并设立标杆团队，定期组织培训和演练。

（2）应急复苏团队分 A、B、C、D 岗位，其中岗位 A 负责胸外按压、除颤，岗位 B 负责气管插管，岗位 C 负责建立静脉通路、执行医嘱和记录，岗位 D 负责沟通协调，维持秩序。

四、持续改进

（1）每次启动 999 紧急呼叫时，应急复苏小组护士负责完成心肺复苏记录单、急救事件资料收集表的填写，并送医务处统计分析。

（2）医务处按年度计划组织相关人员定期演练，对演练存在的问题进行收集、汇总、分析。

（3）对应急演练与真实事件操作处理过程存在的问题，医务处通过现场反馈、专题会、周会等方式反馈给各责任人及科室，并提出整改措施进行持续质量改进。

【小结】通过建立全院急救紧急呼叫及应急复苏管理制度及流程，组建同质化的现场急救复苏团队，形成规范化、标准化、高水平的院内急救紧急呼叫体系，目前医院院内应急复苏小组 5 分钟提供高级生命支持率已由原来的 28.6% 上升至 100%，到达急救现场的平均时间由原来的 6.77 分钟降至 3.7 分钟，为意外猝死患者规范、及时的抢救提供了保障。

（张登科）

第三节 VTE 防治综合管理

【背景】静脉血栓栓塞症（VTE）包括深静脉血栓（DVT）和肺血栓栓塞症（PTE），院内致死性 PTE 是目前各级医院住院患者非预期死亡的重要原因，也是医疗纠纷的重要原因，因此应通过积极有效的预防措施，规范 VTE 诊断与治疗，不断提高医疗质量，保障医疗安全。

【问题】①临床医务人员 VTE 防治意识不足，同时担心抗凝药物预防增加出血风险；②临床 VTE 防治指南种类繁多，临床相关专科对相关知识或指南学习不透；③医务部门未做好 VTE 防治质控工作；④院内无急性肺栓塞救治团队。

【做法】

一、建立医院 VTE 管理架构

1. VTE 防治管理小组 以分管院长为组长，医务处、质管处、护理部、放射科、超声影像科及 VTE 高危临床科室主任为成员，小组日常工作由医务处负责，并明确小组职责，并将防控措施纳入质控考核及持续改进。

2. 静脉血栓栓塞（VTE）防治护理小组 以护理部分管主任为组长，科室护士长为成员，并明确小组职责。

二、规范推进 VTE 防治工作

1. 全院启动培训 在分管院长牵头下，召开全院 VTE 防治工作启动会，对临床科室开展 VTE 评估、防治、质量控制及评价指标等进行集中培训。

2. VTE 多发科室重点培训 根据 VTE 专科防治特点，医务处组织重点科室 VTE 防治培训，提高临床科室 VTE 防治意识，并对临床科室 VTE 防治中存在的问题进行持续改进。

3. VTE 管理要求

（1）由 VTE 护理小组统一组织开展 VTE 护理及医用弹力袜应用培

训，科室播放 VTE 宣教视频、发放 VTE 健康宣传册。

（2）放置 VTE 床头警示卡。根据 VTE 评估设置不同颜色的 VTE 低危、中危、高危床头卡，使医护人员能一目了然清楚患者 VTE 防控级别。

三、规范 VTE "预防" "治疗" "质控"

1. VTE "预防"

（1）规范 VTE 预防措施。对预防措施进行分类，包括基础预防、非药物预防（鼓励早期活动、机械预防）和药物预防，各类措施包含 VTE 防范具体细节，如机械预防、药物预防的适应证和禁忌证。

（2）规范 VTE 预防流程。长期制动、分娩、肿瘤、创伤、骨科大手术等 VTE 高危患者统一进行下肢深静脉 B 超筛查，入院 8 小时内、术后 12 小时内、转科 24 小时内需要进行 VTE 评估。对高危患者，每 72 小时后需重新进行血栓风险与出血风险评估，当风险等级变化时及时调整预防措施；如出院前仍是高危患者，出院时必须再次评估并做出相应防治医嘱。

（3）确定统一的 VTE 评估量表及评估责任人。①全院统一使用 Caprini 奉献评估量表，对全院 VTE 评估实施同质化。②制订内、外科出血评估量表。③VTE 评估表单嵌入 HIS 系统，强制临床医师规定时间内必须进行 VTE 评估，否则无法进行病历书写、开具医嘱等。

（4）根据评分和出血评估制订分级预防措施。VTE 评估低危的考虑基础预防和（或）机械预防；VTE 评估中高危的除基础预防和（或）机械预防外，结合出血评估量表决定是否使用药物预防。

2. VTE "治疗"

（1）规范 DVT 评估与诊治

①根据 Wells 评分表进行 DVT 可能性评估。

②确定 DVT 诊断流程。根据 Wells 评分结果进行 D-II 聚体、超声检查进行初筛和诊断。

③规范 DVT 治疗：包括 DVT 药物治疗、血栓清除治疗、腔静脉滤器等使用适应证和禁忌证。

（2）规范 PTE 评估与诊治

①根据简化 Wells 表进行 PTE 可能性评估。

②确定 PTE 诊断流程。对高危 PTE 和非高危 PTE 诊断流程进行分别归类,高危 PTE 患者不具备行 CTPA 检查条件的原则上进行床边检查确诊。

③规范 PTE 治疗。确认 PTE 患者,若无禁忌应尽早启动抗凝治疗;急性高危患者若无禁忌首选溶栓治疗,若有禁忌考虑介入或手术治疗。

(3)肺栓塞救治团队(PERT)

①医院成立由介入科牵头,血管外科、急诊医学科、重症医学科、呼吸与危重症科、心血管内科、心胸外科、放射科、超声科等多学科组成的肺栓塞救治团队(PERT)。为急性肺栓塞患者抢救提供 24 小时急诊检查(影像、超声等)和治疗(导管介入和手术)服务。

②接诊医生通过联系团队秘书启动 PERT,通过急性肺栓塞诊断评价评分表进行评分,如确诊或 APTE 可能性较大,依据 APTE 危险程度分层表对患者进行危险程度评估。初步评估低危的,由团队秘书指导接诊人员治疗;评估中、高危的患者,由团队秘书通知 PERT 成员 15 分钟内赶到事发科室。PERT 成员根据患者临床表现及相关检查结果等对诊断和治疗方案进行实时讨论,达成一致意见后,团队秘书将诊断和治疗意见反馈给接诊人员。如需要介入手术的,通知专科值班人员立即做好术前准备,通知专家实施介入操作或手术。

3. VTE "质控" VTE 防治工作质量控制评价指标 见表 3-3-1。

表 3-3-1 VTE 防治工作质量控制评价指标

风险评估指标	
VTE 评估率	接受 VTE 评估患者数/同期住院患者总数
预防相关指标	
高危患者预防比例	高危采取机械或药物预防的高危患者人数/同期被评估为高危的住院患者数
效果评价相关指标	
PTE 患者死亡率	医院内 PTE 死亡人数/同期出院患者总数

四、VTE 防治工作纳入医疗质量管理体系,落实奖惩

医院将临床科室 VTE 工作纳入医疗质量考评,定期对临床科室 VTE 防治工作进行督查,对存在问题进行分析、反馈,提出整改。根据信息统计全院 VTE 评估率、VTE 高危患者预防措施采取率,与临床科室绩效考核挂勾。

【小结】　医院通过扎实有序开展 VTE 防治工作，根据 VTE 指标（包括 VTE 评估率、VTE 高危患者预防措施采取率、院内 PTE 患者死亡率）监测结果显示，自 VTE 防治工作启动开始，医院 VTE 评估率维持在96%以上，VTE 高危预防率、高危预防措施规范性稳步提升，同时 PTE 死亡率保持历年来低值。

（魏以新　万云华）

第四节　日间手术管理

【背景】　日间手术是衡量医院的医疗技术水平和管理水平（医疗流程、部门协作、信息化建设）的指标。开展日间手术能有效减少患者住院费用，降低住院天数，让患者用更少的时间、更少的花费得到更好的服务，破解群众"看病难""看病贵"难题。

【问题】　①日间手术管理制度不完善，流程不顺畅；②部门不配合；③激励机制不完善。

【做法】　丽水市中心医院根据《浙江省卫生计生委办公室关于确定第一批日间手术试点医院、试点病种及术式的通知》（浙卫办医政〔2017〕7 号）的要求，结合医院具体情况，积累了一套行之有效的日间手术管理经验。

一、基本管理

医院根据《浙江省卫生计生委办公室关于确定第一批日间手术试点医院、试点病种及术式的通知》（浙卫办医政〔2017〕7 号）的文件精神，制订了《丽水市中心医院日间手术管理制度》，把日间手术纳入手术管理，并对日间手术术后患者的随访作了专门规定。2018 年对相关制度进行了修订，对临床科室日间手术开展设定目标值，强化指标管理。

1. 日间手术准入　坚持日间手术项目实施需要在风险小、恢复快、安全性高的前提下，方能开展实施的准入原则，根据《浙江省卫生计生委办公室关于确定第一批日间手术试点医院、试点病种及术式的通知》（浙卫办医政〔2017〕7 号）的 158 个日间手术病种，结合医院实际情况，制订临床科室日间手术目录，合计近 100 个手术病种。同时，对手

143

术医师、患者、疾病设定准入标准。

2. 日间手术评估 日间手术纳入手术管理，日间手术开展严格执行术前评估、术后评估和出院评估。不符合的转入普通手术患者管理。成立入院准备中心，协助日间手术患者预住院办理、术前检查预约以及健康宣教，同时优化术前评估流程，在入院准备中心开展麻醉评估。

3. 日间手术宣教 日间手术责任医师和责任护士应对预约手术之后的患者及家属做好相关知识的宣教，格式化的宣教内容包括日间手术治疗的方式、术前准备及注意事项等；患者出院时，做好疾病的随访、复诊、并发症的识别、紧急情况绿色通道等宣教工作。

4. 出院后随访、随诊 出院后第一天必须通讯随访。根据各个病种的具体情况，第一周至少对每个出院患者进行 2 次以上的随访，第二周随访次数不少于 1 次，2 周后根据患者实际情况决定。

5. 手术病历管理 依据浙江省病历管理质量控制中心的《浙江省日间病历书写规范（试行)》的标准，制订了丽水市中心医院日间病历模板。

二、优化流程

（1）入院准备中心协助日间手术患者预住院办理、术前检查预约以及健康宣教。

（2）针对日间手术术前、住院、特殊转归设置相应的管理流程（图 3 – 4 – 1）。

三、目标考核

日间手术专题会议上每年对各临床科室日间手术的开展制订了目标值，医务处每季度根据季度医疗质量考评结果分析与持续改进对相关科室日间手术完成情况进行考核；同时，医务处每季度统计各科室日间手术开展量，予手术医师、麻醉医师、护士（手术室护士、病房护士）绩效奖励。

【小结】 通过对日间手术的细化管理，术后没有发生严重并发症或其他医疗安全事故。根据 2019 年度浙江省三级医院质量绩效分析报告（日间手术现统计口径），丽水市中心医院 2019 年度日间手术率为 18.53%，在全省三级甲等医院中排名靠前。

（魏以新　吴丽娟）

```
┌─────────────────────────────┐
│        专科门诊就诊          │
└─────────────────────────────┘
              ↓
┌─────────────────────────────┐
│     医生确认适合日间手术     │
└─────────────────────────────┘
              ↓
┌─────────────────────────────┐
│          开出住院单          │
└─────────────────────────────┘
              ↓
┌─────────────────────────────┐
│   住院处办理虚拟入院手续     │
└─────────────────────────────┘
              ↓
┌─────────────────────────────┐
│  到病区完成病史采集、体格检查 │
│       开具检查申请套餐        │
└─────────────────────────────┘
              ↓
┌─────────────────────────────┐
│  再次评估是否适合开展日间手术 │
└─────────────────────────────┘
         ↓           ↓
┌───────────┐   ┌───────────┐
│符合准入标准│   │不符合准入标准│───────┐
└───────────┘   └───────────┘       │
      ↓                          ┌──┴──┐
┌─────────────────────────────┐  │     │
│  医生安排手术时间，并通知患者 │  ↓     ↓
└─────────────────────────────┘ ┌────┐ ┌────┐
      ↓                         │转普 │ │自费 │
┌─────────────────────────────┐ │通住 │ │结算 │
│ 按通知时间到病区办理正式入院手续│ │院   │ │出院 │
└─────────────────────────────┘ └────┘ └────┘
      ↓
┌─────────────────────────────┐
│完成术前准备、手术麻醉知情同意、谈话、签字│
└─────────────────────────────┘
      ↓
┌─────────────────────────────┐
│          实施手术            │
└─────────────────────────────┘
      ↓
┌─────────────────────────────┐
│       麻醉恢复室复苏         │
└─────────────────────────────┘
      ↓
┌─────────────────────────────┐
│ 回病房观察、治疗，再次评估患者│
└─────────────────────────────┘
   ↓              ↓
┌─────────┐  ┌─────────┐
│符合出院条件│  │不符合出院条件│
└─────────┘  └─────────┘
   ↓
┌─────────────────────────────┐
│   正式入院后24小时内安排出院 │
└─────────────────────────────┘
   ↓
┌─────────────────────────────┐
│ 病区医护人员完成术后随访工作 │
└─────────────────────────────┘
```

```
┌─────────────────────────────┐
│     门诊医生开具电子入院单   │
└─────────────────────────────┘
              ↓
┌─────────────────────────────┐
│   门诊医生站预开日间/择期    │
│  手术患者术前检查、化验单    │
└─────────────────────────────┘
              ↓
┌─────────────────────────────┐
│       办理预住院手续         │
└─────────────────────────────┘
              ↓
      是 ╱─────────────╲ 否
     ┌──◇ 是否现金、银行卡 ◇──┐
     │   ╲─────────────╱     │
     ↓                       ↓
┌─────────┐            ┌─────────┐
│门诊11号 │            │入院准备 │
│窗口办理 │            │中心办理 │
└─────────┘            └─────────┘
     │                       │
     └───────────┬───────────┘
                 ↓
      否 ╱─────────────╲
    ┌──◇ 是否完成缴费  ◇
    │   ╲─────────────╱
    ↓          ↓ 是
┌─────────┐  ┌─────────────────────────┐
│注销电子 │  │入院准备中心预约检查时间、打印│
│入院单   │  │  检查申请单及化验条码     │
└─────────┘  └─────────────────────────┘
                      ↓
             ┌─────────────────────────┐
             │ 健康教育、指导/协助患    │
             │ 者完成相应的化验检查     │
             └─────────────────────────┘
                      ↓
                 ╭─────────╮
                 │按约定日期 │
                 │入住病区   │
                 ╰─────────╯
```

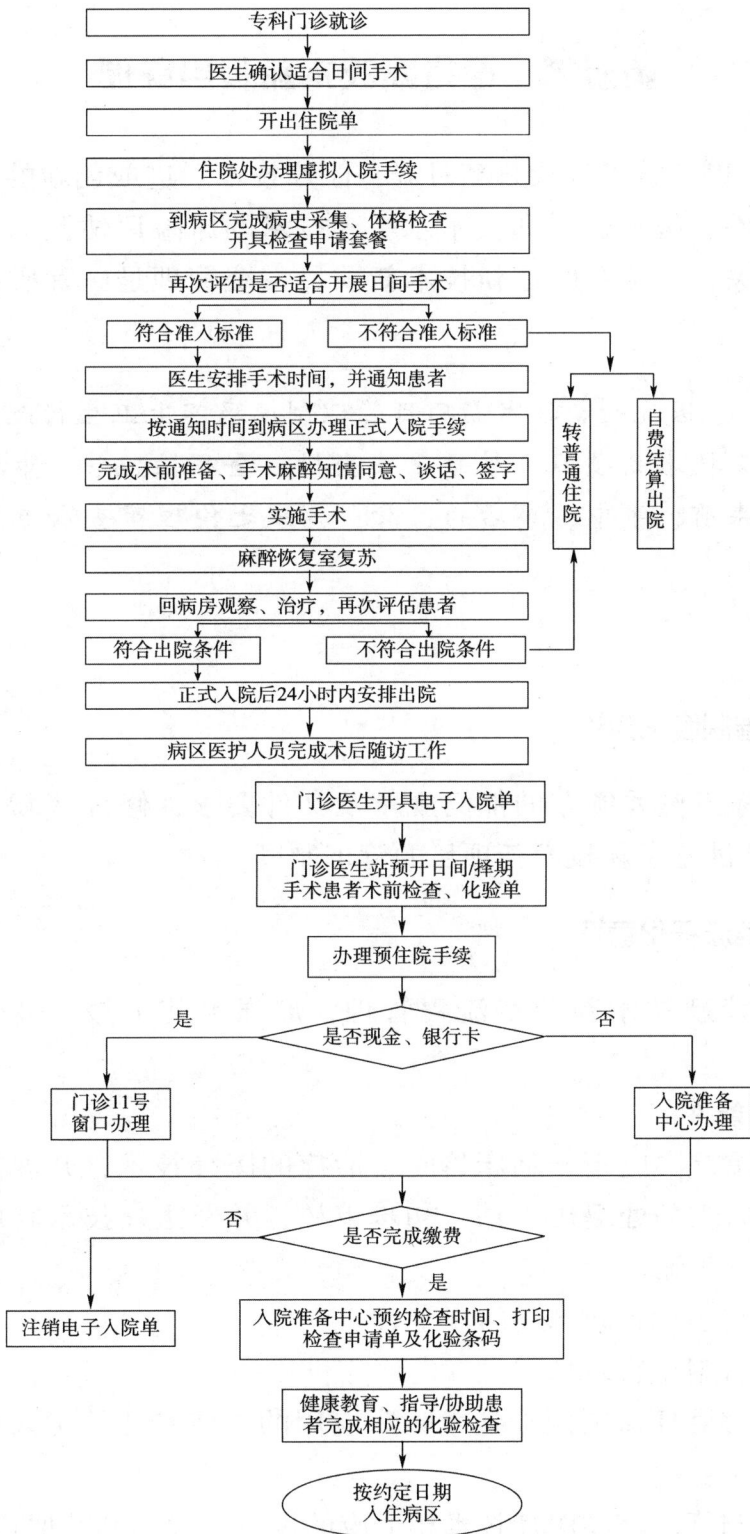

图 3 - 4 - 1 日间手术术前、住院、特殊转归设置的管理流程

第五节 医疗新技术新项目管理

【背景】 医疗技术发展日新月异，医疗技术引进或创新的安全性与医院的基础条件、医师资质和技术水平、技术的风险评估及知情、伦理审查等密切相关，医院对医疗新技术新项目系统管理是医院质量管理的重要内容。

【问题】 ①医院的新技术新项目管理制度跟不上卫生行政部门的新要求；②医疗新技术新项目开展缺乏安全性、全程性监管，审批流程浮于形式，缺乏事前、事中、事后的监管；③缺乏伦理审查和专项的患者知情同意。

【做法】

一、完善制度化建设

根据国家卫健委颁布的部门规章及文件要求，修订《新技术新项目准入制度》，健全了新技术新项目的管理制度。

二、规范流程化管理

重视医疗新技术新项目流程管理，加强事前申报、事中监管、事后验收。

1. 申报条件

凡在医院首次应用于临床诊断、治疗的医疗技术，开展前需符合下列条件后，向医务处提出申请、初步审核，并经医疗技术临床应用管理小组审批方可实施。

（1）符合卫生行政部门的规定。

（2）符合卫生行政部门批准的诊疗科目。

（3）能够胜任该项医疗技术临床应用的主要专业技术人员主执业地点在本院。

（4）有与开展该项医疗技术相适应的设备、设施和其他辅助条件。

（5）国内首次应用技术应完成相应的临床试验研究，有安全、有效的结果。

（6）有与该项医疗技术相关的管理制度和质量保障措施。

（7）根据卫生行政部门规定需要资格准入的技术，实施者必须有各级卫生行政部门审核的技术准入资格。

（8）涉及使用药品、医疗器械或具有相似属性的相关产品、制剂等的医疗技术，在药品、医疗器械或具有相似属性的相关产品、制剂等未经食品药品监督管理部门批准上市前，不得开展临床应用。

（9）申报程序由科室提出申请，医务处负责初筛后报伦理委员会伦理小组审批，并通过医疗技术临床应用管理小组评审通过。

（10）符合省级以上卫生行政部门规定的其他条件。

2. 准入

（1）人员资质。开展新技术新项目负责人必须是高年资主治医师（任主治医师 3 年以上）及以上职称。申请项目所在科室应对申请者的业务水平及承担该项目的能力等做出评价。

（2）联合申报。多学科联合开展的新技术新项目需成立新技术管理小组，管理小组由项目负责人和相关学科的科主任或技术骨干组成，组长由申报科室主任或项目负责人担任。

（3）知情同意。凡申报开展新技术新项目必须与患者签署《新技术新项目知情同意书》，尊重患者医疗知情选择权。

（4）伦理审查。医务处初审后递交到医学伦理委员会进行伦理审查。根据《医疗质量安全核心制度要点释义》对申报者的资质、技术的科学设计与实施、技术的风险与受益、知情同意方式和被实施者权利保护进行伦理审查。

（5）技术审查。医疗技术临床应用管理小组原则上每季度召开一次会议对申报的新技术新项目进行评估，经医疗技术临床应用管理小组审议通过后方可开展新技术新项目。

（6）评审流程。医务处对申报的新技术新项目进行初审，由项目主要负责人在医疗技术临床应用管理小组评审会议上汇报，评审专家对该新技术新项目进行讨论、评议。

3. 动态管理

（1）管理期。已获国家批准的检查、检验类项目，试用期为半年至一年；安全性、有效性需要进一步观察的技术，如手术类技术，试用期为1~2年。具体时间和例数可由申请科室提出，由医疗技术临床应用管理小组审核后确定。

（2）报告制度。试用期间，项目负责科室应自准予开展新技术新项目之日起每季度向医务处报告一次临床应用情况，包括诊疗病例数、适应证掌握情况、临床应用效果、并发症、不良反应、随访情况等。

（3）建立医疗技术临床应用暂停、终止机制。医疗技术临床应用过程中出现下列情形之一的，应当立即停止临床应用，由医疗技术临床应用管理小组组织调查后决定是否恢复应用，必要时将该项医疗技术从医院医疗技术分类目录中移除。

①该项医疗技术被卫生健康行政部门废除或者禁止使用。

②从事该项医疗技术主要专业技术人员或者关键设备、设施及其他辅助条件发生变化，不能正常临床应用。

③发生与该项医疗技术直接相关的严重不良后果。

④该项医疗技术存在医疗质量和医疗安全隐患。

⑤该项医疗技术存在伦理缺陷。

⑥该项医疗技术临床应用效果与申请时不相符。

⑦新近证实为未经临床研究论证的新技术新项目。

⑧省级以上卫生健康行政部门规定的其他情形。

4. 事后管理

（1）转为常规技术程序。管理期满后，项目负责科室完成医疗技术试用总结报告并填写《新技术新项目完成报告表》上交医务处报医疗技术临床应用管理小组审批，经审核通过后可转化为常规医疗技术。

（2）重新申报。若科室自准予开展新技术新项目之日起2年内都未提交上述申请表，则需重新申报此项医疗新技术。

5. 责任管理

（1）开展的新技术新项目实行科主任负责制。未经审批任何科室及个人不得开展。

（2）新技术新项目实施过程中，各级人员必须严格执行技术规范、操作规程及各项规章制度，服从科室管理。科主任、项目负责人应认真组织、严格把关，定期进行质量监控，检查实施情况，及时发现各种问题并予以有效地解决。

（3）项目负责科室应建立完整的技术档案，内容包括申报、审批材料，实施过程中遇到的问题及解决办法，调整或修改原方案的情况，工作进度、阶段小结及上级审批意见等。

【小结】 通过对医疗新技术新项目规范管理，过程程序化，并通过组织医务人员相关制度的集中培训及考核等，医院的医疗新技术新项目开展管理过程逐步规范。

（季伟艺 夏金龙）

第六节 门诊 MDT 管理

【背景】 大型综合医院专科化发展后，涉及多个学科的患者在多科之间往返看病。因此，许多医院都开设了门诊 MDT（multi‑disciplinary team），采用多科联合会诊讨论的形式，为患者提供专业、规范、科学、合理的最优整体治疗方案。我院门诊 MDT 工作，采用门诊 MDT 管理中心的集中管理模式，为患者提供一站式医疗服务，减少患者在各科室间往返、节约时间和精力成本、避免各科拉锯式诊疗。

【问题】 ①门诊医生发起多学科联合会诊的意识不强；②患者想要多学科会诊，不知道去哪个科室申请；③下级医院上转需要会诊的疑难病患者时，没有特定的科室负责衔接；④未形成有效机制，流程不够顺畅。

【做法】 门诊 MDT 管理中心负责管理门诊 MDT，包括医生意识的提高、制度的完善、流程的优化及激励机制的建立，从而达到流程合理、医患满意的目的。

一、设立门诊 MDT 管理中心，配备专职人员

2017 年 9 月，医院设立"门诊 MDT 管理中心"，隶属门诊部，负责"多学科联合门诊"日常管理工作。门诊部为 MDT 管理中心配备专职工作人员。

二、完善 MDT 制度、MDT 流程电子化

门诊部在原有基础上，进一步梳理、征求相关科室意见后，完善了 MDT 制度；规范流程：患者本人（或家属）携带近期相关的检查资料到首诊医生处（或到门诊办公室），首诊医生把关资料完整性→首诊医生为患者向门诊 MDT 管理中心提出申请→门诊 MDT 管理中心核实相关资料，确认符合多学科门诊条件→患者交费→门诊 MDT 管理中心做好知情告知工作→MDT 管理中心协助预约 3 名或以上相关专家，确定会诊时间→患者按预约时间接受会诊→讨论过程中，医生助理填写《多学科联合门诊会诊记录单》并出具《多学科联合门诊会诊结论意见书》给患者→《多学科联合门诊会诊结论意见书》自动录入门诊电子病历，授权相关医生查看→门诊办公室打印资料存档→会诊结束两周后，随访中心致电患者回访并填写《多学科联合门诊会诊回访记录单》。

三、明确服务对象、确定收费标准

1. 明确 MDT 对象

（1）门诊患者病情较复杂，一时难以明确诊断或需要相关科室联合会诊。

（2）门诊患者所患疾病诊断明确，但病情涉及多学科，需要多个专科协同诊疗以选择最优治疗方案。

（3）专科医生建议 MDT 讨论的病例。

（4）外院转入本院的疑难病患者。

2. 确定收费标准

经物价部门备案，每位专家会诊费按规定收费，一般组织 3 名及以上的专家会诊。

四、成立 MDT 小组，建立专家库

（1）成立肺结节、肝癌、胃癌、结直肠癌、乳腺肿瘤、甲状腺结节、前列腺癌/肾癌、高危妊娠、感染性疾病、慢性创口不愈合、肝硬化门静脉高压、疑难病等 12 个 MDT 小组。

（2）建立 MDT 专家库，根据门诊 MDT 类型，每个专科具有副高职

称以上医师经科室推荐纳入专家库，涵盖 33 个科室 109 位专家。

五、加强相关宣传、建立激励机制

（1）通过医院网站、微信公众号、门诊大厅展架等途径宣传各类 MDT 类型。

（2）门诊 MDT 开展情况每月上报绩效管理处，合理分配绩效，明确了发起人、参与讨论专家、医生助理的绩效基数，提高了专家参与会诊的积极性。

六、提升满意度、持续改进质量

在患者接受会诊之后，填写《MDT 满意度调查表》。根据调查结果，MDT 管理中心努力改进工作，持续改进质量。

【小结】 经过积极探索实践，门诊医生多学科联合会诊的意识进一步增强，例数逐步提升。门诊 MDT 管理中心专人负责 MDT 管理，使得这项工作有序开展和管理。

（潘锋君）

第七节 出院患者随访管理

【背景】 出院患者随访工作是提高医院服务品质，完善医院"售后服务"的重要环节，是收集患者和家属对诊治过程满意度和意见建议的重要渠道，对于提升患方对医院的满意度、忠诚度以及医院口碑具有重要意义。

【问题】 ①无出院患者随访制度或随访流于形式；②出院患者随访管理制度不健全；③患者基本信息收集不全；④领导层对出院患者随访工作不够重视；⑤健康指导不全面不专业；⑥随访过程只求数量而忽略质量等。

【做法】 丽水市中心医院于 2004 年制订和推出出院患者随访制度并不断完善。

一、建立健全出院患者随访管理制度及流程

制订《出院患者随访工作制度及考核实施细则》，将出院患者随访工作纳入临床科主任、护士长年终综合目标考核；将出院患者随访工作纳入医院医疗质量持续改进内容，每季进行检查考核 1 次；健全出院患者随访流程，编制随访技巧与交流用语；院部给各病区安装专用出院随访电话；每月对病区首次电话随访患者 7 天完成率和及时率情况进行质控；每月统计、分析，每季通报归档，提高随访质量。

二、推进出院患者信息化管理

出院患者随访工作纳入医院 HIS 系统，随访记录采用常用词条与手工录入两种形式，既能体现随访工作个体化，又确保患者基本信息资料统一、齐全，以利于随访资料归档保存并促进无纸化电话随访工作顺利开展；使出院患者随访流程更规范、更合理，临床医护人员操作方便、可行；有效提高出院患者的随访效率。

三、开展多种形式的随访，提升患者满意度和信任度

发放统一制作的出院患者随访小卡，随访形式主要有电话、上门、信访、短信、微信等。所有随访资料落实专人负责，统一保存归档。同时，也通过进行出院患者随访对患者进行满意度调查，并将把患方反映的意见和建议进行梳理、汇总，及时与相关科室进行沟通，提出整改意见并督促落实。具体随访如下所述。

1. 电话随访　电话用语得体、灵活并给予专业化指导，耐心解答出院患者提出的意见、需求，以出院患者满意为随访目标和核心，客观、真实地反映医疗与护理服务质量。

2. 上门随访　对特需患者开展上门随访服务，面对面地沟通交流，酌情测量血压、随机血糖、血脂及深静脉留置导管维护、康复功能锻炼指导等，不仅可直接收集患者的相关信息，还可发放有关疾病的康复资料，得到患者及其家属的认可。

3. 书信随访　对电话联系不上的出院患者给予信访，信中增加出院患者的健康生活方式指导与满意度调查，既能送去温馨的问候，又能得

到患者提出的合理化建议。

4. 短信、微信随访　对有一定文化层程度的年轻人及中老年人，开展短信、微信随访，方便又迅速。

【小结】　通过出院患者随访工作，医生与患者的关系由"医"与"病"变成"医"与"人"的关系，促使我院与患者间搭起了一座"连心桥"，从而大大提高医患之间的良好"情感"。患者出院后随访工作的有效开展，完善了医疗服务流程，提高了患者满意度，提升了医院口碑。

（王苏英　朱红芳　周丽华）

第八节　质量指标监控促医院质量改进

【背景】　质量指标监控是医疗质量管理工作中科室建立医疗指标管理，用适当的统计分析方法对收集来的大量数据进行分析，提取相关信息和形成结论，帮临床科室分析问题，以便采取适当措施进行科室质量管理。

【问题】　①缺乏指标数据库，临床科室无法对其医疗质量日常管理工作进行量化分析，无法获取准确的质量状况；②科主任基本都是业务骨干，大多忽略科室质量管理，忙于业务；③医务人员对质量管理工具认识不够，数据分析不够到位；④主管部门监管不到位，缺乏针对性整改措施。

【做法】

一、确定管理部门，建立数据库

确定由质管处负责制订管理质量指标，建立指标数据库，各职能部门经讨论决定本年度重点监控的指标，定期提供各科室数据。

二、通过直观图表管理质量指标

质管处每月收集指标数据，自动生成折线图；设定目标值及监控区间，根据数据所在监控区间不同显示为红卡、黄卡、绿卡。绿卡提示达标，红卡、黄卡提示未达标，每月均需要进行异常指标分析，指标为连续 3 个月红卡或者连续 6 个月黄卡的需要进行 PDCA 改进。通过指标化管理对临床科室日常工作进行量化分析，精准获取质量管理数据，医疗质量更加客观，便于考核同质化。

三、全院开展优先质量监控指标管理

每个科室（包括临床与医技科室、职能部门）均需针对科室指南规范执行情况、科室的管理目标、制度的执行情况、工作中的不足之处选取科室级优先质量监控指标。科室制订《质量改进监控计划表》《质量监控指标检查表》，收集数据，进行验证，定期分析，进行 PDCA 改进；达到科室发展战略目标，促进医疗质量、服务品质的持续提升。

四、主管部门考核督促管理

各职能部门每季分析各科室质量指标的达标情况，要求科室完成异常指标分析，科室质量指标达标情况纳入每季科室医疗质量考核及年终绩效考核。

每年举行全院医疗质量 PDCA 比赛，评出相应优秀管理案例。

【小结】 质量指标可以直接衡量管理成效，而指标体系的建立对医疗质量具有规划、评估、监督和校正等作用，能更真实地量化评估医疗质量，提升考核的针对性和精准度，进而有针对性地采取改进措施，促进医疗质量的持续提升。

（李雅）

第九节 管理工具的运用与质量持续改进

【背景】 医疗质量管理工具是指为实现医疗质量管理目标和持续改进所采用的措施、方法。现代医院管理中，管理工具的应用是提升医疗质量、保障医疗安全的重要手段，是科学管理、高效管理的重要保障。

【问题】 ①医院部分职能部门、临床与医技科室的质量管理人员对管理工具不熟悉；②不清楚如何将管理工具运用于工作中来提升医疗质量。

【做法】

一、加强管理工具使用的培训

（1）参加省级质控师培训，提升职能部门管理人员的管理能力。

（2）针对不同的人群按需求开展分层次、多批次培训：针对职能部门管理人员、中层干部开展 PDCA 循环、灾害脆弱性分析（HVA）、失效模式分析（FMEA）等培训；针对科室质量联络员等开展 PDCA 循环、FMEA、根本原因分析（RCA）等培训；针对临床医务人员开展 PDCA 循环、HVA、RCA、HVA、疾病诊断相关分组（DRGs）、品管圈（QCC）、单病种质量管理（SDQM）、临床路径管理（CPM）等培训。

二、做好管理工具的使用管理

（1）针对各科室的疾病，开展相应的临床路径、单病种质量管理，每季进行督查考核，并纳入年终考核。

（2）规范编码及首页数据上传，对每季 DRGs 数据进行督查考核，并纳入年终考核。

（3）每年开展 PDCA、QCC 活动，要求每个科室至少有 2 项优先改进项目，医院优先改进领域包括但不限于医院管理、患者安全、院感防控、规范诊疗、合理用药、手术管理、环境安全等。

（4）每年各科室开展科级 HVA 评估，评出前三高风险项目，并开展科级演练；院部根据全院的高风险项目进行 HVA 评估，评出院级前十大高风险项目，进行院级演练。

（5）全院不良事件进行闭环管理，针对警讯、SAC1、2 级不良事件及具有学习意义的 SAC3、SAC4 级事件进行根本原因分析，并追踪落实效果，警讯、SAC1、2 级不良事件 45 天内 RCA 完成率纳入年终考核。

（6）梳理高风险流程，并针对高风险流程开展 FMEA 改进。

（7）对预估花费较大的改进项目进行成本效益分析。

（8）全院开展 5S 管理，科室每月自查、主管部门每季督查并纳入年终管理。

三、通过管理工具评价管理效果

院部每年举行管理工具比赛；每年参加国家级、省级管理工具应用比赛；参加亚洲医院管理奖大赛。获奖者可在职称晋升考核时加分。

【小结】 医院质量管理工具使用是提升相关工作质量的有效方法和手段。成熟的质量管理工具，既有事前的风险评估、预防措施，也有事中的持续改进，更有事后的根因分析与整改；通过适宜质量管理改进的方法及质量管理技术工具，在全员参与的情况下，更能提升各项工作质量。

（李雅）

第十节　科室质控会议促进科室医疗质量管理

【背景】 科室质控会议是医疗质量与安全管理的重要环节。通过每月科室质控会议对科室的医疗质量与医疗安全进行分析与持续改进，从而提升科室医疗质量和医疗安全。

【问题】 ①科室质控会议工作没有明确制度，小组成员责任分工不明确，没有形成常态化、程序化的科室质控会议召开模式；②科室质控会议前没有准备，没有收集相关的指标数据，没有梳理科室存在的问题；③科室质控会议缺乏优先指标改进项目的分析与改进。

【做法】

一、完善质控会议制度

（1）制订《科室质量与安全管理小组工作制度》。明确要求每个科室在每月第×周某日作为相对固定时间召开科室质控会议，要求时间不少于1个小时。

（2）院部制订科室质控会议的统一标准化流程。

（3）根据医院医疗质量与医疗安全改进计划制订科室年度医疗质量与安全管理工作计划，确定每年的科室医疗质量与医疗安全改进项目。

二、会前准备

（1）科室指标管理员收集科室管理运营指标数据进行分析，并把分析结果汇报科主任。

（2）科室质控员把科室自查的病历质控问题、核心制度执行自查情况、科室发生的不良事件、上级主管部门检查反馈的质量与安全问题内容等收集并汇总。

（3）收集科室优先指标项目改进进展情况。

（4）在科室质控会议前，由科室质控员汇总以上内容，并做好会议PPT，科主任进行审核通过。

三、质控会议

（1）科室质控会议由科主任主持，质控员负责记录，会议内容做标准化记录并保存归档。

（2）分析科室质量与安全管理指标。科室质量与安全指标内容包括但不限于：科室日常运营指标（门诊、住院工作情况）、科室质量指标及异常指标数据；安全指标如纠纷投诉、不良事件例数（外科科室还有非计划再次手术、手术和操作并发症）；住院超30天患者的资料等。

（3）分析科室质控自查及上级主管部门督查反馈的质量与安全问题，特别是每季度多部门检查反馈的《院长质量反馈函》的内容，针对存在问题制订整改措施。并对上一季的整改措施落实情况进行督查。

（4）讨论分析科室优先指标改进项目进展情况，并对项目改进措施进一步跟踪与落实。

（5）对科室不良事件分析，对SAC分析1、2级的不良事件进行RCA分析，制订科室整改措施，并作进一步落实。

（6）每年年终的质控会议对科室年初计划、科室优先改进项目、科室PDCA项目报告进行分析。

四、监督落实

（1）科室质控会议要求全科成员（包括休假人员等）全部参加。

（2）科室质控员做好会议记录，由科主任审阅后以电子文档的形式上传到质管处保存。

（3）质管处联合医务处每月对科室质控会议质量进行现场抽查与督导，以规范科室质控会议的内容。

（4）质管处把科室质控会议的规范性、及时性作为科室医疗质量季度考核的内容，与医疗质量绩效挂钩；同时在院部医疗质量与安全管理委员会上进行通报。

【小结】通过完善科室质量管理，制订标准化的科室质控会议流程；科室通过会前准备，及时、规范地召开，职能部门对会议及时性、规范性的督查，并把科室质控会议管理纳入科室医疗质量考核内容，与科室绩效挂钩。此举规范了全院科室质控会议管理，提高了科室的质控会议质量，使科室质量与安全逐步提升。

（丁智勇）

第十一节　临床医技科室质量管理手册同质化管理

【背景】医疗质量与医疗安全是临床医技科室管理的重要内容。目前虽然每个专科都有标准与规范，但职能部门对全院各科室质量管理缺乏明确的规定，临床医技科室管理中经常出现这样或那样的问题。若科室医疗质量管理不善，医疗安全问题频发，职能部门常常充当消防员的角色。

【问题】①医院临床医技科室多，各个专科医疗质量管理具体内容多，全院各科医疗质量管理难以统一规范；②许多临床医技科室科主任注重专业技术能力提高与培训，而缺乏行政管理能力，抓不住质量管理的重点与要点；③临床医技科室对职能科室的管理依从性不强，职能科室管理有时较难介入科室内部质量管理。全院各科室质量管理良莠不齐。

【做法】

一、梳理科室质量管理的内容

职能科室制订全院统一的《临床医技科室医疗质量与安全管理持续改进记录册》模版。

（1）科室的医疗质量管理制度。明确规定科室主任、科室秘书、护士长等工作职责，科室要求开展质量管理的工作标准。

（2）医疗质量安全管理与持续改进记录本填写标准化的要求与填写说明。

（3）科室医疗质量管理小组人员的工作分工表，明确各工作岗位的具体分工与职责。科室根据质量管理分工要求，让科室人员担任相应的岗位。如病历质控员、院感监控员、单病种临床路径管理员、不良事件上报员、合理用药负责人、医疗质量优先指标改进负责人等。

（4）科室医疗质量改进和患者安全计划。根据医院质量管理委员会的质量改进的总体要求以及科室质量改进的目标，科室每年制订相关的医疗质量改进计划，并在上一年的年底到每年年初完成。质管处负责总体把关。

（5）科室核心制度自查改进表。通过科室每月对十八项核心制度检查，对会诊、危急值、危重患者讨论、输血、抗菌药物审批、手术核查、手术医师授权、新技术新项目审批等核心制度落实自查并改进。

（6）科室日常运营指标汇总表。记录每月科室日常运营指标内容及异常指标分析。

①科室门诊工作运行情况：门诊人次，急诊人次、人均处方费用、人均药费、人均次费用、门诊抗菌药物使用率、科室药占比、门诊预约率、门诊病历质量评分等。

②科室住院工作运行情况：出院人次（包括转科人次）、手术人次、死亡人次，抗菌药物使用强度、抗菌药物使用率、人均出院费用、人均药占比、人均耗材占比、科室病历质量评分、病历质控评分、病历归档及时性、临床路径及科室临床路径评价与管理记录表、单病种管理评分与单病种质量控制指标评价表等。

③等级医院评审科室Ⅱ类指标常见的 10 大病种、手术或操作（或科室前十大病种或前十大手术）情况分析及持续改进等。

（7）同质化的科室质控会议模式及格式化记录内容。每月月底固定时间召开一次科室医疗质量和医疗安全会议，传达院部的质量与安全培训内容，并根据上月检查及反馈的问题，分析原因，制订整改措施。同时对前一月或上一季的改进措施落实情况进行效果评价。会议的内容必须包含以下内容。

①科室十八项核心制度落实情况分析。

②科室日常指标运营情况及异常指标分析。

③术后并发症、非计划再次手术等原因分析和持续改进。

④其他涉及质量与安全的情况，如住院时间超过 30 天患者的评价与

管理记录等。

⑤医疗纠纷、投诉、不良事件等分析。

⑥职能科室检查中反馈的问题分析，如院长医疗质量反馈函等。

⑦其他日常运营、自查中的医疗质量与安全问题分析与整改等。

（8）同质化的科室年度讲课计划表及科室业务学习内容。每年年初制订科室业务学习计划表。科室对专业培训和指南、法律、法规的学习，以及院部指定的学习内容。会议记录内容包括会议摘要、会议三个角度（讲者、听众、主讲内容）的照片。同质化的科室优先改进项目每月提报表，包括质量改进计划表、质量监测每月提报表，PDCA 质量改进表、科室 PDCA 项目改进表。对科室比较大的问题，以 PDCA 的项目进行改进，每季提报。科室质量与安全管理年度总结。

二、主管部门督查

（1）在规定时间内科室把管理内容上传到质管处，科室的十八项核心制度自查改进表、科室的病历质控表、科室质量与安全会议记录、科室业务学习记录、科室医疗质量优先改进指标、科室不良事件 RCA 分析等，都必须在规定时间内上交到质管处。

（2）把科室同质化管理内容汇编成《临床医技科室医疗质量与安全管理持续改进记录册》，纳入科室季度、年度绩效考核内容，并作全院排名与通报。

（3）职能部门现场督查。质管处联合医务处每月现场参与指导或抽查临床医技科室医疗质量与安全会议的规范性；每季对科室医疗质量现场检查，以达到科室质量管理规范的要求。

【小结】借助《临床医技科室医疗质量与安全管理持续改进记录册》，形成科室质量管理的同质化模式；质管处以上传科室质量管理内容督查临床医技科室质量管理的及时性；质管处、医务处等职能部门每月现场参与或抽查科室医疗质量与安全会议的规范性，每季检查科室质量管理内容，督查科室质量管理同质化的结果，并把科室医疗质量考核结果与科室绩效挂勾，增强科室参与质量管理的意识和积极性。

（丁智勇）

第十二节　监测指标数据趋势图在院科两级质量管理的应用创新

【背景】随着医院精细化管理工作的不断推进，医院质量管理工作已从单纯的"质量控制"向"质量持续改进"的模式转变，并强调持续、全员、全过程的管理。指标监测是用具体化的数据作为测量标准对医院质量进行评价，是医院管理的重要手段之一。通过连续性或系统化的监测，呈现指标的变化趋势，并对异常指标进行分析改进，实现医院更直观、更高效的质量监管。

【问题】①原有的指标数据收集多以人工方式为主，耗时耗力；②纸本的指标记录手册，需要手工录入数据，容易产生差错；③数据来源于不同部门，录入繁琐；④数据先后对比不够直观；⑤对监测指标的监控缺乏连续性。

【做法】

（1）根据医院质量管理及医院等级评审标准要求确定院科两级监测指标，进行整理归类，确定重点监控指标和日常运营指标，形成医院质量数据指标库，将原有的纸本数据监控转变为电子化数据指标库管理。

（2）设计院级优先改进指标和科室日常监控指标数据的折线图，建立指标数据公式，确定每个指标的目标值和预警值。

（3）通过数据导入，自动生成质量监测指标的趋势图。任意选择所需要统计的时间段，监测指标的变化趋势均能通过可视化的图表即时呈现，一目了然。

（4）医院各个层级的管理者通过趋势图快速、准确把控质量管理中的"关键点"与"危险点"，对异常值或不良趋势进行原因分析，并采取相应措施进行有效干预；当指标数据连续 3 个月超过预警值需运用 PD-CA 进行持续改进。

（5）利用数据趋势图进行往年数据对比，达到对监测指标各年度变化趋势的直观监控。

【小结】医院管理涉及面广，"质量、安全、效率"是管理的大方向，如何细化指标的监管和改进，是医院质量管理的核心。监测指标数据趋势图更加科学、直观、便捷，能即时提供医院质量运行情况，是实现院级管控、职能科室监控、科室自控"三级质量控制"的重要方法。监测指标数据趋势图已在我院广泛推广应用，并获浙江省医学会临床科研资金项目立项，且相关成果已与软件公司合作开发形成医院精细化管理质量指标监控模块。

（孙倩）

第十三节 加强环节流程管理，缩短平均住院日

【背景】 患者住院日长短可反映一家医院的流程管理水平和医疗水平，从整体层面上来说能缓解老百姓看病难的问题并减少医疗费用，更好地维护医保政策和患者权益。

【问题】 ①干部职工不重视缩短平均住院日，科室没有平均住院日管理目标；②医疗新技术、新方法应用不多，医疗技术不能紧跟时代发展，不能有效缩短住院日；③患者就医的各个环节和流程管理不到位。

【做法】 丽水市中心医院非常注重缩短平均住院日，把缩短平均住日当作医院管理的一项重要工作。医院通过更新职工观念，对科室实施平均住院日目标责任制，加强各环节流程的管理，抓住院患者节点控制，积极应用新技术，开展单病种和临床路径管理等多种措施，有效缩短了入院患者的平均住院日。

一、领导重视

院部反复强调做好减少平均住院日的重要性，并在周会上公布每季、每月平均住院日情况，对抓平均住院日不力的科主任、护士长，院领导进行个别谈话，寻找原因并给予帮助解决。

二、科室实施目标责任制，与绩效挂勾

1. 制订各科室合理平均住院日目标 以科室前三年实际平均住院日为基础，对科室现有的人力、技术水平和病源情况进行综合评估，参考国内同级医院或科室平均住院日情况，在保证医疗安全的前提下，制订

各科室平均住院日目标。

2. 患者收住数量与绩效挂勾　建立以缩短平均住院日为中心的综合目标管理责任制，制订以科室为中心，以病种为中心的逐级控制目标，对科室实施考核。

三、加强流程管理环节管理

1. 完善门急诊环节管理　坚持首诊负责制，多会诊，少转科（减少因诊断不明而转科），缩短住院时间；进一步改善门急诊流程与服务模式，减少入院后的检查等待时间；设立住院患者处置中心，减少术前住院的等待时间，加快患者的周转。

2. 完善住院准备中心建设

（1）开展手术患者预住院管理。对需要手术的患者但没有相应病床，门诊先开出预住院，在办理入院时，先在门诊作各种入院检查。病区医师对已经检查完备的患者及时转住院手术。住院前的检查费用纳入住院医保报销。对只是预住院作检查而没有手术的患者，或办理预住院超过14天没有手术的患者预住院检查费用作自费处理。

（2）全院统一床位管理。对其他病区有空床，住院准备中心有权力可以就近安排住院。

3. 加强科室间的环节管理

（1）医技科室配合。延长每日大型仪器的检查时间，采用弹性工作制等措施缩短 CT、MRI、超声等医技检查等候时间，明确要求大型 X 光机、CT、MRI 检查阳性率在70%以上，避免过度检查造成人为拥堵现象，同时明确化验、检查报告的时限规定，尽量减少因报告延迟引起"塞车"。

（2）临床科室配合。常规开展以疾病诊疗为中心的团队服务（MDT），寻找最合适的治疗方式。加强科室间的会诊和时效执行，疑难病例及时向医务处报告，由医务处组织相关科室、专家会诊，提出全面有效的诊疗方案，缩短疾病诊治时间。

（3）手术科室环节管理。充实麻醉科、手术室医护人员数量，增加相应设备，特别是腔镜微创设备。手术室根据需要实行弹性工作制，延长工作时间，以减少不能安排手术造成的住院时间延长。及早完成术前检查，及时与手术室沟通，有效安排手术，努力使周末入院患者在双休日后能及时手术。

（4）加快信息平台建设。充分挖掘、利用和共享临床数据，优化流程，实现网上申请手术和传递各类检查检验信息，明显减少了患者排队及等待的时间。利用电子病历等信息系统，提高医生工作效率，间接缩短患者的住院时间。

（5）加强后勤支持系统的管理。牢固树立"为临床一线服务"的理念，合理配置后勤服务资源，为临床提供优质、及时的服务。如事务中心及时送检各类检查，后勤部门及时供应所需物资等。

（6）加强预出院的患者管理，减少患者出院等待时间。科室对第二天要出院的患者提前做好预出院准备，停止大输液等，并做好出院结算准备。预出院与科室医疗质量管理考核挂勾，减少患者出院等待，减少急诊患者在急诊室的滞留时间。

四、强化住院患者的节点管理

（1）事务中心多时段对病房申请单进行记账，及时预约送检。特别是下午住院的患者，及时与检查科室联系，做好预约工作。

（2）对住院时间长的患者建立预警机制，查找原因，采取措施。

（3）加强危重患者监测。医院对重点部位如急诊科、ICU 等危重患者较多的科室加强监控，对潜在医疗纠纷或已发生医疗纠纷的患者积极沟通，妥善处理。

（4）每日的医疗费当日输入电脑结清，以免或减少因退药及退费原因改变出院时间，延长住院天数。

五、积极使用在临床上得到验证可靠的新技术

1. 推行临床路径及单病种管理　在全院范围内试点多科室多病种的临床路径，通过抓诊疗流程、医疗质量，进一步加强医护、手术和辅助科室等配合，同时加强单病种质量控制指标的管理，以规范临床诊疗行为，促进临床服务质量管理的持续改进，减少平均住院日。

2. 开展新技术　积极开展介入放射、微导管、微创等各种新的医疗技术，并根据每个患者的病情选择安全性高、刨伤小、恢复快、用药合理的医疗方案，使者尽可能在术后最短的时间内出院。

3 积极倡导"日间手术"模式 对乳腺良性肿瘤、白内障等 100 多种手术风险较小的成熟性手术均采用"日间手术"模式。

4. 双向转诊 加强院际间的合作，与多家基层医院和卫生院签订"双向转诊"工作，将转入的其不能诊治的重症、疑难病症患者救治后，进入康复期或慢性病的患者转回基层医院继续完成后期治疗，为慢性患者提供一个流出通道，合理利用医疗资源，有效地缩短了住院天数。

5. DRG 绩效管理 用以促进科室缩短平均住院日。

6. 加强对不良事件的原因分析，对存在的系统问题进行整改 对有纠纷倾向的及早介入干预，减少因为不良事件或纠纷造成患者住院时间延长。

【小结】医院平均住院日从 2008 年的 15.21 天缩短到 2019 年的 7.45 天，并且呈稳步下降的趋势。缩短平均住院日是一个系统工程。抓平均住院日可以促进就医流程的改善，强化节点的管理，带动各学科积极引进新技术。但我们在抓平均住院日的同时也要注意，不能片面强调缩短住院日而忽视了医疗质量和医疗安全，也不能为了减少平均住院日而不收治疑难、危重患者。

（韦铁民 丁智勇）

第十四节 病历质量管理贵在持之以恒

【背景】病历质量管理是医院管理的一项重要内容，规范病历书写与医疗质量、医疗安全息息相关，病历资料在医疗纠纷处理中对判定医疗责任也至关重要。病历书写质量的高低，不仅反映出一家医院的医疗水平及管理水平，也体现出医务人员的责任心和素质。尽管各家医院都花了许多精力与措施在抓病历质量管理，但病历质量却总是停滞不前，检查结果不尽人意。

【问题】①病历书写培训不到位；②年轻医师不重视病历书写，各科病历质量参差不齐；③科主任不重视病历质量管理；④病历监管缺乏有效的措施和流程；⑤电子病历模板拷贝造成病历内容张冠李戴；⑥病历质控医师工作没有认真做好。

【做法】病历质量是医院医疗质量的核心内容。多年来，丽水市中心医院始终坚持将病历质控管理放在医疗质量管理的首位，持之以恒抓落实，取得了很好的成效。主要做法如下所述。

一、健全制度，完善管理流程

（1）丽水市中心医院从 1995 年开始设立质管处，负责医院的病历质量管理和医疗质量管理。

（2）考核内容从单纯抓病历结构质量，逐步过渡到核心制度的执行、诊疗是否遵循规范、用药及检查是否合理，以及从病历上检查 DRG 编码、病历首页主要诊断及主要手术填写是否正确，单病种、临床路径管理是否到位等。

（3）病历检查从单纯的纸质病历，过渡到纸质病历和电子病历同时检查。

（4）病历质量检查结果汇编成《病案质量检查结果分析与持续改进》反馈给科室（每季度一册），至今共汇编 103 期。

（5）建立质管处处长恳谈制度，病历质控检查得分小于 90 分的病历书写者均由质管处处长负责面对面恳谈，分析低分的原因。

二、病历三级质控管理

1. 带教老师、高年资住院医师、主治医师担任病历质控员负责一级病历质控

（1）对于无执业医师证的住培医师，若没有带教执业医师的审核签名（双签名），视作未完成病历，其电脑设置为不能打印，以确保病历书写医师的合法性。

（2）有执业医师证的住培医师可以打印病历，但需经过上级医师审核后双签名。

（3）科室的质控医师在患者出院 48 小时内对其病历质量进行检查，确认达标后在病历首页质控医生栏签名；同时在日常工作中不定期地检查，抓好病历的基础和环节质控。

2. 科主任负责二级病历质控

（1）质控医师完成病历质控后，科主任必须在归档前对每份病历作常规检查并签字。

（2）科主任在完成常规检查后，每月再抽取至少5份质控医师检查后的归档前病历进行以十八项核心制度执行情况为主要内容的检查，检查结果报质管处。

（3）科主任的二级质控作为科室医疗质量考评标准之一。

3. 质管处负责三级病历质控

（1）质管处实时监控住院医师的电子病历，在电脑上反馈其存在的问题，每隔1至2天督查其整改情况。

（2）每月不定期下病区抽查全院的运行病历，重点检查病历书写的及时性、三级查房、各种知情同意与告知完整性及签名情况、抗菌药物及辅助用药合理使用情况等。

（3）对检查中发现的缺陷，现场填写病历质量检查反馈单，夹在病历夹中。医师看到反馈单后及时做出整改，科主任在整改后的反馈单上签字，48小时内提交质管处。

（4）质管处每季抽取每位医师2～3份归档病历，抽调全院高年资病历质控医师按照《浙江省医院住院病历质量检查评分表（2014版）》集中评分检查，检查后把病历书写缺陷内容记录在整改反馈单上，通过质管处反馈给病历书写者本人。

三、开展缺陷病历自查

（1）对于低分病历，病历书写者对照扣分情况再次自查后认为不合理的，可以提出书面申诉意见，并附上依据。质管处审核后上报病案管理委员会进行复核讨论，对合理诉求予以及时回应纠正。

（2）申诉理由不充分的仍为低分病历，由质管处负责与病历书写医师进行个别交流，共同探讨分析原因，提出具体明确的整改意见，以提高其病历书写质量。

四、严格执行院部奖罚制度

（1）科室病历质量与科主任及科室年终绩效挂钩。

（2）病历质量作为各级医师晋升的考核指标之一。

①晋升前5年，归档病案抽查中，病历书写医师若出现1份丙级病历

或 6 份乙级病历，或在晋升当年出现 3 份乙级病历，将延迟晋升。

②晋升前 5 年，若没有当过病历质控医师，或质控医师工作不合格将影响晋升打分，科室病历质控工作列入医师定期考核内容之中。

（3）病历质量与年轻医师综合目标考核及年终奖挂勾。

（4）病历质量是评优选先的重要依据，也是外出培训学习的依据。

（5）对于乙级、丙级病历，按医院的奖惩规定处罚医师、质控医师及科主任。

（6）病历质量与奖惩挂勾，医院默认每份病历都是合格病历进行奖励，抽查中发现不合格病历再作处罚。

五、规范病历归档管理

（1）患者出院后 2 个工作日内进行病历归档。

（2）对延迟归档的病历，每份每天扣经管医师人民币 10 元，并扣其所在科室医疗质量管理的分数。

（3）患者出院 5 个工作日后，电子病历自动被锁，医护人员若要解锁完善病历，则需要到病历档案室借出病历原件，并提出修改理由，经病案室登记、审核后方可进行。

六、强化病历书写全员培训

（1）科主任每年要对病历检查标准进行学习，并按要求检查两份病历。

（2）书写病历的医师每季度都要学习病历检查标准，并按质控检查反馈要求对病历进行整改。

（3）对所有新入院的医师进行病历质量管理的培训。

（4）对平时不重视病历书写的医师，质管处每季组织他们检查其他医师书写的病历，质控医师再进行复核，让这些医师从检查他人的病历中得到学习。

七、病历检查每季至少每人一份，随机抽查

1. 病历抽查标准　抽取被检查病历确立严格标准，检查前先从电子病历系统中进行筛选。

（1）内科常规选择住院 7 天以上且有讨论的病历。

（2）外科常规选择有三类、四类手术的病历。

（3）有纠纷、非计划二次手术、有上报严重不良事件的病历、低风险死亡病历、自动出院的病历，列为必查病历。

2. 病历检查人员安排

（1）安排非本科室但专业相近的医师检查专科病历。

（2）集中安排检查，按标准统一打分，杜绝人情分。

【小结】由于病历书写长抓不懈，医院的病历质量较为稳定，丽水市中心医院的病历 90% 以上都是甲级病历，曾两次代表浙江省卫健委参加国家卫健委病历质量评比，并取得好成绩。由于病历管理机制完善，核心制度执行良好，告知较到位，大大减少了医疗纠纷的发生，同时医务人员也深刻体会到规范病历书写给自己带来的好处。

病历质量影响着医疗质量，是医疗质量管理的"晴雨表"。只有不断加强对病历全面质量的监管力度，才能促进医院全面质量管理的提高。而抓病历质量要多措并举，既要领导重视、制度健全，又要人人参与，奖罚分明，最关键的是要长抓不懈。

（丁智勇）

第十五节　病历质控抽检过程中病历复杂程度归类管理

【背景】病历质控检查是每家医院医疗质量管理的重要内容。由于专科不一、病种难易不一，病历内容也千差万别，如何在检查时选择难易基本一致的病历是客观评价病历质量的首要任务。若医院在病历检查中对简单优秀病历过多奖励会挫伤复杂病历书写医师的积极性。因此病历质控过程中对病历书写的难易程度进行归类管理是客观公正评价病历质量的重要一环。

【问题】①由于专科不一、病情复杂程度不一，病历书写难易不一；②医院未对病历书写的难易程度进行分类，奖惩实行简单的一刀切，影响公平性和积极性。

【**做法**】 丽水市中心医院根据病情病种的复杂情况，将疾病分为复杂型病历和简单型病历两类。

一、复杂型病历

复杂病历需符合以下三条以上条件并经质管处认定。

（1） 合并心脑血管器质性疾病、恶性肿瘤、中毒、多系统病变、脏器功能衰竭、复合创伤、急性重症感染、急性重症传染病。

（2） 本次住院有 5 种及以上的诊断，至少对两种及以上的诊断有治疗的。

（3） 有过转科记录，先后在多科诊治。

（4） 经过多科会诊，或有外院专家会诊。

（5） 主要诊断确诊时间大于 5 天。

（6） 住院时间超过 15 天。

（7） ICU 住院时间超过 48 小时的。

（8） 有术前讨论、危重讨论或疑难病例等讨论记录。

（9） 有抢救记录、病重通知。

（10） 有特级护理、Ⅰ级护理者超过 3 天或以上者。

（11） 有多次输血记录者。

（12） 急诊手术或Ⅲ～Ⅳ级手术。

（13） 有 2 次及以上手术者，或者计划外再次手术者。

二、简单型病历

（1） 住院时间不到 24 小时，含 24 小时（危重抢救病历除外）。

（2） 日间手术的病历。

（3） 产科平产的病历。

（4） 单纯肿瘤术后复查或化疗。

（5） 标准的临床路径病历，无变异或退出。

（6） 经质管处评定为简单病历的其他情况。

【**小结**】 质控时对简单病历与复杂病历进行区分，有利于医院质控管理。而对被评为复杂病历的优秀病历书写者给予一定的经济奖励，也可更好地鼓励临床医生做好疑难危重患者的诊治和管理。

（丁智勇）

第十六节 病历质控医师的管理

【背景】 病历质控医师应该是精通病历质量评估标准又熟悉评估方法，能熟练运用质量改进工具的医师。在全面质量管理的框架下，培养一支病历质量管理和改进的专家团队，促进病历质量持续提高，是医院管理的重要内容。但是由于临床工作忙，病历质控工作繁琐，临床医师往往不愿从事病历质控工作。因此有必要制订病历质控医师相关管理规定，促使病历质控工作管理到位。

【问题】 ①无相关病例质控医师的管理规定；②无病历质控医师入选标准；③病历质控医师工作责任不明确；④缺乏对质控医师的监管；⑤病历质控医师奖惩内容不具体，不能制约其行为。

【做法】

一、病历质控医师资质遴选

1. 科级病历质控医师资质遴选 主治以上医师，有较强的文字组织能力、沟通能力及团队意识，有较丰富的临床经验；经科主任同意，向质管处申请担任科室的病历质控医师，质管处根据科室工作情况设定科室病历质控医师的人数。病历质控医师必须要经过质管处培训，并经考核认可后方可担任。

2. 院级病历质控医师资质遴选

（1）担任院级质控医师，高年资主治医师以上资格，担任3年科级病历质控医师资历；同时在平常质管处检查中病历书写质量良好；经本人申请或科室推荐，并经过质管处培训考核合格后，认定为院级质控医师。

（2）院级质控医师分初级与高级。初级质控医师为新认定3年以内的质控医师，或3年以上但质控工作曾有缺陷的质控医师。高级质控医师为被认定院级质控医师3年以上的人员，同时没有不良质控记录，被质管处认定为工作负责、能力较强的质控医师。

二、病历质控医师的职责

1. 科级病历质控医师的职责

（1）负责科室住院病历归档前的质控工作。抓好病历的基础和环节质量控制；在患者出院48小时内根据《浙江省病历书写质量检查评分标准》对病历进行评分，填写科室病历质控检查表，及时上报质管处登记备案。及时发现问题并处理，力争不合格病历不出科。

（2）结合本专业特点及发展趋势，配合科主任制订或修订本科疾病诊疗常规、药物使用规范并组织实施，特别是单病种与临床路径管理，并将责任落实至每位医生。

（3）严格按照医院的规章制度和质控标准，实时监控科室医疗质量动态。每月按医疗质量指标逐条自查自评，发现问题及时在科室主任领导下组织整改，重点检查各项规章制度、诊疗规范贯彻执行及合理检查、合理用药情况等。

（4）定期参加培训，熟练掌握病历书写的基本要求和质控标准；定期参加质管处组织的医疗质控会议，积极收集、报告本科及相关科室的医疗质量问题，并提出整改措施。

2. 院级初级病历质控医师职责

（1）负责医院二级病历质量评估工作，高质量完成每月或每季运行病历、归档病案、门诊病历监控工作。

（2）负责指导各科室开展病历质量改进工作。

（3）加强与质管处沟通，及时传递信息，创造和谐的质量改进环境。

（4）参与住院医师病历书写规范化培训，指导住院医师病历书写工作。

3. 院级高级病历质控医师职责

（1）负责全院病历质量三级监控，高质量完成全院每月病案质量终末评估工作。

（2）负责申诉病案的审核工作；负责初级院级质控医师的高分、低分病案的复查工作。

（3）参与全院病案质量改进及相关制度修订及起草工作。

（4）培训院级病案质量管理骨干。

三、病历质控医师的考核

1. 对科级病历质控医师的考核

（1）对每份运行病历都进行质控，发现问题，及时整改。

（2）每月质控医师上报上月检查的病历数（不少于出院患者的30%）；同时附质控病历检查的原始资料，质管处组织不定期进行抽查、核对。

（3）积极参与质管处组织的各类检查。

2. 对院级病历质控医师的考核

（1）积极主动认真做好每份病历的院级质控工作，每年检查的病历量不少于20份。

（2）认真参与质管处组织的病历质量检查。

（3）协助院部做好合理用药的检查。

（4）协助院部做好单病种、临床路径管理等管理工作。

（5）积极参与质管处组织的各种与病历相关的质量检查。

四、病历质控医师的奖励

1. 科级病历质控医师的奖励

（1）院部对认真履行质控医师职责，考评合格的质控医师每月奖励×元。对不足病历数的酌减奖励。

（2）在每月病案质量抽查、等级医院评审及其他有关病案质量抽查中，得分≥95分的病案，质控医师另外给予每份×元奖励，并予张榜表彰。

（3）科主任助理或科室副主任作为质控医师的，已享受科主任补贴，不再享受每月的补贴奖励。

（4）科室病历质控医师在晋升前，每担任一年合格的科室质控医师，在晋升时评分奖励1分/年，最高不超过3分。

2. 院级病历质控医师的奖励

（1）升到主治后担任初级院级质控医师，每年要完成不少于20本的院级质控病历，复查后无大缺陷，在晋升副高时可以加评分奖励1分/年，最高不超过3分（仅适用于晋升副高）。院部对利用休息时间完成病历质控的院级质控医师奖励×元/份。

（2）具有良好质控水平且担任 3 年及以上院级初级质控医师者晋升副高后，质管处将聘其为高级院级质控医师。每年完成不少于 20 本病历的质控工作，同时无重大失误者，在晋升正高时可获 1 分/年的加分，最多不超过 3 分（仅适用于晋升正高）。

五、病历质控医师的处罚

1. 科级病历质控医师的处罚

（1）以下情况实行单项否决，并取消质控医师当月的一定补贴奖励：①当月检查发现所在科室 1 份丙级病历或 2 份及以上乙级病历；②质控病历出现丢失的；③没有做好科室病历检查或按时上报上月科室病历检查情况的；④每季 2 次以上无故不参与质管处组织的各种检查工作的；⑤科室反映或质管处检查发现不履行质控医师工作职责的。

（2）以下情况扣除当月质控医师补贴奖励：①当月检查中发现所在科室 1 份乙级病历；②质控医师上报病历数不足出院患者的 30%。

（3）在每月病案质量抽查、等级医院评审及其他有关病案质量抽查中，发现丙级病历，根据医院奖惩制度对病案书写者进行处罚的同时另扣发该病案质控医师×元；得分在 80～84.9 分的病案，另扣发该病案质控医师×元；得分在 85～89.9 分的病历，另扣发该病案质控医师×元。

（4）担任科级病历质管员期间，同一年中的质控病历有 ≥2 份乙级病历或有 4 份病历科室质控与院级质控分数相差≥10 分者，取消当年晋升的质控加分，并取消部分或全部经济奖励。若第二年仍不符科室病历质控要求，则取消科级质控医师资格。

2. 院级病历质控医师的处罚

（1）晋升副高 3 年内或晋升正高 3 年内，必须有担任院级质控医师一年的经历。若因个人原因不尽义务或质管处考核不合格，将在晋升评分中扣分。

（2）担任院级病历质控员期间，因个人原因质控病历没有达到 20 份或病历质控有较大缺陷者，将由质管处提出警告并取消当年晋升加分奖励，如工作仍不认真或其他客观原因不能胜任质控工作，则取消院级质控医师的资格。若该人同时兼任科室病历质控医师，则经济处罚同科级病历质控医师。上述病历质控存在较大缺陷是指一年中有 4 份病历与其他高级院级质控员复审时相差≥10 分，或有≥2 份乙级病历没有检查出来。

【小结】病历管理一直是医院管理中的难点，涉及到医疗质量管理和对年轻医生的培养以及医疗纠纷。如何建立系统的病历质控监管体系，并使之有效运行是医院管理的重要内容。加强病历质控医师管理，可很好地规范病历质控医师管理，促进其工作积极性，提升全院病历质量管理。

（丁智勇）

第十七节　多举措规范病历归档管理

【背景】病历是医务人员在医疗活动过程中形成的医疗记录，既是患者病情及治疗过程的客观记录，又是探索疾病规律及医疗纠纷处理的依据，对医疗、教学、科研、医院管理等都有重要的作用。

【问题】①没能达到出院病历 3 个工作日内归档率90% 以上的目标；②病历去向缺乏示踪系统；③既往使用病案号作为病历上架索引，由于有些患者多次住院，会产生多本同一病案号的病历，影响病历架的使用率。

【做法】

一、病历在患者出院 2 个工作日内归档

（1）电子病历系统开发待归档病历提醒功能，对逾期或即将逾期归档的病历，通过醒目颜色进行提醒。

（2）患者出院后 5 天，电子病历系统关闭医师修改电子病历的权限。如需修正电子病历，医师要通过 OA 填写修正申请，由医务处审核批准后予以开放修正权限，并在开放 2 小时内再次关闭电子病历修正权限。

（3）病历逾期归档与医师绩效挂勾，逾期归档 1 份病历每天扣责任医师 10 元，累计到 300 元时，该病历作为乙级病历处理。

（4）对病历逾期归档事件发生较多的当事医师，加强运行病历完成

及时性的质控，督促医师及时完成运行病历。

二、建立病历示踪系统

（1）开发病历示踪系统。病历状态分为收缴中、归档、借阅。

（2）临床科室护士使用条码扫描枪扫描病案首页条码后移交给病案室病历收集人员，此时的病历在示踪系统中显示为收缴中。病历运送回病案室后，病案室再次使用条码扫描枪扫描病案首页条码，此时示踪系统中显示为归档。病案室办理病历外借时，同步扫描病案首页条码，此时示踪系统中显示为借阅，病历归还时类似操作后显示为归档。

（3）通过病历示踪系统实现病历收缴、归档、借阅电子化闭环管理，促进病历及时归档和防止病历遗失。

三、开发上架号编号系统

（1）医师首次填写并保存病案首页时，同步为该病历编列专属上架号，医师打印病案首页时将上架号同时打印在病案首页上。

（2）病案室使用上架号作为病历上架索引，实现一段时间内出院的病历相对集中区域上架且不需预留因同一患者重复住院形成病历的存放空间。这既规避了错位归档、小号码差错问题，也节约了人力成本和存储空间。

【小结】医院工作的特殊性决定了它产生最多的档案资料就是病历。在病历管理中，医院要结合自身的实际情况不断创新管理理念，充分利用信息化资源，将日常工作在信息化条件下进行流程再造；不断提高病历信息的及时性、准确性和安全性，节约病历管理中的人力成本和存储空间。

（章平禄）

第十八节　以DRG为抓手提升病案首页填写的准确率

【背景】病案首页填写质量在某种程度上影响着DRG的数据质量，进而影响三级公立医院绩效考核和医保支付，并一定程度上影响着医院其他方面的运行指标。

【问题】①临床医师普遍缺乏编码知识，而编码员又缺乏临床知识，同时临床医师与编码员之间还缺乏有效的沟通渠道；②临床医学教育的临床疾病诊断与病历首页的疾病编码诊断存在较大的差异；③临床医师对疾病诊断及手术方式的书写不认真，病历首页填写的疾病诊断与手术名称不规范，造成编码困难与不准确；④医学技术不断更新，创新的手术方式不断出现，部分手术在编码库没有相应的编码，使临床医师和编码人员编码困难。

【做法】

（1）每个临床科室指定一名医师为病案编码联络员。与病案室编码员作专人对接，规范本科室临床诊断、手术名称的书写。

（2）建立病案编码员与临床医师之间信息化的沟通机制。编码员在编码时，如发现疾病诊断、手术方式或病历书写存在疑问，及时与病历书写医师沟通，讨论病历首页如何正确填写。将医师首页填写存在的问题在月底时汇总并提交给质管处，质管处把问题反馈给全院各临床科室。病案室每年派编码员不定期到各个临床科室进行科室专项编码相关知识培训。

（3）病案室把每个科室前三年前100种疾病与前30种手术发给每个科室，要求临床科室病案编码联络员在1个月内与病案室反复沟通并完成无缝对接，把本科室所有相关疾病的临床诊断与疾病编码诊断作一一对应，使临床科室临床诊断、手术名称的书写与疾病诊断及手术方式的编码相匹配。

（4）质管处在国家卫生健康委员会网站"医政医管"栏目下载《常用临床医学名词（2019年版）》，并发给每个临床科室学习，要求临床科室书写规范的疾病诊断与手术名称。如膀胱恶性肿瘤手术，不能简单书写膀胱肿瘤根治术，而必须写膀胱恶性肿瘤根治术同时注明具体方式（如膀胱部分切除、膀胱部分切除＋输尿管造瘘术、膀胱全切除＋双侧输尿管造瘘术、膀胱全切除＋乙状结肠代膀胱＋输尿管乙状结肠吻合术）。避免因为手术书写不规范，造成编码有歧义。

（5）制订病案编码员编码的标准化流程。要求病案编码员编码前必须阅读病案首页、出院记录、手术记录、病理报告，医嘱单。对编码存在困难的病历，需要进一步阅读病程记录及检验、检查报告单；同时借用编码工具书协助编码，必要时与临床医师再次沟通、讨论。

（6）质管处建立病历首页质控制度，对医师首页填写质控标准作相应规定。把质控结果与病历书写医师、科室医疗质量绩效考核挂勾。

（7）建立编码质控小组对病案编码员编码的正确性进行质控。质控结果与编码员绩效挂勾，并把质控中发现的问题作为科室专业学习内容，促进科室编码水平同质化。

（8）建立病案编码员培训机制。对没有培训到位的编码员不给独立上岗编码。科室每月设立编码学习与讲课制度。每月进行编码学习。

（9）对 DRG 医保付费中首页数据产生的各种无法分组、高倍率病案、低倍率病案等各类赔付异常病案，临床、病案、医保、信息、物价多科联动查找原因以规避。

（10）病案首页上传 DRG 平台前利用编码质控软件对编码的正确性进行校验。

【小结】通过培训提高临床医师、编码员的专业能力，建立临床医师与编码员之间的有效沟通机制，制订疾病诊断及手术名称填写的规范，加强对临床医师病历书写质量及编码员的编码正确性的质控管理，最终提升了病案首页填写的正确率，提高了 DRG 数据的正确性。

（章平禄）

第十九节　制度在保障医疗安全中的作用

【背景】医疗是一个高风险行业，不确定因素多。医疗安全是医院的生命线，每一起医疗安全事故对患者、医护人员和医院而言都是一种巨大的损失乃至永久的伤害。医院根据具体情况制订一套行之有效的医疗安全管理制度对预防医疗安全事故，防范医疗纠纷具有极其重要的作用。实践证明，只有健全和完善合理的制度，才能使医院实现规范有效的管理，同时为医院的医疗安全和医务人员的规范行医提供支持和保障。

【问题】①许多医院医疗安全制度不全面，涵盖面不广；②部分医院有制度不落实，可操作性差；③职工依从性差，无评鉴和追究制度，导致医疗纠纷频发。

【做法】　丽水市中心医院根据多年医疗安全管理实践推行医疗安全管理五大制度。

一、重点患者行政谈话制度

1. 具体内容　重点患者行政谈话制度是指医院对专项管理的危重患者、突发公共事件的危重患者、新开展的疑难复杂手术、新开展的重大手术、重大创伤性手术、高风险的手术、医从性差或有医疗纠纷隐患和苗头的、医疗效果没有达到预期目标的、高危、高龄、沟通困难的患者及家属实施的谈话制度，它由院科两级谈话程序构成。

2. 操作流程　相关重点患者，先由相关科室的科主任或经管医师对患者及家属进行一次术前谈话，然后再由院部行政职能科室负责人出面对其进行第二次行政谈话。院部行政谈话一般由医务处负责人和主管医师一起进行，特殊情况则由分管副院长亲自负责。目的是加强医生和患者对于医疗风险的重视程度，使医患双方对是否实施医疗行为做出正确选择，手术患者如果手术风险很大或是患者有相对的手术禁忌证，还需填写《手术申请书》递交医院。

二、医疗安全委员会责任评鉴与追究制度

1. 具体内容　医疗安全委员会责任评鉴与追究制度是医院对已发生医疗纠纷的科室和个人进行医疗纠纷责任认定和医疗安全责任追究的制度。在医疗安全管理委员会专题会上，专家们会对发生的医疗纠纷案件进行认真分析，剖析医疗纠纷发生的原因，并对当事人和当事科室进行责任认定，同时提出防范和整改措施。根据制度规定，个人责任认定分为五档：完全责任、主要责任、次要责任、轻微责任和免责。科室责任分为两档：承担纠纷赔款的5%，承担纠纷赔款的10%。医务人员的经济处罚额度根据纠纷赔偿金额和当事科室及当事人在纠纷中所承担的责任大小确定。

2. 操作流程　医院每季或半年召开医疗安全管理委员会会议，对该时间段所有医疗安全事件进行讨论和原因剖析。会上专家对每件医疗纠纷进行无记名投票，评定个人和科室的责任档次和经济处罚额度，最后

由医院领导班子依据委员会表决结果集体决定责任归属及惩处措施（经济处罚和院内通报批评），并与个人及科室年度考核、个人职称晋升、评优评先等挂勾。

三、医疗安全年终奖励制度

1. 具体内容 制订《医院医疗安全年度奖惩实施细则》，根据科室专业特点将医疗风险分为 A、B、C、D 四档，再根据科室及个人在医疗纠纷中承担的责任程度，决定科室年终的奖励额度；同时将医疗纠纷作为临床重要指标纳入科主任年度目标责任书，并和科室主任、护士长的年度考核及年终奖挂勾。

2. 操作流程 根据科室专业特点对该科室进行医疗风险分级。当科室发生医疗纠纷后，由医院安全管理委员会投票决定科室在医疗纠纷中的责任程度，主要分为完全责任、主要责任、次要责任、轻微责任及免责。根据科室医疗风险的分级和科室及个人在医疗纠纷中的责任程度决定科室的奖励额度，超过相关赔付金额的科室则不予奖励。

四、医疗安全通报制度

1. 具体内容 医务处每季度对医疗安全典型案例进行汇总分析，然后由分管院长定期在周会全院通报与分析，科主任会后组织医护人员学习。

2. 操作流程 各科室根据制度将医疗纠纷案件和不良事件上报医务处，由医务处负责汇总并分析后汇报分管领导，同时制订持续改进措施，督促、检查各科室落实持续改进措施情况。

五、医疗安全不良事件上报制度

1. 具体内容 医院制订《丽水市中心医院不良事件报告及根本原因分析制度》，建立了非惩罚性不良事件上报体系和激励机制。鼓励医院工作人员遵循"匿名与自愿、免责与学习"原则，主动报告临床诊疗活动中以及医院运行过程中发生的不良事件，医院利用报告系统进行研究、分析，获得安全警示信息和改进建议，增强识别、处理安全隐患和预防不良事件发生的能力，从而实现医院安全目标。

2. 操作流程 将不良事件按照严重程度分为四级：Ⅰ级事件（含警讯事件），Ⅱ级事件（不良后果事件），Ⅲ级事件（未造成后果事件），Ⅳ级事件（临界差错事件）。要求医务人员发现不良事件要积极处理并按照规定的时间上报医务处，医务处组织相关人员使用管理工具（RCA），开展不良事件根因分析，查找改进系统环节中的问题，提出持续改进措施，减少不良事件。医院每季度奖励发现系统问题及时报告者，对隐瞒不报造成严重后果的，给予严肃处理。

六、护理杜绝医疗差错奖

1. 具体内容 制订《医院护理部杜绝医疗差错奖制度》，全院的护理人员将工作中发现的医疗差错上报至护理部。护理部将信息汇总分类后在年终时按照各科室杜绝医疗差错的件数排名，对科室及发现医疗差错的个人进行奖励。

2. 操作流程 护士在日常工作中发现医疗差错，要在 24 小时内通过OA 办公系统上报至护理部，护理部每月对医疗差错进行整理分类，上报至医务处，医务处上报至分管院领导，分管院领导在每季度的安全会议上进行通报。同时护理部将典型案例做成 PPT，在护理安全会议上予以总结分析。年终总结时，护理部对于医疗差错进行分级，按照医院相关奖惩制度予以不同奖励。对于已发生的不良事件，护理部为避免差错反复发生，鼓励护士发现后上报，护理部予以医疗差错发现者相应鼓励。

七、科主任目标管理责任书制度

1. 具体内容 医院制订《科主任年度综合目标管理制度》，将医疗安全的管理指标进行量化，各职能科室负责责任书相关内容的监督和落实，使科室的医疗安全管理工作更加规范有序。

2. 操作流程 每年年初院长与临床医技科室负责人分别签订《综合目标管理责任书》，责任书中的医疗安全考核项目包括，医疗纠纷例数及赔款额、医疗纠纷科室承担的责任程度、投诉例数、急会诊按时到岗、不良事件上报、危急值、手术安全核查等内容。医院根据工作目标及各科室发展的情况，责任书每年修订 1 次，年终相关职能科室围绕目标责任书进行考评打分，分数与年终绩效奖金挂勾。

【小结】 近年来，丽水市中心医院围绕医疗安全制订了一系列的管理制度，并通过奖金辅助制度建设，在照章执行上下功夫、花力气，努力做到领导干部率先垂范，全体职工认真执行，有效地预防了医疗安全事故和医疗纠纷的发生。在医院门、急诊和出院人数以及总收入全部翻番的同时，医院的医疗纠纷数却实现了大幅下降，实现这项成绩的关键在于我院不仅制订了详尽的医疗安全管理制度，更为重要的是确保让制度落在实处。实践证明，加强制度管理，确保制度落实是提升医疗质量，确保医疗安全的最佳方法之一。

提高医疗质量，确保医疗安全是所有医院管理工作的立足点和出发点，也是提高医院核心竞争力，实现可持续发展的重要保障。医院要通过组织召开医疗风险管理研讨会、医疗质量管理研讨会、医疗安全通报会、典型医疗事件剖析会等，来培育职工的制度理念与相关意识。同时加大制度落实情况并与职工薪酬关联，加大医疗安全、医疗质量和绩效考核的结合力度，认真抓好各项核心制度的落实，才能有效减少医疗安全事故和医疗纠纷的发生。

（韦铁民）

第二十节　行政和医疗联合谈话，强化风险告知，防范医疗纠纷

【背景】 医疗是高风险的行业，医患沟通不到位是产生医疗纠纷的重要原因之一，医患沟通不仅是科主任和经管医师的工作，也是医务处及分管院领导的工作。丽水市中心医院自2007年开始针对重大手术、新开展的大手术、重大创伤性手术、有医疗纠纷苗头的、医疗效果没有达到预期目标的、沟通困难的患者及高危、高龄的患者，实施由医务处组织的行政谈话和医疗谈话制度。该举措充分尊重了患者的知情同意权和选择权，促进了医疗质量的提升，增强了医患和谐，是一项预防医疗纠纷的很好措施。

【问题】 ①医务人员沟通技巧不够，谈话的广度和深度不够；②医务人员对风险的预见性不足；③个别医务人员对沟通困难或难缠的患者及家属的应对技巧不强。

【做法】丽水市中心医院自 2007 年开始对相关患者实施行政和医疗联合谈话，在维护和谐医疗方面做了形式和方式上的探索，取得了较好的效果。

一、行政和医疗联合谈话的主要对象和内容

1. 对象　有医疗纠纷苗头的、医疗效果没有达到预期目标的、高危、高龄、新开展的大手术、重大创伤性手术、高风险的手术患者及家属，沟通困难、难缠的患方。

2. 内容　患者的病情、手术适应证、手术治疗的必要性、手术方式、术中和术后可能出现的严重并发症及意外情况、预后和经费估计等，让患者及家属充分理解治疗的必要性和风险。

二、行政和医疗谈话的方式

（1）科主任或手术主刀医师对危重、疑难、复杂、高风险和新开展的手术或有创操作进行第一次术前谈话。

（2）医务处和手术主刀医师一起进行行政和医疗联合谈话，必要时分管院长一同参加。实行院科两级重大手术术前谈话程序，进一步强化手术风险意识，依据诊疗规范帮助医生将工作做得更加严谨，同时加强了医生和患者对手术风险的重视程度，使医患双方对是否实施手术做出正确选择。

（3）对于诊疗过程中不配合医务人员进行相关的检查和治疗，又拒绝签署知情同意书和转院治疗，或者医患沟通困难的患者及家属，医务处也及时进行行政谈话，强化风险告知和知情同意选择。

【小结】行政和医疗联合谈话使患者认识到医患双方的目的都是为了解除患者痛苦，治愈患者疾病，也让患方知晓院方对他的重视，理解医生工作的高难度和高风险，对可能出现的医疗风险增强理解和认识度，避免把治疗失效完全归咎于医生，同时也提高了经管医师的医疗谈话技巧和法律意识。自从开展行政和医疗联合谈话以来，在我院进行过行政和医疗联合谈话的患者，无一医疗纠纷发生。

行政和医疗联合谈话的实施，使医患双方能从各自的立场和角度来探讨医疗风险和诊治方案的看法，通过医方为患方详尽解释疾病的相关

知识和诊疗过程中潜在的风险，患方能感受到医方态度的真诚和对其疾病的重视，会有更好的心态来配合诊疗。这对改善医患关系，增进彼此信任也是一种有效的推动。

（魏以新　季伟艺）

第二十一节　医疗纠纷责任评鉴与追究

【背景】医疗纠纷妥善处理完毕后，如不对当事人进行责任评鉴和追究，不对事件进行举一反三，会导致医务人员责任意识下降，不利于医务人员责任心提升，不利于医院的长远发展。

【问题】①医疗过失或纠纷发生后，当事人主观上都存在找理由推卸责任的现象；②医疗纠纷的相关人员没有接受教训，责任意识得不到加强，导致医疗纠纷频发。

【做法】丽水市中心医院每半年由院长亲自主持召开医疗安全管理委员会会议，参加人员为医院医疗安全管理委员会人员。具体做法如下所述。

一、明确医疗纠纷的属性

根据医疗纠纷的具体情况由医院医疗安全管理委员会来投票决定属性。

（1）医护人员在医疗行为中确实存在不负责任，有行为过错而导致的医疗纠纷事件。

（2）医护人员由于医疗技术能力有限，对患者病情评估不足，处理不及时，方法不当，从而引发的医疗纠纷事件。

（3）在治疗过程中，病情突然恶化，医护人员虽经努力抢救，仍不可避免地会出现在现有医疗技术水平下无法挽回生命的医疗事实，而导致的医疗纠纷。

（4）医护人员不存在任何过错，由于患方无理取闹产生的医疗纠纷，医院为了息事宁人不得不进行赔付的事件。

二、强化医疗安全责任评鉴

（1）对发生医疗过失行为或医疗纠纷的当事科室、当事人，由医疗安全管理委员会的专家进行认真分析，剖析医疗纠纷发生的原因。

（2）实施医疗安全委员会票决制，参加评鉴人员在医务处介绍相关案由后对案件各自评鉴，打分评级。

（3）对当事科室、当事人在医疗纠纷过程中的医疗行为确定责任，责任分为完全责任、主要责任、次要责任、轻微责任和免责 5 个等级，由医疗安全管理委员会委员投票表决，最后医院领导班子根据票决情况、当事人相关因素决定处罚方案，包括经济处罚、院内通报批评，并与责任人的年度考核和职称晋升挂钩。

（4）每年年终医院对科主任及科室相关指标进行考核，科室发生的医疗纠纷例数、赔款金额、责任程度均与考核挂钩。

三、经济处罚落实到位

（1）经济处罚额度根据当事科室、当事人在纠纷中的责任大小和赔款数额确定。

（2）当事科室承担赔付额 5%～10% 的经济处罚。

（3）当事人扣发月奖金、部分或全部年终奖。

【小结】 医疗纠纷的责任评鉴与追究制度的落实，使我院医务人员的责任意识明显增强。而对责任人的处理也未影响职工的积极性，当事科室和责任人对处理结果也都心服口服，同时也起到了举一反三、警示和教育作用。

对医疗纠纷进行追究和评鉴，不仅仅是为了给当事人一个公正的评定，预防类似事件再次发生，更是在当前医患关系紧张的大背景下，给予社会一个负责任的回应，树立公众对医疗行业的形象和信心。

（涂韶松　魏以新）

第二十二节　重视有医疗纠纷苗头患者的早期化解

【背景】 有医疗纠纷的患方大多都有早期苗头，具体表现为家属和患者不满情绪的流露、故意拖欠医疗费用、有目的收集医务人员医疗不足信息等。如何早期识别这些苗头并将其化解，是科室医务人员和医院管理者在工作中必须学会的能力。

【问题】 ①医务人员工作量大，忽视或者漠视医疗纠纷的早期苗头；②对已经出现的纠纷苗头不能及时识别；③对有医疗纠纷苗头的患者及家属应对态度消极，甚至有敌对情绪。

【做法】 丽水市中心医院积极培养医护人员对有纠纷苗头的患者及家属的早期识别意识和重视程度，及时汇报，医务部门早期介入，力争通过医患沟通，优化诊疗措施，消除纠纷隐患，将纠纷化解于苗头阶段。

一、强化风险意识，预防医疗纠纷发生

1. 开展术前行政和医疗联合谈话 具体内容见《行政和医疗联合谈话，强化风险告知，防范医疗纠纷》。

2. 提前预警，积极应对 住院患者术后出现严重并发症、病情突然变化或恶化、院内感染或药物出现严重毒副反应、患者死亡（猝死）原因不明、其他意外、患者及家属对医院工作有不理解或不满的预兆（包括医疗服务质量、服务态度以及医技、后勤、收费等方面的问题）时，医务人员及时预警，将情况汇报至医务处，医务处及时组织相关人员讨论，制订积极的应对方案，同时积极沟通，力争将矛盾化解在萌芽阶段。

（1）患者出现各种并发症或病情恶化而家属不理解或药物出现严重毒副反应及其他意外情况时，医务处及时组织相关医学专家会诊，采取积极的救治措施，必要时请上级医院专家会诊，协助治疗抢救。

（2）若医院的医疗行为给患者造成伤害，医务处则代表医院关心患方并表达医院的歉意，及时安抚患者情绪，同时对相关伤害的赔偿事宜做认真评估，并以相关法律法规为依据，积极与患者及家属沟通，向患方展示医院做相关工作的认真和公正态度，为医患双方创造了很好的沟通基础。

二、规范透明、客观公正，及时化解医疗纠纷

1. 规范处理流程

（1）争取患方理解。日常做到礼貌接待，学会稳定患者情绪，认真

倾听并做好记录，以进一步做好说服工作。

（2）注意谈话技巧，谨慎谈话用词。谈话时留有余地不做任何承诺，争取主动；不随便让患方提要求，避免造成错觉；同时分析患方心理动态，把握好谈话方向。

（3）集中答复和及时兑现。相关医疗纠纷事件调查后及时将结果向相关院领导汇报，统一口径后，一次性集中答复患方。承诺的事情会及时兑现，以充分体现医院诚意和诚信。

（4）注意沟通场所的选择。医患沟通地点选择在有录音录像区域。

2. 透明化处理 为方便患方投诉，便于医患双方在矛盾协调中相互配合，医务处将医疗投诉相关程序及制度制作成宣传栏，患方可随时监督医院工作。

3. 客观公正处理

（1）医患双方对医疗争议较大时，医院要充分了解医患双方的想法，做到对患方同情但不姑息，对医生尊重但不祖护。

（2）问题不好界定时，医务处可邀请专家会诊，专家根据患者具体情况做出客观结论，为医务处解决纠纷提供可靠依据。

三、鼓励医护人员积极处理医疗纠纷苗头

医疗纠纷早期苗头出现时，鼓励医护人员积极应对患方的不良情绪，处置时不卑不亢，坚守原则，积极争取患方的理解，不发生正面冲突。

【小结】相关的早期化解方式和流程，增强了医务人员的责任意识、防范意识、危机意识，许多有早期苗头的事件化解在萌芽之中，医疗纠纷明显减少。上述举措还增进了医护人员与患方间的沟通，加强了双方的理解，使医患双方都有更好的工作、就诊心态。

患者就医过程就是医疗技术施行过程，由于个体病情严重程度不一、技术成熟程度不同、患者心态和要求不一致，其可能发生的后果也千变万化。整个就医过程实际上是患者和家属对疗效和服务的无声流露。重视患者这种无声的流露，观察流露过程，尽善尽美地为患者提供服务是医护人员的义务，也是必须学习和提升的技能之一。

（魏以新　朱亚琴）

第二十三节　无责上报结合根本原因分析减少不良事件与差错发生

【背景】　主动报告不良事件并进行归类、预警、整改是有效防止职业疏忽事件发生的有效措施。医院利用信息系统、相关管理工具进行研究、分析，获得安全警示信息和改进建议，增强识别、及时处理安全隐患和预防不良事件发生的能力，才能实现医疗安全目标。

【问题】　①不良事件无统一归口管理，无统一不良事件上报系统；②多数职工认为不良事件上报是自找麻烦，上报积极性不大；③不良事件相关职能部门缺乏归类、分析与反馈；④不良事件缺乏根本原因分析及整改措施。

【做法】

一、健全管理制度，统一归口管理，提供方便的报告途径

1. 健全不良事件报告制度，统一归口管理　修订《不良事件报告及根本原因分析制度》，对医院不良事件的范围、定义、职责、标准、流程等进行详细阐述。明确不良事件主管部门为质管处，由质管处统一管理，各管理领域内的不良事件由相应归口部门分管。

2. 完善不良事件上报途径及处理流程

（1）建立不良事件上报系统（表3-23-1），全院职工均能实名/匿名上报不良事件。

（2）通过信息化手段，实现不良事件"上报-处理-结案-反馈-追踪"闭环管理。

二、多层面、多方式的全员培训

1. 现场培训　质管处分批次对行政后勤人员、医护人员、运送工人、新进职工等进行现场培训，并将学习PPT上传OA系统供大家下载。

2. 软件培训　软件培训视频上传软件平台，组织全院学习，并进行考核。

3. 科室培训　各科室组织学习《不良事件报告及根本原因分析制

度》与系统操作。

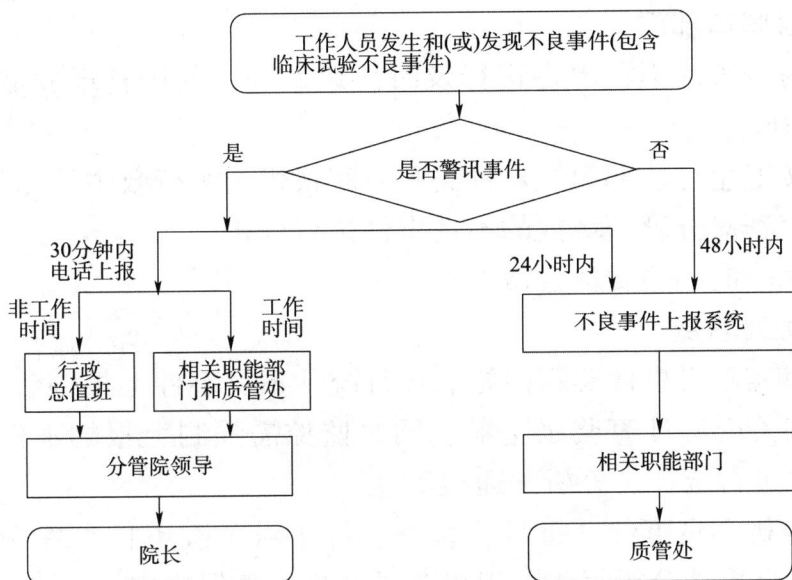

图 3-23-1 不良事件上报系统

4. 强化培训 质管处针对重要科室人员，通过面对面、电话等方式进行培训。

三、多举措降低不良事件漏报

（1）院部对不良事件上报落实分级管理，对警讯、严重度评估分级（SAC）1、2 级不良事件院部要求强制性上报；SAC3、SAC4 级事件遵循"自愿性、保密性、非处罚性和公开性的原则"上报。所有上报的不良事件均有奖励。

（2）查阅死亡病历、抽查疑难危重讨论病历、分析非计划再次手术病历、分析纠纷投诉案例、定期现场追踪，通过多举措多途径收集资料、发现隐患，进而降低不良事件的漏报率。

四、规范不良事件管理

1. 各部门、科室负责人
（1）督导科室内人员上报各类不良事件。
（2）确保不良事件得到正确处理。
（3）将警讯事件上报给相应职能科室和质管处（非工作时间通知行政或医疗总值班）。

（4）定期召开医疗安全会议，对科室不良事件总结分析。

2. 分管归口部门

（1）对分管的不良事件进行及时协调处理，分析管理领域内的不良事件并组织改进。

（2）按卫生行政部门规定种类和时间报告上级行政主管部门。

（3）每季对分管领域内的不良事件进行分析。

（4）每季向相关委员会做工作汇报。

3. 质管处职责

（1）落实不良事件奖罚措施。每月统计不良事件上报例数及上报人，根据制度相关内容计算奖励金额；同时监控需强制上报的不良事件，对未上报事件进行统计、分析并通报等。

（2）分析不良事件，每月、每季、每年对全院不良事件做整理、分析，形成不良事件分析报告，提出改进意见，督促改进。

（3）组织召开品质改善小组会议，针对警讯、SAC1、2级不良事件及具有学习意义的SAC3、SAC4级事件进行根本原因分析（RCA），监督RCA及时完成，并进行追踪。

（4）持续改进不良事件上报系统，及时解决不良事件上报系统运行过程中出现的问题。

（5）每季度根据《医技科室医疗质量考核评分表》《临床科室医疗质量考核评分表》对各科室不良事件进行考核。

（6）每季周会进行通报，同时针对存在的问题组织整改。

（7）每季度汇报医院质量与安全管理委员会。

（8）每季将不良事件上报至浙江省医疗安全上报系统。

五、对重大不良事件开展根因分析

对警讯、SAC1、2级不良事件及具有学习意义的SAC3、SAC4级事件开展根本原因分析，找出系统性问题或流程，落实整改并进行效果追踪。

【小结】医院健全了由质管处统一管理，相应归口部门分管的不良事件管理体系，明确职责分工、管理流程、反馈途径与整改追踪；同时引进不良事件上报系统，通过信息化手段，实现了不良事件的闭环管理。

通过全体职工培训，结合降低不良事件漏报率的多种举措，医务人员积极参与不良事件上报、分析和改进。并通过管理工具根本原因分析（RCA）的运用，从系统上减少不良事件的发生。

不良事件管理是需全员参与的一项工作，只有良好的管理体系和措施，才能在既往不良事件中吸取经验教训，达到减少医院不良事件，提高质量，减少医疗纠纷的目的。

（李雅）

第二十四节　多措并举提高专家门诊按时出诊率

【背景】医师门诊准点出诊是门诊管理的难点，常有患者投诉医师未按时到岗开诊，特别是专家，既要顾及病房，又要尽量准点出诊，常常无法两全，导致出诊时间延后。

【问题】①专家按时出诊率低，存在迟到、旷诊等现象；②专家门诊按时出诊管理的制度不够完善；③专家按时出诊率低，常造成预约患者不能按时就诊，患者满意度下降，甚至投诉。

【做法】

一、完善门诊专家按时出诊相关制度

根据《浙江省医院门诊管理暂行管理办法》和《浙江省医院门诊质控检查标准》，结合医院实际情况，制订《专家（专科）门诊管理制度》。规定专家（专科）迟到扣100元/次，当天临时擅自停/替诊，造成投诉的扣300元/次，无故擅自停止专家（专科）门诊达3次，自动终止其专家（专科）门诊，原则上不再接受重新申请。奖惩明细上报绩效处，按制度规定扣奖。

二、每月统计专家出诊准点率

信息中心设置专家出诊准点统计功能，每月统计专家按时出诊率。采用"四点监测法"对专家每个班次（半天为一个班次）进行判定是否为迟到或者旷诊，即对登入、刷卡、诊断、结束4个时间点进行监测，若其中两个时间点符合即为准点。如：8：00放号，8：02登入、8：05刷

卡、8：10 诊断、8：15 结束就诊，若其中有两个时间点准时即为准点。此举有效杜绝他人代登入或登入后不看诊现象。对特殊情况下系统判断为迟到的，如周末个别专科医生准点登入后无患者进入就诊队列，给予甄别剔除。

三、调整专家诊查费奖金提成

院部出台《关于调整门（急）诊诊查费补贴标准的通知》，提高出诊专家诊查费绩效比例，实现多劳多得，有效提高专家按时出诊的积极性。

四、提高科主任按时出诊意识

各临床科主任与院部签订《年度工作目标责任书》，将按时出诊率纳入年度考核，该年度考核与年终绩效分配挂勾；严格执行《专家（专科）医师出诊管理制度》。力求专家准点出诊，提高预约服务质量，不得无故随意停诊等规定，考核到科室。对按时出诊率较低的科室其分管领导定期与其科主任交流沟通，分析原因。

五、定期考核通报机制

对按时出诊率设置考核指标，对考核指标达标情况定期周会通报，落实到科室和个人的绩效，对未按时出诊的专家给予通报，质管处每月在医院 OA 办公系统发布异常指标，每季印发《医疗质量考评结果分析与持续改进》，并要求未达标的科室及时填写分析改进表，通过分析未按时出诊原因而找到改进举措。

【小结】专家门诊出诊管理在医院门诊管理中都是难点，是影响患者满意度的薄弱点。医院多措并举及"四点监测法"，避免只检测某一个时间点的一刀切现象，体现信息化、合理化判断标准。院部推出多项管理措施，切实提高了专家对出门诊的重视度，执行两年来按时出诊率维持在 99% 以上，2019 年门诊患者的第三方满意度高达 91.89%。

（潘锋君）

第二十五节 医院药事管理工作的重要环节

【背景】 医院药事管理是对临床用药全过程进行有效的组织实施与管理，做好临床合理用药和相关的药品管理工作。在新医改、医保政策及医学服务模式不断变化发展的过程中，如何把控医院药事管理工作的重要环节，做好药事管理工作，是分管领导和药学部需思考的重要内容。

【问题】 ①在医改新形势及各种政策变化情况下，不清楚如何梳理并重点抓好医院药事管理工作的重要环节；②面对医院药事管理工作过程中的难点或疑惑，不知如何以问题为导向做好改进工作；③不知如何协同推进医院药事服务与药事廉政的管理。

【做法】 医院设立药事管理与药物治疗学委员会，认真贯彻执行医疗卫生及药事管理等有关法律、法规、规章和卫生行政主管部门的政策性文件，研究制订医院药事管理的具体举措和制度，监督药品管理和合理使用的全过程。

一、确立清晰有序的药事管理工作原则

随着国家机构改革和医改的不断深入进行，多个部门涉及药品使用的管理，令出多家，有时往往有不一致的现象。因此，分管领导和药学管理部门要保持清晰明确的工作思路和药事管理工作原则，以药事管理相关的法律法规及政策性文件为准则，积极稳妥开展工作。

二、加强制度建设，促进药事管理规范化

药事管理涵盖了药品组织和管理、选择和采购、储存、医嘱和医嘱转录、准备和调剂、给药、监测药物治疗等七大管理流程。因此，要加强药品管理各流程设计、实施和改进，将药事管理工作制度化，保障药事管理活动规范有序。我院根据整个管理过程制订了《药事管理与药物治疗学委员会工作制度》《药品管理制度》《处方和药物医嘱管理制度》《超药品说明书用药管理制度》《临床用药监测管理制度》《患者使用自备药品管理制度》《药品储存养护管理制度》《麻醉药品和精神药品管理

制度》《抗菌药物临床应用管理制度》《高警示药品管理制度》《药品召回管理制度》《药品引进与淘汰管理制度》《药品报损与销毁制度》《病区备用药品管理制度》《冷链药品管理制度》《药品二次议价流程》等一系列制度，涵盖药事管理工作的各个重要环节，使药事运行管理在规范框架内。

三、药品遴选原则为先进、质优和价廉，又符合医改政策

面对品种、规格、价格繁多的药品，在药事管理工作过程中需更多地站在患者的立场上，遴选过程中遵循"控成本、降费用、保质量"的原则，在药品临床使用过程中做好药品监管工作，并保证药品的先进性和临床需要。

四、规范医院与企业的合作，确保正常药品供应管理

医院与药品供应商应共同搭建、精心维护供应链，药品供应涉及多个层面、多个环节，商业利益牵连广泛，选药用药过程中利益博弈的廉政问题是医院面临的一个重要问题。供应链合作中借助合同契约，强调依法依规行事，并全程引入医院纪检监察机制监督药品廉政管理，坚持药事服务与廉政工作两手抓。

五、加强药品临床使用管理，强化合理用药

药物临床使用应当遵循安全、有效、经济的用药原则，对诊断、预防和治疗用药的全过程实施监督管理。

1. 监管体系　建立临床用药监控系统，专人对系统进行管理和维护，每月按药品消耗量和消耗金额统计进行全院药品流向监控分析和抗生素使用情况分析。对医院用量排名在前的药品、需要重点监控的药品，实行数量和金额的"双控"机制管理。

2. 分级管理　科主任是药品合理使用的第一责任人。但在实际工作中由于科主任业务繁忙，很难具体管控药品使用的细节。通过设立合理用药负责人与联络员，构建处方点评与反馈机制。临床科室设定一位合理用药负责人负责科室合理用药的监管，临床药师作为联络员，每月通过《用药指标超标反馈单》和《不合理用药情况汇总表》向合理用药负

责人传达科室合理用药情况。

3. 权限管理　借助合理用药系统等药品管理信息系统加强抗菌药物、麻醉药品、精神药品等处方权限与用药时限管理。

4. 多方位用药监管　通过处方审查、合理用药专项检查、医疗质量考评等多种形式加强合理用药监管。处方审查方面，借助合理用药监控系统通过"人审＋机审"的方式对全处方进行前置审核，将不合理处方拦截在事前。合理用药专项管理方面，通过制订药物管理规范、临床药师开展专项点评等方式，加强重点监控药品的管理。合理用药管理纳入质管处每季度医疗质量考评体系，全面实施处方点评公示通报制度，加强院内网公示和不合理用药的处罚，并把不合理用药与临床科室奖金绩效、主管医师的职称晋升相挂勾。

【小结】加强药事管理工作是提高医疗质量、控制医疗费用不合理增长的重要手段。药事管理实践过程中，药事管理与药物治疗学委员会要充分发挥监督、管理职能，以"制度建设、构建监管体系、制订奖惩措施"三位一体的药事管理模式，促进临床合理用药，推进医院药品管理能力提升。

（田伟强　徐艳艳）

第二十六节　药物临床试验机构建设与管理要点

【背景】临床试验是一项科学、严谨的科学研究工作，药物临床试验机构是进行临床试验的主要执行单位，构建完善的药物临床试验机构管理体系是提高临床试验质量的保障。特别是刚入选的药物临床试验机构，如何在临床试验实施过程中，加强对临床试验的组织管理和质量控制，严格规范临床试验的各个环节，确保临床试验遵循药物临床试验管理规范（good clinical practice，GCP），以保障受试者权益，提升科研水平和学术地位。

【问题】①机构制度欠规范，依从性差；②研究者 GCP 意识不强，缺乏严谨态度，试验质量把控不严；③相关科室协调不够，影响试验进度。

【做法】我们制订了药物临床试验"严谨、规范"的原则，经过多年的摸索、实践，形成了一套行之有效的管理体系，可对各类临床试验进行规范有效的管理。

一、加强制度建设，促进机构管理规范化

制度规范才能规范行为，制订、完善和落实制度是保障临床试验顺利进行的首要环节。医院药物临床试验机构人员本着"写将要做的，做已经写的"以及"谁负责谁起草"的原则起草文件，并请有关专家批阅，由药物临床试验机构办公室主任审核后，经机构主任批准颁布，从而保障了制度的可操作性和执行的依从性。随着管理流程优化，机构办人员结合实际临床试验工作，及时地对相应的文件制度进行更新，将制度深化到日常工作中，使研究者能真正理解并遵循。

二、强化研究人员 GCP 意识，提高临床试验质量

1. 健全培训体系，加强培训效果　每年组织 1~2 次院内的 GCP 知识培训，并邀请临床试验的专家以及同行进行经验分享，通过对临床试验工作中遇到的实际案例和问题的分析，使培训者更加直观地了解目前国家药品监督管理局对于临床试验质量控制和数据管理的相关要求。同时机构办公室制作了《药物临床试验质量管理规范》《药物临床试验知识手册》等资料，以便研究者利用碎片时间学习加深 GCP 的意识。

2. 充分利用启动会，用好启动会培训　从 GCP 的角度看项目，在临床试验开始之前就对方案中的难点和可能发生的情况有预先的准备和评估，以确保试验项目高质量地完成。要充分利用好启动会对该项目研究人员进行培训和模拟流程，使研究者团队熟悉并掌握方案的具体操作。

3. 完善质控体系，加强过程监管　医院机构内部建立二级质量控制体系，专业组质控员负责一级质控，对本专业临床试验项目开展的全过程进行 100% 的质量检查；机构质控员负责二级质控，对每个项目的所有病例至少进行 30% 的质量抽查，通过对研究者的方案依从性，知情同意书签署，不良事件及严重不良事件的处理和报告，试验数据溯源性等项目进行详细检查，督促试验研究人员及专业科室质控员开展工作并及时纠正质量偏差，严格把关临床试验的质量。通过实行二级质控，强化过程管理，及时地发现和解决试验中存在的问题。

三、加强各科室的协调沟通，优化流程

临床试验每个过程都离不开相关辅助科室的支持与配合，只有各职能科室紧密合作辅助，才能保证试验工作顺利进行。怎样去优化各环节流程，也是我们工作的重点之一。

1. 优化信息系统 信息科在医院 HIS 系统中嵌入"临床试验组维护"及"医生临床试验权限"模块，机构收到启动会授权表后，即可在信息系统中设立对应的临床试验项目组，设定研究者权限，开通该项目的免费检验检查，保证了项目开展的及时性。

2. 优化检查流程 在执行预约检查制度的条件下，一些检查特别是放射科项目的检查需要预约较长时间才能完成，机构办通过与放射科协调，受试者可凭《临床试验项目受试者放射科检查优先通知单》获得优先检查，保证试验顺利进行。

3. 优化财务报销流程 财务报销往往是繁琐的过程，要做到"既要合规，又要简化"。为了使项目高效执行，医院财务部门为临床试验经费结算开辟绿色通道。每个项目合同签订后，机构秘书根据合同制订该项目的《临床试验经费预算表》，预算表经机构办公室主任、机构主任审核，院长批准后，上交财务科，财务科将试验经费按观察费、管理费、受试者补贴、检验检查费等项目分账户，对药物临床试验项目支出采取内部转账记账模式。受试者免费检验检查费用在开单时直接从相关项目试验经费中扣除，无需患者垫付，机构办每月月底按项目和财务科统一结算受试者检验检查的费用。

医院设计执行的受试者免费检验检查流程极大地方便了受试者，简化了费用报销流程，同时也受到许多合作方（如申办方、CRO 公司、CRC）的好评。

【小结】 医院药物临床试验机构以"严谨、规范"起步，逐步做到"扩面、增量、提质"。随着国家鼓励创新药物临床试验发展的政策的出台，以及药物临床试验机构由评审认证制改为备案制，医疗机构只有在实践中对临床试验管理进行不断地探索完善、总结经验，逐渐形成完善的管理模式，才能提高新药临床试验质量。

（田伟强 朱雅艳）

第二十七节　采用荧光辅助手段实现手卫生快速效果评价

【背景】 手卫生是预防和控制医院感染、保障患者和医务人员安全最重要、最简单、最有效、最经济的措施。手卫生是一个简单的过程，但由于医务人员工作忙、意识淡薄等原因，许多医务人员及工勤人员的手卫生依从率、正确率都较低。

【问题】 ①手卫生正确性的理论考核执行难度大，特别是工勤人员文化水平偏低，书面形式无法有效地考核此类人员的手卫生正确性；②平时过程考核不能直观判断正确性；③结果考核通过微生物检测时间长、成本高，无法做到全面性和及时性。

【做法】

一、采用荧光法来直观判断手卫生的正确性

1. 干洗手（快速手消剂）　手卫生监测荧光乳适量倒于掌心，按七步洗手法揉搓干燥后，双手置于暗室环境，在紫外线手电照射下观察。荧光均匀覆盖手部皮肤，即可判定干洗手正确。

2. 湿洗手（流动水洗手）　将洗手液倒于覆盖有荧光乳的双手掌心，按七步洗手法揉搓，并置于流动水下冲洗。双手置于暗室环境的紫外线手电照射下观察，荧光乳全部被洗净，即可判定湿洗手正确。

二、方法实施与效果

（1）所有职工分批次、分科室到院感科进行荧光法考核，合格给予发放证书。

（2）考核中发现的共性问题，如指甲长、手部皮肤粗糙、手有破损，荧光乳是无法清洗干净的，足以证明剪短指甲、揉搓时要有一定的力度、需戴手套的重要性。

（3）不定期进行抽考，验证依从和坚持情况，做好持续改进。

【小结】 院内感染发生率和手卫生执行是否到位关系密切。通过荧光检测法来解决手卫生的知易行难，从而加强手卫生正确性管理，进而减少院内感染的发生。通过过程与结果监控，提高了手卫生依从性和正确性。

（徐丽英　章锦瑶）

第二十八节　ICU 院科两级晨会交班，降低院感发生率

【背景】ICU 病房是各种危急重症患者集中抢救治疗的场所。由于危重症患者具有基础疾病严重、免疫力低下、侵入性操作多等特殊性，所以 ICU 病房一直是医院感染的高发区，因此，如何有效降低感染发生率是医院感染管理的主要关注点。

【问题】①科室对院级培训的执行流于形式，院感存在的问题未及时全面反馈到科室，监管不到位；②院感专职人员临床业务能力提升不够；③科室外来成员（规培生、进修生、实习生）轮转快且感控意识薄弱。

【做法】

1. 提高认识　实行院科两级管理，院感科首先进行重点内容梳理与问题反馈，科室再进行自查内容的汇报，主要以 PPT 演示、现场提问与答疑互动为主。院感专职人员交班内容包括手卫生、院感发生情况、三管感染率和防控措施落实情况、多重耐药菌感染和防控措施落实情况、科室近期存在的问题反馈、相关内容学习等；科室质控员交班内容包括手卫生检查情况、无菌操作检查情况、多重耐药防控措施执行情况、三管防控措施监督、血培养送检情况、医务人员个人防护情况以及科室自查发现的问题反馈。对于每一例感染病例，院感科专职人员与科室面对面交流、讨论，最终确认或排除院内感染。

2. 加强监督　科室质控员每月进行质控自查。院感科专职人员每月检查三管防控 BUNDLE 依从性。院感科联合医务处、质管处、护理部，每季进行监督检查，做好持续质量改进。

3. 加强环节及高风险管理　科室日常做好风险防控管理，质控员每周检查三管防控 BUNDLE 依从性。自查自纠，对于不能解决的问题及时汇报院感科。院感科专职人员每天通过软件平台进行监控，发现异常，随时下临床。

【小结】 经过两年多的ICU院科两级晨会交班，总体上取得了明显的效果。一方面科室感控工作做到人人参与、人人知晓，在晨会上对存在的问题及时反馈、沟通到位，同时对院感新要求新知识充分学习，整体提升ICU医务人员的院感意识及院感防控水平；另一方面促使院感专职人员主动参与到临床病例的诊治及新要求新知识的学习，提升了院感业务能力。在"两级"并行的推进下，医院感染发生率、多重耐药菌发病率均显著下降，尤其是碳青霉烯类耐药菌感染发生率下降更著。

（徐丽英　章锦瑶）

第二十九节　强化院感质控员责任意识，降低院感发生率

【背景】 医院感染管理组织架构为三级网络，由医院感染管理委员会、院感科、科室医院感染管理质控小组组成。院感质控员作为预防、发现、控制医院感染的前哨兵，其责任意识和专业知识水平直接影响到科室院感管理质量。做好质控员管理，强化质控员责任意识，对降低医院感染发生率具有重要意义。

【问题】 ①质控员院感专业知识缺乏或掌握不足；②质控员责任意识淡薄；③质控员沟通管理能力不足；④质控员具有一定流动性，工作交接不到位。

【做法】

一、注重质控员选拔，打造感控队伍

（1）科室院感质控员包括医生和护士，应为科室相对固定的人员。

（2）质控医生宜为高年资住院医师及以上，质控护士宜在本科室工作满2年以上。

（3）由科主任和护士长考核，选出成绩突出者优先担任。

二、开展专项培训，提升业务水平

（1）每位院感质控员需经院感科考核通过后才能任职，考核形式与内容为：正确进行手卫生、穿脱隔离衣、正确佩戴口罩等技能考核以及

理论知识考试。

（2）每季召开院感质控员会议，主要内容包括通报上季度院感监测情况、突出全院共性问题并讨论出解决方案、质控员感控创新工作经验交流（PPT形式）、感控前沿资讯分享学习、会后马上进行微信随堂抢答巩固知识等。

（3）不定期在微信平台进行交流互动，全员参与，共享工作中的难点与对策，及时线上回答科室存在的问题。

三、明确工作职责，搭建沟通桥梁

（1）建立科室质控员管理职责与制度。

（2）科室每月完成质控自查和手卫生自查，对存在问题进行追踪等。

（3）科室每季完成院感知识及相关会议记录。

（4）对本科室空气隔离、飞沫隔离、接触隔离、保护性隔离等患者进行隔离措施落实查核。

（5）对院部下达的任务，及时通知科室成员并积极落实。

（6）承担科内各项院感培训任务（手卫生、职业防护、消毒隔离、合理使用抗菌药物等）。

四、建立奖惩机制，激发工作热情

院部在科室季度/年度考核中均设有对科室和院感质控员履职情况的管理考核指标：①每年按不同系统进行考核，名列前三进行奖励；②院感各项会议及培训踊跃参与，全勤者给予奖励；③将科室各项院感质控工作结果计入质控考核并与奖惩挂勾，且在职称晋升方面给予适当的政策倾斜。

【小结】院感质控工作影响着医疗护理的质量，而"加强院感质控员选拔与培养""强化责任履行能力""健全奖惩制度"和"完善监督机制"等各项有力举措，不仅给院感监控员创造了锻炼管理的机会，还实现了院感管理工作的日常监督提醒，从而能够最大限度地规避由于职业疏忽造成的感控风险。

（徐丽英 章锦瑶）

第三十节　信息化色彩标识用于隔离患者的管理

【背景】21世纪人类面临几大病原微生物的威胁：医院感染的耐药菌株（MDRO）、耐多药结核菌（MDR-TB）、艾滋病病毒（HIV）。在临床工作中，医务人员常常不能及时获知多重耐药菌、肺结核等的感染，因而未能及时做好相应防控，造成多重耐药菌、肺结核等的院内流行或职业暴露，甚至导致暴发流行的事件发生。因此，在多重耐药菌、肺结核等防控中，让医务人员第一时间获知相关信息并做好有效防控是一项重要的工作流程。

【问题】在传统的管理流程中，医务人员常常无法在第一时间得知多重耐药菌、肺结核等的检查结果；感染者信息不能及时被发现，导致个体隔离预防和医务人员职业防护滞后。

【做法】利用信息化色彩标识进行提醒管理，使各科室医务人员在最快的时间内获得相关信息，做好相关防控，具体如下所述。

一、颜色设置

（1）信息中心在电子病历系统设置 MDRO（MRSA、CRE、VRE、XDRAB/CRAB、XDRPA/CRPA）患者为蓝色标识，HIV 阳性患者为红色标识，肺结核患者痰菌阳性为黄色标识。

（2）检验科一旦发现上述情况，只要点击发送，电子病历系统中相关患者一栏就会变成相应的颜色，医院感染管理科工作人员和临床科室经管医生则会同步收到相关短信提醒。

二、填写患者《个案管理登记表》与《病区隔离措施落实查核表》

1. 多重耐药菌患者　医院感染管理科收到短信提醒后，及时通知科室督促经管医师填写《多重耐药菌等患者个案管理登记表》；责任护士填写《病区隔离措施落实查核表》。

2. HIV 患者　医院感染管理科收到短信提醒后，及时通知并监督科室做好隔离措施；责任护士填写《病区隔离措施落实查核表》。

3. 肺结核患者 医院感染管理科收到短信提醒后，现场督查并填写《病区隔离措施落实查核表》；责任护士现场自查并填报《病区隔离措施落实查核表》。

三、医院感染管理科的监管

（1）医院感染管理科对相应感染患者的防控情况进行跟踪，了解科室是否在第一时间做好相应隔离和防护的相关防控。

（2）定期对医务人员进行督查，对相应隔离相关防控措施未落实到位的原因进行分析，督促医务人员及时整改。

（3）医院感染管理科专职人员每天处理院感实时监测系统预警信息，查看多重耐药菌、肺结核等患者是否被标记隔离，对未按要求执行的，督促其整改并通报和扣分，同时与奖惩挂勾。

【小结】通过信息化色彩标识，临床科室的医务人员能在第一时间获知 MDRO、HIV、痰菌涂阳肺结核和新冠肺炎患者，既能及时做好相应隔离与自我防护相关措施，又很好地保护了患者的隐私。

对于医院的一些工作流程，相应职能部门要善于学习总结和借鉴别人的成功经验，并结合医院的实际情况，充分利用好信息化资源，为临床工作提供有效、便捷、接地气的服务。

（徐丽英）

第 四 章

护理质量与安全管理

第一节 护士长管理能力提升七法

【背景】年轻护士长数量在医院护士长队伍中占有较高比例。如何培养一支懂管理、会管理、专业精的护理管理队伍，是医院和护理管理者需要重视的问题。

【问题】①护士长大多从临床一线护士中选拔，没有经过系统的管理课程培训，护士长管理能力参差不齐；②护士长缺乏与时俱进的管理理念，管理能力不能满足医疗及科室管理迅速发展的要求。

【做法】

一、目标考核

护理部每年与护士长签订目标考核责任书，明确管理目标及工作内容，针对考核指标和考评标准设立相应的月度、季度质量考核。每年护理部与护士长进行约谈，分析目标考评结果取得的成效和存在不足，指出下年度改进和努力方向，并为科室管理存在的困难出谋划策。

二、导师指导

护理部牵头为新上任主持工作及管理能力薄弱的护士长选择指导老师，实施"一对一"导师制。导师为具有丰富临床管理经验的高年资护士长和科护士长，每周到护士长所在科室进行实地指导，帮助其发现问题，理清管理思路，传授管理经验，找到解决问题方法，同时为护士长心理减压。

三、个体化轮训

针对新提拔的年轻护士长，进行岗前培训，同时进行轮科培训，通过集中培训、跟班、带教等方式快速提升处理问题能力；针对病种单一、业务工作量较小的科室护士长，安排到急诊医学科、重症医学科、呼吸内科、心血管内科等危重患者多的科室轮岗，提升专业水平；针对需要提升管理能力的护士长，安排到管理能力强的护士长科室或护理部轮科培训；并安排部分护士长到院办、医务处、质管处、院感科等行政部门轮岗，提升综合能力。

四、座谈交流

每年不定期举办多种主题的护士长经验交流会或座谈会，以帮助护士长快速识别护理管理共性问题与解决方法，如新护士长座谈会、内外科分片护士长经验交流会，选择管理经验丰富、管理效果好的护士长进行经验分享，并通过护理总带教座谈会、新护士座谈会、护理后备人才座谈会等了解所在科室护士长管理亮点与不足。

五、智慧启发

在各护理单元推出"一科一品"活动，挖掘护理单元专科工作经验，将护理管理亮点做深做精；每年举办全院"护理金点子分享"活动，优选金点子进行全院推广；每年举办"走进共识营"谋划护理发展活动，在轻松活泼的氛围下进行护理管理思维大碰撞，凝聚医院护理管理好方法的同时也启迪护士长广开管理思路。

六、管理工具应用

护理单元年终汇报时进行科室护理工作 SWOT 分析，利于护士长认清自身不足，明白自身优势与劣势，明确面临的挑战，促进护士长宏观管理能力提升。

为帮助护士长能在繁杂的日常管理中解脱出来,指导运用时间管理理论来区分重要与紧急事务,明确工作主次和轻重缓急,制订年计划、月重点、周安排。将 PDCA、QCC、RCA 等质量管理工具运用于质量管理,年轻护士长需有担任 QCC 圈长经历。面对新一轮等级医院迎评准备等艰巨复杂的大任务,指导护士长运用任务分解法(WBS),将大任务分解成一些具体项目,每一个项目细分成一个个具体的活动有序开展。

七、搭建平台

为适应护理学科不断发展的需要,护理部积极谋划学科发展,先后与上海交通大学医学院附属新华医院、浙江大学医学院附属第二医院护理部建立学科对接合作与指导关系,通过"请进来、走出去"的方式加强对接联系,使护士长与优秀医院护理学科深入接触,找差距补不足。

【小结】建设一支高素质的专业化护理管理队伍是保障医疗质量的重要基础,近年来我院通过多方法多维度提升护士长的管理能力,较好地解决了护士长队伍年轻化、管理经验欠缺的问题,同时促进了护理质量与安全的提升。

(冯小红 黄旭芳)

第二节 搭建护士长交流平台,提升管理能力

【背景】年轻护士长大多从临床护士中选拔任用,没有经过系统的管理知识培训。如何培养一支专业能力强、懂管理的护理管理队伍是每家医院面临的实际问题。

【问题】①年轻护士长管理经验不足;②护士长学习交流平台少。

【做法】随着医院规模的扩大,需要大量有干劲、懂管理、专业强的护理管理人员,丽水市中心医院在对护士长管理的培养上进行了有效探索。

一、泛主题交流会

(1)每年分内外片区举行科片护士长经验交流会,不同工作年限的

护士长分批召开。

（2）护理部每年举行年轻护士长、新上任护士长、副护士长、护士长助理经验交流会，每位护士长结合自己的工作体会从不同角度总结个人管理工作亮点及困惑。针对讨论中涉及的深层次问题，护理部主任与护士长们进行深入交流，提出处理方法或以往类似问题处理经验等，举一反三。

（3）分管院长、护理部、科护士长每年年初对每一位护士长进行约谈，肯定成绩，指出不足，并给予指导意见。

二、各种专题交流会

（1）根据工作过程中发现的共性问题，护理部有针对性地召开专题交流会。

（2）举办外出进修学习交流会，如"各种学习班内容介绍""进修感悟"等。

（3）举办护理质量管理专题交流会，如"质控检查反馈交流会""品质管理工具应用交流会""典型案例分享交流会"等。

（4）跨部门工作协调交流会，每年邀请物价科、医保办等部门负责人与护士长进行座谈交流，讨论落实相关政策执行落地情况及疑惑解答。

【小结】护士长在日常管理过程中会遇到各种各样的状况，既有大的安全事件，也有小的、琐碎的事情。如何培养年轻护士长的管理能力，提升其管理水平，护士长经验交流会是一个很好的平台，能够充分交流护理各方面的管理思想、最新理念、知识和经验，活学活用，不仅为护士长提供了实际处理临床问题的经验和方法，也为护士长提供了展示自我和相互交流的平台，极大地提升了护士长的管理能力，从而提升了医院整体的护理水平。

（危月球）

第三节　"防呆法"在护理质量管理中的应用

【背景】护理是医疗工作的终端，涉及面广，流程多、环节多、人员多，如果不能把好最后一关，会直接影响医疗质量和医疗安全。

【问题】 ①日常护理工作由于疏忽流程或工作繁忙，造成患者不满甚至带来安全隐患；②医生由于工作忙疏忽了患者过敏史，具体下医嘱时会开出过敏史药物，或者开超过皮试有效期药物时，皮试结果选择"阴性"或"免试"，若护士把关不严则存在安全隐患；③收费项目多，容易发生错误。

【做法】 丽水市中心医院在防止职业疏忽方面做了一些尝试，并取得了一定成效，归纳如下。

（1）在流程设计中引用"防呆法"的原理，通过流程设计来避免错误发生。

（2）利用"断根法"原理，将错误从源头杜绝。如皮试管理流程的改进，只要护士在 HIS 系统输入有皮试阳性或过敏史，医生即不能开出相关药物医嘱，未检索到 72 小时内有皮试阴性结果或给药史，医生无法开出免试的医嘱，而 TAT 等特殊药物通过特殊途径实现开嘱功能，从源头杜绝了因错开医嘱可能导致的风险；护士未输入"阴性"皮试结果，不能打印执行卡片，杜绝了护士未做皮试而给药的风险。在生命体征录入中也采用了这个原理，即录入的数据偏离一定数值，不能保存录入结果，如果未完成数据录入，无法打印体温单。又如检查未完成，护士打出院标志会跳出提醒，只有处理后才能打出院标志。无法保存超过限量收费项目等。

（3）利用"层别原理"对各类文件、资料进行管理。以线条的粗细或形状加以区别，以不同颜色来代表不同内容，如红色代表需要紧急处理文件，白色代表常用文件，黄色代表机密文件。

（4）利用"保险原理"规范护士夜班管理。规范全院护理班次名称和上班时段，通过全院考勤系统调取数据，用 excel 函数自动统计夜班数等。

（5）根据"顺序原理"对常用的文件、学习资料进行依编号顺序排列，如以"斜线"方式完成档案管理，对不常用仪器操作进行步骤编号，方便不同科室操作使用。

（6）利用"警告原理"对错误给药进行"警告"。如不在规定时间给药、给予超过皮试或给药 72 小时内药物，PDA 会发出刺耳的声音，给错对象也同样发出警告。

（7）利用"自动原理"设计自动退药、退费流程及收费。只要医生输入开始和停止时间，计算机可自动计算药物数量、费用数量、注射器的大小，自动退回多余的药物和收费。

（8）利用"相符原理"确保护士正确衔接各种管道。确保吸氧管、输液管、鼻饲管接头不会相互衔接混用，防止护士接错管道。

【小结】"防呆法"在护理质量管理中的应用，较好提高了准确性、安全性和工作效率，同时方便了患者，很好地防止了医务人员的职业疏忽。

（潘红英）

第四节　跨科室多部门轮岗提升护理后备人才的管理能力

【背景】优秀医院护理人才是做好护理工作的基础，护理后备人才培养是医院人才建设的组成部分，是医院可持续发展的重要内容之一。

【问题】①综合医院学科发展亚专科化，护理骨干人员知识精而不广，知识面狭隘；②科室骨干护士专科护理能力强而护理管理能力弱现象较普遍，不能很好地参与和完成科室管理工作。

【做法】建立护理后备人才库，遴选部分综合素质高的优秀护士纳入后备人才库，对护理后备人才实施跨科室多部门轮岗培养。

1. 后备人才选拔　由护理部制订选拔条件，通过个人自愿报名，护士长审核，实施竞聘上岗，选定护理后备人才。

2. 制订培养实施细则　明确护理部后备人才所属科室、后备人才的具体职责，制订个性化的后备人才轮岗计划。

3. 跨科室多部门轮岗

（1）危重症临床科室轮岗提升应急管理能力。针对部分科室后备人才所属科室危重患者少、参与临床抢救机会少的现状，安排到急诊医学科、重症医学科、呼吸内科、心血管内科等危重患者多的科室轮岗。轮岗科室责任组长、总带教老师担任指导者，每科轮岗周期一般为 3 个月，实施固定跟人跟班方式，重点培养后备人才临床危重症救护与组织协调能力。

（2）专业相关科室轮岗提升临床管理能力。选取与后备人才所属科室专业相关的优秀护士长作为护理后备人才的指导者。每科轮岗周期为 3 个月，轮岗期间实施跟随轮岗科室不同班次的方式了解科室管理内涵，指导者定期与后备人才沟通、交流，分享管理经验，并给予相应辅导。

（3）行政职能科室轮岗提升综合思维能力。根据后备人才特长和意愿，选派至护理部、质管处、院办等部门进行 3 ~ 6 个月的轮转培训，从策划、组织、领导、监控及评估全过程提升管理能力。

4. 跨科室多部门轮岗考核评价　护理后备人才与轮岗科室实施双向评价。轮岗科室评价护理后备人才的适应能力、知识水平、管理能力等，供护理部对后备人才进行全方位考核提供参考。同时护理后备人才对轮岗科室评价，利于科室进一步优化培训方式，促进双方科室交流。

5. 实施 3 年为一周期的培养体系　以能力为导向合理使用后备管理人才。护理部每年对后备人才实行考核评价，组织 1 ~ 2 次后备人才交流会，实行动态管理，优选劣汰，对培养期间发现能力突出的后备人才予以优先考虑提拔护士长管理岗位，并在学习、培训、晋升、评优等方面给予倾斜。

【小结】跨科室多部门轮岗的护理后备人才培养方式，实行重点跟踪培养，动态管理，强化个人自主学习能力的培养，利用部门资源对后备人才进行重点培养，优化护理人才培养链，医院后备护理管理队伍的整体素质得到了提升。

（冯小红　黄旭芳）

第五节　护理人力资源人性化动态调配

【背景】护士人力不足是医院普遍性问题，如何动态有效调配护理人力资源，让有限的护士人力资源发挥最大的效能，是护理管理者应掌握的工作能力。

【问题】①护理队伍女性占 95% 左右，随着国家"二孩"政策的放开，女性二胎生育比例的上升，加重了护理人力紧张；②部分病区一人值夜班，一旦遇到危重患者或突发情况，往往难以应对，存在安全隐患。

【做法】

一、护理部层面

1. 护理人力资源常规动态调配

（1）护理部制订《护理人力资源动态调配制度》。

（2）护理部组建机动库护士，机动库成员由规培结束或 N2 护士组成，包括内、外、急危重症科片等，每年年初对机动库成员进行调整。

（3）特殊保健或医疗任务、人员紧缺、开设新护理单元等情况的人员调配：根据任务要求，由护理部统一优先调配有调配能力的科室，被调配的护理人员有相应的专业知识和工作经验。

（4）科室在足够人员配备下，由于职工病产假或工作繁忙而造成人员紧缺的调配：首先由科室加班、限制调休或在允许范围内调整工作时间；科室不能解决时，科护士长负责科片内人力资源调配；如科片不能调配，向护理部提出支援需求及支援时限，护理部临时从其他护理单元调配，调配时优先考虑业务相近科室或从需求科室调出护士。

（5）支援护士在支援期间的人事关系不变动。

（6）需求科室对调配的人员进行本科室岗前培训，由科室资深护士进行带教，经护士长或总带教评估方可独立上岗。

2. 紧急护理人力资源临时调配

（1）护理部制订《紧急护理人力资源调配制度》，主要针对在科室发生日常突发/意外事件或突发重大事件时启动。

（2）日常突发/意外事件：护理单元同时出现多位患者抢救，当班护士无法完成，或者出现护理纠纷/投诉、严重护理缺陷/意外事件。

（3）突发重大事件：突发 3 人以上重伤的事件，需要紧急医疗救治的。

（4）成立护理部夜间应急小组，夜间总值班护士长协助处理夜间疑难护理问题、纠纷投诉及其他突发事件，并参与指导危重症患者的紧急抢救。

（5）突发重大事件应急小组：第一梯队由护士长组成；第二梯队由经过培训的临床科室责任组长、总带教、骨干护士组成。

（6）当班护士及时上报护士长或总值班护士长，护士长/总值班护士长及时汇报护理部。护理部通知应急护理人员和相关科室护士长。科室应急护理人员接到通知，上班时间10分钟内到岗，非上班时间15～30分钟内到岗，由发生突发重大事件的科室护士长统一调配工作。

（7）护理部每年对护理应急小组成员进行评估、培训，对处于病假、产假等暂不能胜任的人员进行调整。

3. 有偿的短期补缺调配

针对部分专业性不强的科室护理人员不足的问题，在全院范围内进行临时招聘，受聘人员为在本院工作的在职在岗护理人员，具有护士执业资格证书。如：输液室临时因请假人员过于集中，护士个人可以利用非工作时间在输液室进行有偿工作。通过临床护理人员报名、选拔、培训，护士将自己休息时间上报输液室护士长，护士长根据实际工作进行有效排班，解决人力资源紧张问题。

二、科室层面

1. 日间护理人员调配 日间工作量突然大增或当班护士突然生病或发生突发事件无法上班时，由护士长调配二线班的护士来加班。护士长不上班时由责任组长或总带教或相对年资高的护士随时联系护士长。

2. 夜间护理人员临时调配 夜班护士请假时，科室制度有明确规定替班护士；夜间工作忙、抢救患者难以应对时，当班护士呼叫二线护士（前夜班护士下班后在医院值班室休息）帮忙，必要时联系护士长。

【小结】实施护理人员人力资源储备与动态调配管理，不仅可解决护理人力资源不足的问题，还能有效控制人力资源成本，并保障护理安全。

（叶津）

第六节　搭建护士情感沟通平台，提升护士职业素养

【背景】护理工作劳动强度大，精神压力重，工作和生活交流平台局限，再加上长期"倒夜班"，对护士的睡眠及情绪等方面都造成不同程度的影响。但职业特点决定了工作性质，医院护理管理除了要努力改善职业硬环境，营造软环境，增强护士职业认同感，提高护士正确处理不良

情绪的能力外，还要为护士提供释放压力、发挥潜能的平台。因此，如何为护士搭建情感沟通平台是医院护理管理者要认真思考的问题。

【问题】护士劳动强度和精神压力大，护士常有职业倦怠，缺乏压力释放平台，管理者与护士间情感沟通桥梁少。

【做法】护理管理委员会下设护理人文关怀小组，以"用心工作、快乐生活"为主题，搭建情感沟通平台，提升护士职业素养。

1. 搭建组织与护士间沟通的"连心桥"　建立微信群，允许护士匿名自愿加入或退出微信群。大家通过微信匿名交流，不受时空限制，可提高沟通的时效性，比直面沟通更有优势。群成员实时"点赞""送花"等行为可很好满足在情感方面受人"关注、关怀、关心和称赞"等需求，利于护士情绪平复。同时，管理者可以借此平台收集好的意见或建议，也可以在不违反原则的前提下，给予一线护理人员支持和帮助，如排班建议、休假需求等。微信群的日常内容：一是通过图文并茂的宣传图片或微视频，晒出集体活动的内容和成果，吸引更多护士加入医院组织的各类护理人员集体活动，放松一线护士心情，加强相互间的情感沟通；二是转载生活常识、心理调适技巧等，建立轻松、愉悦、和谐、敬业的护理团队文化。

2. 建立心灵滋养平台　在院内 OA 系统建立心灵滋养平台，通过该平台及时宣传护士工作及生活中的好人好事，不定期上传"心灵鸡汤"，让团队充满正能量。

3. 开设"护理部"微信公众号，展现护理新动态　"护理部"微信公众号设有"护理动态""知识社区""护士心声""继续教育"等栏目，为全院护士提供新的学习与交流平台，密切全院护理人间信息沟通。并组建护理宣传小组积极挖掘护理工作亮点、特色，及时组稿发布通讯，传递护理正能量，提升医院护理知名度。

4. 积极开展心理辅导　邀请资深心理咨询师就护士失眠原因等进行分析，介绍帮助入睡的方法，针对个别护士遇到的应激心理问题，进行一对一心理辅导，诱导发泄，减轻心理负担，帮助度过心理困难期。对新护士开展团队心理辅导，如巴林特小组活动、新护士心理辅导、团队建设工作坊等。

5. 积极举办各种学术论坛，提升护士职业素养　护士长多维度了解护士个性，以管理者和朋友的双重身份鼓励护士学习新知识、新技术，谈论提升学历、撰写论文、申报课题等话题，举办护理学术论坛。

6. 积极举办各种类型的院内外交流活动　让护士充分释放压力、缓解职业倦怠的同时提升护士的社会地位。医院每季组织一次由护士参与策划、组织的院内活动，使活动形式更加多样化和接地气，每次活动参与率和满意度都很高，极大提升了护士的相关能力。同时医院还积极拓展对外交流渠道，开展各种类型的对外交流联谊活动，提升护士的对外交流能力，扩大护士的朋友圈，使护士以更加健康的心态投入工作。

【小结】通过成立护理人文关怀组织，搭建了护士情感沟通的渠道，为护士提供了一个轻松、和谐的工作、学习和生活环境，使护士与护士长之间关系更密切、更加深入地交流，增进了相互间的感情。在交流中渗透并正向引导护士加强自身建设，对提高护士职业素养，更好地为患者服务，提高患者对护理工作的满意度起到了积极的促进作用。

护理工作是医疗工作的重要组成部分，护理质量的好坏直接反映了医疗水平的高低。由于护理工作繁忙等原因，护士容易在工作中逐渐出现职业倦怠，它可影响护士的身心健康，导致服务质量下降，影响护理队伍的稳定性。护理人文关怀，增进护士间情感交流，提供社会支持，为预防和干预护理人员的工作倦怠提供指导、支持和帮助，使其消除不良情绪。面对应激性事件时为了从外部获得情绪上和物质上的援助和支持，管理者可通过组织集体活动以增加护士的社会交际，营造团结互助的集体文化，帮助协调护士与家人和同事的关系，在护士遇到困难时尽量提供帮助等；还可让护士感受到管理者亲和、乐于助人的一面，使得护士在需要帮助时主动来寻求支持。

（施建英　吴丽仙）

第七节　孕期护士的人文关怀

【背景】孕期妇女保护是衡量文明程度的标尺。我国护理队伍中女性占95.9%左右，随着国家二孩政策的放开，护理队伍迎来了生育高峰。

但孕期护士由于其职业特殊性和孕期生理变化等因素影响，会产生较大心理压力。因此关爱孕期护士健康是医院管理中不可忽视的一部分。

【问题】①护士怀孕就休病假逃避夜班，不利于护士队伍稳定；②孕期护士请假多影响科室排班；③二孩政策后产假延长，带来人力资源不足的压力。

【做法】丽水市中心医院针对孕期护士特殊情况，人性化安排孕期护士工作，得到育龄护士认可。

1. 护理部岗位调整 护理部为孕期护士预留门诊分诊、体检中心等护理岗位职数。护士根据个人健康状况和需求，填写孕期岗位照顾申请书，提出想照顾的岗位和时间，护理部根据科室工作安排，可安排孕期护士在门诊、体检中心上班 2 个月，二孩或年龄大于 35 岁、急诊和 ICU 的护士可延至 3 个月。若孕期护士自觉身体能胜任病区工作，则由护士长安排相对轻松岗位坚持上班至预产期，以缓解科室人员压力。

2. 科室间岗位调整

（1）人员调整。针对孕期护士特别集中的科室，进行科室间人员调整，以免影响科室排班。

（2）岗位调整。针对结婚多年未孕的护士，进行护理岗位调整，予以关怀帮助。如将 ICU 不孕护士调整至门诊或工作压力相对小的科室，待其怀孕分娩后再调回监护室。

3. 班次调整 各科室根据具体情况，妥善安排孕期护士工作。如孕早期反应严重，可安排不上夜班或少上夜班。护理排班基本为 8：00～16：00 班，孕期护士尽量安排正常的行政班，中午可适当休息，并免除晨间护理。

4. 孕期服装 医院为怀孕护士定制专属的淡蓝色工作服。一方面能照顾护士体型的变化，让她们衣着更宽松舒适；另一方面使大家容易识别出是孕妇，对其特别关照。

5. 提前休产假 怀孕护士在 38 周以后可以提前申请休产假。

6. 其他人文关怀措施

（1）护理部组织安排在晚上的业务学习，在孕期护士已取得足够的学分情况下，可以不参加。

（2）护理部针对部分护士孕期知识缺乏，为孕期护士开办孕妇学校，提供孕育知识培训。

（3）护士长在平时管理中以人为本，关心帮助孕期护士，让孕期护士感受到大家的关爱。

【小结】 医院对孕期护士的人性化管理，根据其体质、工作能力和表现等为其安排合适岗位，给予体贴和关怀，既体现医院对孕期护士的人文关怀，又可在一定范围内解决护理人力资源紧张的问题，更好地发挥孕期护士工作的积极性和主动性，缓解护理队伍人员紧张及保证孕妇胎儿的安全。

（叶津）

第八节　科室节俭管理清单制

【背景】打造节约型医院，科室是基本单元，理清科室的节俭清单，才能有目的地管理，但医院工作繁杂、工作人员多、耗材使用多，如无规范管理清单为查检依据，任何环节、任何工作人员均可能出现不节俭行为而导致浪费。

【问题】①临床工作繁忙，没有固定的收费员，容易造成漏收费；②备用抢救药品、物品，容易过期；③耗材备用、领用无计划，导致囤积、过期现象；④医院人流量大，水、电等管理困难。

【做法】科室节俭管理清单制是用清单将容易遗忘的环节和要求以简明扼要的清单记录，用于查检整改，防止遗忘。科室常用的清单有以下几种。

1. 日常水、电、陪客管理核查清单　科室按区域设置检查清单，对灯光、空调、电器、水龙头、门窗是否按要求处于开关状态，空调温度调节、陪客管理是否到位，定班次、定人员按清单内容进行巡查，对存在问题及时整改。

2. 收费核对清单　将科室常用且容易出现漏费的治疗护理项目列成清单，护士每天根据清单到病房核对执行的项目并与电脑核对，杜绝漏收、错收。

3. 常用物资、耗材、药品备用基数清单　根据每周消耗量及应急突发事件可能消耗的量，确立科室物资、耗材、药品基数清单。备用物资根据左进右出固定位置存放，每周根据使用量予以补充；病区药品备用仅限于日常常用及急诊使用；对有效期在 3 个月内的物品、药品，及时调剂，保证物资在有效期内使用，减少浪费。

4. 日常使用耗材管理清单

（1）高值耗材 SPD 智能化管理：每天根据领用量进行核对与收费，避免遗漏记费。

（2）常用耗材管理清单：每天给责任护士固定数量的留置针、一次性湿化瓶、氧气雾化面罩等常用耗材及清单，护士下班前，根据清单清点、回收剩余耗材，将使用数量与收费数量核对，防止漏收。

5. 抢救车药品、物品有效期预警管理清单　有效期预警清单内容包括药品及物品名称、数量、预警期（药品近效期 6 个月、一次性物品近效期 1 个月）等项目，对近效期的药品、物品及时予以调剂。抢救车实施封闭式管理，每月打开清点检查，减少交接班清点频次，有效降低人力成本。

6. 特殊急救物资管理清单　根据临床需要，设置特殊性急救物资管理清单，如紧急气管插管箱、转运箱、深静脉置管箱等，放置在厚塑料材质的储物箱内实施封闭式管理，箱外注明名称及物品、药品清单，定期检查，保证箱内用物质量符合要求，方便取用，节约护士时间成本。

7. 手术室常用低值耗材清单　手术室将常用的低值耗材如无菌手套、丝线、注射器、纱布、敷料等非收费手术耗材，按使用频次、手术类型、手术方式等设定基础种类、数量清单，护理人员根据清单取用，可有效节约护士时间成本，避免耗材浪费。

【小结】医院节俭管理涉及人、财、物等方方面面，工作内容、流程、环节及耗材使用多且复杂，各科室的清单管理可以让纷繁复杂的管理事项及内容条理清晰，提升财务管理水平。

（周晓霞）

第九节 危急值精细化管理

【背景】 当患者出现危急值检查结果时，表明患者正处于有生命危险的状态，临床医师如果能及时得到检查信息，迅速给予有效的治疗或干预，可及时挽救患者的生命。

【问题】 ①危急值的处理涉及多个部门、多个环节，容易发生沟通迟缓或障碍，导致处理滞后；②各环节无具体处理目标值；③手工登记危急值、记载病程录及护理记录，容易遗漏，存在效率低、不及时、准确性差、监管困难；④危急值项目不完善，不同专科疾病危急值数值一致，导致尿毒症、血液疾病等专科疾病频繁出现危急值，增加临床负担；⑤沟通环节及方式单一。

【做法】 危急值的精细化管理需要改变理念，需优化项目及风险值，相互配合协调，并借助信息化管理，具体做法有以下几个方面。

1. 修订危急值管理制度 明确各环节时间节点、流程及临床、检验、放射等部门职责，进行数据集合。

2. 优化危急值项目 在原有项目的基础上梳理临床中存在风险的项目，增加超声检查中急性胆囊炎伴穿孔、胎盘早剥、主动脉夹层动脉瘤、急性肺动脉栓塞、胎儿心率大于180次/分钟或小于100次/分钟等项目；修订异位妊娠（破裂伴腹腔积液深度大于30mm）等项目。

3. 危急值数值的精细化管理 修订危急值数据并根据疾病种类设置不同危急值数值，如尿毒症患者的肌酐、血液系统疾病、放疗、化疗患者的血小板和血白细胞数值、重症肝病患者的血小板数值等，并通过信息系统检索患者诊断，给予自动提醒。

4. 沟通环节及方式优化 信息系统中增加医生电话信息，在传统电话通知护士的基础上，将临床检验危急值管理平台与移动技术相结合，系统直接发送报告，增加了手机短信和PDA实时通知、护士工作站和病房医生工作站系统同时发送等通知途径，且医护工作站上危急值处理后提醒才会消失。

5. 危急值记录信息化管理 医护人员处理危急值后，处理时间及处理者自动导入到危急值记录平台，医护处理记录分别同步到医生病程录和护理记录。

6. 危急值管理信息化　自动记录各节点处理时间，分析统计各节点处理时间及符合率、一键查看处理不及时项目的内容和环节（利用"愚巧法"中的层别原理，用不同颜色表示，不及时项用醒目的红色区分）。

7. 危急值管理责任到人

（1）报告者在发现危急值后 5 分钟内报告，接收者在接收后 5 分钟内报告给主管医生，主管医生在接收到危急值后 10 分钟内处理。

（2）对于门诊患者危急值，若电话联系 3 次均联系不上患者，门诊工作时间报告门诊办公室人员处理，非门诊工作时间报告医疗总值班处理，并且发送短信给患者，告知立即来院就诊；同时指定保卫科对接辖区派出所持续追踪联系患者或家属。

（3）住院患者危急值处置过程中需要多个临床科室协助的，工作时间由医务处负责协调，非工作时间由医疗总值班负责协调。

【小结】　结合患者诊断，对危急值的项目、数值、制度进行精细化管理，借助信息化，结合"愚巧法"的自动原理，自动传递数据并同步到病程录和护理记录，危急值 20 分钟内处理率大大提升，维持在 96% ~ 98%。避免了沟通错误，提高了医护人员的工作效率；自动实时分析各节点处理时间，职责明确；用数据说话，充分体现精细化管理。

（潘红英　赵纯　夏金龙）

第十节　规范化台账管理提升护理质量

【背景】　护理台账是护理工作的重要内容，是护理质量的重要记录，也是等级医院迎评准备工作的一项内容，新的评审标准更加关注医院护理工作系统化和精细化管理，要求凡事都有制度、流程、培训、执行、监管、反馈和持续改进，如何建立规范的护理台账是一件细致的工作，并对护理质量的提升起到重要作用。

【问题】　①台账没有统一的标准，要求不明确，内容不清晰；②台账缺乏常态管理机制，记录不及时；③纸质台账不方便修正完善。

【做法】

一、台账分类及要求

台账分类为护理部台账、护理单元台账、特殊科室台账、专业小组台账，统一电子化管理。

1. 护理部台账

（1）等级医院评审中护理管理及护理安全相关的条目，按 PDCA 理念，逐一分解，逐项落实，及时动态将资料上传医院管理信息系统供全院护士学习及保存。

（2）护理核心制度。包括护理质量管理制度、抢救工作制度、分级护理制度、交接班制度、查对制度、护理查房制度、护理会诊制度等，上传医院管理信息系统供全院护士学习及落实。

（3）《护理指南》。内容包括危重症救护、护理常规、护理操作规程、护理技术操作并发症预防与处理、护理工作流程及护理告知等，上传医院管理信息系统供全院护士学习及落实。

（4）护理质控标准、检查结果及持续质量改进。上传 OA 系统，进行闭环管理，护理部每季汇总后的资料上传医院管理信息系统保存。

（5）护理教育培训考核标准、结果及持续质量改进。以电子版的形式保存，护理部每季度汇总资料上传医院管理信息系统保存。

（6）护理管理过程中具体实施资料，如护士考试成绩、试卷及记录等以电子版形式保存。

（7）护士执业证书、特殊岗位证书、岗位职责，统一上传 OA 人事处保存及查询。

2. 护理单元台账 护理部统一全院护理单元的台账目录，且各护理单元的台账资料保持与护理部资料相符、衔接、完整，各种数据均要求有原始记录，便于查询。

（1）护理管理台账

①组织体系：包括护理管理委员会组织架构图、护理部"十三五"规划（2016-2020）、护理部年度工作计划及总结、科室年度工作计划及总结等。

②护理质量与安全管理：包括护理单元质量与安全小组及各项检查、

护理质量手册、季度护理质量与安全工作报告、PDCA、QCC 项目等。

③护理制度、护理常规、操作规程、护理质量与安全检查等。

（2）护理人力资源管理台账

①相关制度。

②科室人员情况。

③护理人员分层级管理。

④护士成长档案、执业证注册资料。

⑤护理单元人力资源调配方案。

⑥科室绩效考核方案。

（3）护理人员在职教育台账

①护士分层培训与考核。

②护理制度、护理常规和操作规程培训、考核及持续改进。

③《病历书写基本规范》培训及持续改进。

④危重患者护理理论知识和操作技能、应急预案和安全防范措施培训、考核及持续改进。

⑤抢救药品、科室常用药品作用及副作用培训、考核及持续改进。

⑥仪器、设备操作规程培训、考核及持续改进。

⑦临床护理技术操作常见并发症预防及处理规范培训、考核及持续改进。

⑧重点环节护理应急预案培训、演练及持续改进。

（4）临床护理台账

①相关制度。

②优质护理服务工作相关资料。

③责任制整体护理、分级护理、危重患者护理等临床护理质量检查及持续质量改进。

④护理查房、护理病例讨论、疑难护理会诊、护理单元工休座谈会记录。

⑤护理工作满意度调查。

3. 特殊护理单元台账　按等级医院评审中各条目中制度、流程、培训、执行、监管、反馈、整改和持续改要求，进行资料管理。

4. 专业小组台账　疼痛、造口伤口、静脉治疗、糖尿病健康教育等小组资料按各小组计划、实施、评价及持续改进进行管理。

二、台账管理流程

（1）护理部统一模板并培训。

（2）秘书配合组长/护士长收集资料。

（3）按规定要求及时记录。

（4）上传 OA/医院管理信息系统或电子文档保存。

（5）护理部定期督查。

三、确立督导方式与实施

1. 督导内容 护理部根据计划和护理质量运行情况，每季对重点台账进行检查，内容包括：督导条目、督导要点、检查路径（看、问、查、追）、存在问题。

2. 督导人员 由护理部、科护士长、质控组长组成。

3. 督导方式 护理部、科护士长、护士长分层次定期和不定期相结合检查台账资料与实际工作是否一致。

4. 督导结果反馈与改进 护理部每季进行汇总、分析，并在护理管理委员会、护士长会议上反馈及整改，规范台账，不断持续改进。

【小结】护理台账管理是护理管理者日常管理的重要组成部分。通过规范化护理台账的管理，明确了护理质量管理的方向，规范了管理工作程序，让临床护理管理者从台账指引中知晓质量管理的要求，切实落实各项标准。同时便于护理部更好地了解护理管理过程，促进护理质量持续改进长效机制的建立，把质量管理从环节上理顺，用流程管理代替结果管理，把各项记录与质量管理紧密结合在一起，使护理台账服务于护理质量，推进护理质量的持续改进与提升，以达到从经验管理走向科学管理，提高护理质量。

（周望京）

第十一节　追踪检查在护理质量改进中的应用

【背景】在临床护理质量评价中，如何监控各项护理工作是否真正落实和保持常态化，我们采用"追踪方法学"从管理流程中查找工作不足，增强护理人员的护理质量改进意识，更好地为患者提供优质的护理服务。

【问题】　①护理质量管理措施不健全；②医院年轻护士多，护理质量意识不强；③护理质量日常督查不到位。

【做法】　丽水市中心医院从 2004 年始建立护理质量追踪和评价机制，并不断更新改进追踪方法，有效提升了护理人员的质量意识。

一、建立健全护理质量追踪和评价机制

（1）建立护理质量管理组织

①建立护理质量三级监控组织，形成院控、科控、自控的纵向管理和护理质控小组常规化、制度化、规范化的横向管理。

②成立专业管理小组，如输液护理管理、压力性护理管理、跌倒护理管理、疼痛护理管理、危重病护理管理、糖尿病健康教育、护理质量与安全管理小组等。

（2）制订和修改护理质量评价标准、标准作业流程，编写《护理指南》，护理制度、职责、规程、预案和流程完备。

（3）制订年度护理质量安全管理目标、管理方案及追踪计划表，严格按计划实施质量管理，并根据实际情况对追踪计划进行调整。

（4）充分运用信息化，对过程指标及结果指标实时追踪。

（5）案例追踪：选择案例进行全流程追踪。

二、提高护理人员质量意识

1. 人人参与质量管理　改变仅由护士长进行质控的模式，设置了科内护理质量控制小组，由年资较高、工作责任心强的护士担任小组成员，分工负责质量管理，对护理质量进行监督和控制，在进行监督检查的同时起到质量监督培训的作用。

2. 选择案例进行护理质量评价　定期组织活动，选择涉及层面多、跨学科的护理案例进行护理查房和讨论，通过查房剖析护理过程中的问题，从而提出改进办法。

3. 安全警示教育　通过不良事件案例情景再现、RCA 分析，警示护

理人员提高风险意识和责任意识。

三、实施追踪检查并反馈情况

科内护理质量管理小组成员、科护士长及护理部主任对照标准对执行情况检查并追踪落实。

（1）通过参加病区晨会、床头交接班，了解危重患者护理工作是否到位。

（2）查看排班表、岗位流程、工作标准、技术能力、护士培训考核记录、患者护理记录等资料。

（3）检查护士长工作流程及管理情况，将追踪检查发现的问题口头和书面反馈给相应责任人。

（4）护理部每季度分析、反馈全院护理优先监控指标及日常监控指标结果及改进措施落实情况。

四、追踪效果及评价

通过 OA 系统填写质量追踪检查的反馈验证情况表，填写该表可双向反馈问题的整改和验证情况。

五、总结质量追踪改进情况

通过结果反馈制、责任追究制和持续改进制，实现护理质量的持续改进。

【小结】应用追踪检查法对各科室进行护理质量评价，护士长学会了运用追踪检查法对本科室存在的问题进行系统分析与改进，并根据追踪检查存在的问题修订完善本科室的流程、表单、规章等，使护士长的执行力和管理能力得到显著提升。通过追踪检查的应用，护士的质量意识明显提高，变原来的"要我增强质量意识"为"我要增强质量意识"，保证护理服务达到规定的标准和满足服务对象的需要，使患者真正从护理质量控制中受益，真正享受到舒适、安全、满意的护理服务。通过追踪检查的实施，患者跌倒、给药错误、压力性损伤等不良事件发生率明显下降，患者真情反馈调查满意度从 2010 年之前的 80% 提升到了现在的95%，护理品质明显提升。

应用追踪检查法可发现护理过程和环节中存在的问题并做整改。同样只有注重过程管理和环节管理，才能不断完善和优化评价标准和作业流程，使护理质量管理规范化、常态化，获得高品质。高质量的护理服务不可一蹴而就，需要长期的不懈坚持、持续追踪改进。

（吴丽仙）

第十二节　前馈控制在护理质量管理中的应用

【背景】 护理工作的特殊性决定了护理工作量大，并具有复杂性和不确定性，发生医疗差错后果严重等特性。如何防患于未然，将问题处理在萌芽状态，是护理管理者必须掌握的能力。

【问题】 ①注重冰山上一角，忽视冰山下大部分，不能识别潜在风险；②忙于救火，缺乏前馈控制。

【做法】

（1）科室每月召开医疗安全管理会议，分析平时工作中存在的安全隐患，提出防范措施并落实。同时实时上报护理部，护理部组织护理质量与安全小组成员分析护理隐患的原因，完善制度和流程建设。

（2）运用 Braden、Morse、NRS2002、MEWS 等评估量表动态评估患者，帮助护士以最快的速度分辨出"潜在危险患者"及可能存在的安全风险，及时采取针对性的预防措施。

（3）各科室进行灾害脆弱性分析（HVA），优先关注高风险项目，制订科级预案，组织联合演练或单独演练。

（4）护理部针对重点环节制订突发事件护理应急预案，如药物过敏性休克应急预案、坠床/跌倒紧急处理预案、输血不良反应应急预案等，组织或指导科室进行应急演练。

（5）双休日、节假日科室排班做到新老搭配，实行责任组长、总带教负责制。

（6）护理总值班需了解科室危重患者、抢救患者、特殊患者的病情，协助指导危重患者的抢救及护理，帮助解决护理工作中的疑难问题。

（7）新护士独立上岗前，由科室护士长亲自带教夜班工作，对其工作能力进行评估后才能独立当班。

【小结】通过前馈控制确定隐患及重点管控对象、管控时段、管控环节，在护理管理过程中抓住工作重点，将各种不安全的因素控制在萌芽状态。

（金碧霞）

第十三节　清单制在护理质量管理中的应用

【背景】护理工作繁杂琐碎却又要环环相扣，如何在护理质量管理过程中找到"牛鼻子"，促使护理工作抓实抓出成效，是护理质量管理的重要内容。

【问题】①护理管理者工作重点主次不分，计划罗列多而实际完成少；②上级护士不能及时发现问题，护理质控凭主观臆断；③许多护士工作职责落实不到位，容易丢三落四。

【做法】实施清单制管理：基于结构－过程－结果的三维质量评价模式，将清单制融入医院护理三级组织架构管理体系及科级质控层级体系中，在护理质量过程管理中发挥着自动提醒、督促和激励的作用，实现了动态、可追溯式的护理质控管理。

一、清单制在护理部层级质控管理中的应用

1. 清单式的年度质量指标监控计划单　评估医院上一年度护理质量运行情况，运用三维质量管理理论，护理部筛选并确认年度护理质量监控指标，经护理管理委员会讨论后制订清单式的年度质量指标监控计划单。

2. 清单式的护理指标质控检查表　各项护理质控指标均有专用的质控检查清单，明确标准、内容和具体质控方法，设定清晰的检查点，操作者在检查点上根据清单列出的项目进行检查，促进护理质控结果同质化。

3. 清单式的护理部季、月、周工作计划　根据护理工作年度计划，护理部制订清单式的季、月、周工作计划，计划表罗列具体明确的项目

名称、时间、地点、负责人、督导者、会务者等，并有清单式的季、月、周工作总结，醒目标注项目完成进度，形成闭环管理。

4. 其他清单　如科护士长日常核查清单在科护士长指导病房工作中的应用，SBAR 交接单在手术、介入等患者转运中的应用。

二、清单制在护理单元层级质控管理中的应用

1. 清单式的全院统一的护理单元质控检查计划单　制订清单式的全院统一护理单元质控检查计划单，清晰罗列质控项目名称、质控频次、质控时间、护理单元质控人，使得各层级质控人清晰明了质控职责。

2. 专科个性化的责任组长核查清单

＊＊病区责任组长核查清单

床　　号	住院号	手腕带	管道标识规范	管道固定合适	高危跌倒标识正确	床头卡信息正确	特级患者各类评分	特级护理记录	责任人
1									
2									
3									
4									
5									
6									
7									
8									
9									
10									
11									

3. 专科特色的责任护士工作防呆清单

（1）针对新入科护士对科室工作流程不熟悉，容易遗漏工作职责的现象，结合专科特点，设计科室新入科同志责任防呆表，帮助新护士自我督查工作，提高工作效率。

（2）针对责任护士工作环节多及科室护士共性存在的易漏项、易忽略的问题，制作责任护士防呆表，提醒护士下班前自我核查。

丽水市中心医院医院护理质量安全管理计划（2019）

序号	优先监测指标	指标内涵	计算公式	目标值	目标值来源	样本来源及监测区域	资料收集频率	分析频率	分析工具	资料收集部门	资料收集人	资料收集负责人	反馈与改进
1													
2													
3													
4													
5													

危急值管理质量评价标准

科室：　　　　评价时间：　年　月　日　评估人　1.科室自控　2.科护士长　3.护理部　姓名

项目	内容	稽查总人数/次数	符合	不符合	不适用	检查方法	存在问题	备注	整改措施（现场整改，改进措施）	效果评价
知晓危急值	知晓有危急值的相关部门					询问护士				
	知晓临床"危急值"或其他重要的检验（包括医技科室其他检查）结果					询问护士				
	知晓危急值接获途径					实地查看或询问护士				
*危急值接获	1.护士接到"危急值"报告电话，登记或查看患者姓名，出生年月，住院号，检查项目和结果，接电话时间（精确到分钟），检查科室报告人员姓名及工号及电话在HIS系统危急值登记处进行登记；2.告知自己的工号或姓名					实地查看或询问护士				
	复述检查结果确认无误；写下→复诵（回读）→确认					询问护士				
	医技科室发现危急值5分钟内通知病区护士，护士5分钟内报告医生，医生10分钟内查看患者并及时处理，医生6小时内在病程中记录					实地查看或询问护士				
	危急值登记记录完整					实地查看				

护理质量与安全评估检查计划表

序号	监测项目	评估频率			评估时间												评估负责人			评估区域
		科室	科护士长	护理部	1月	2月	3月	4月	5月	6月	7月	8月	9月	10月	11月	12月	组长	副组长	秘书	
1	危重患者护理/专科护理/基础护理	每月	每季	每季			◇			◇			◇			◇				
2	护理查对	每月	每年	每季		●	●		●	●			●		●	●				
3	交换运送管理	每月	每年	每季		●	●		●	●		◇	●		●	●				
4	护理病历质量	每月	随机	每两月		●		●	●	●		●	●	●		●				
5	患者满意度	每月	/	每月	●	●	●	●	●	●	●	●	●	●	●	●				
6	跌倒/坠床预防管理	每月	每半年	每季			◇			◇	◇	◇	◇							
7	疼痛管理	每两月	随机	每季		●			●			●			●					
8	健康教育管理	每两月	随机	每季		●			●			●			●					
9	分级护理	每季	随机	每季		●			●			●			●					
10	病区环境管理	每季	随机	每半年					●			●			●					
11	管道护理	每季	每年	每季		●			●			●		◇	●					
13	护理综合质量管理	每季	随机	每半年						●						●				
14	消毒隔离管理	每季	随机	每季			●			●			●			●				
15	药品管理	每季	随机	每半年	●						●									
16	仪器设备管理(含抢救车管理)	每季	随机	每季	●			●			●			●						
17	压力性损伤护理	每季	随机	每季	●			●			●			●						

续上表

护理质量与安全评估检查计划表

序号	监测项目	评估频率			评估时间												评估负责人			评估区域
		科室	科护士长	护理部	1月	2月	3月	4月	5月	6月	7月	8月	9月	10月	11月	12月	组长	副组长	秘书	
18	静脉输液治疗	每季	随机	每季	●		▨			●	●			●						
19	VTE护理质量	每季	随机	每季								●		●		▨				
20	糖尿病护理质量	每季	随机	每季	●		▨	●			●			●						
21	优质护理	每半年	随机	每年				▨	▨					▨						
22	危急值管理	每半年	随机	每半年						●						●				
23	特殊科室专项护理质量	每月	随机	每季			●			●			●			●				
25	护理部追踪检查：根据工作情况临时决定查房内容	／	／	每季			●			●			●			●				
26	科护士长核查清单		每月	随机	◇	◇	◇	◇	◇	◇	◇	◇	◇	◇	◇	◇				
27	教学质量管理	每季	随机	每半年						●					▨	●				

备注：科室评估月份用灰色加深表示，科护士长检查月份用"◇"表示，护理部检查月份用"●"表示。

新入科同志责任班防呆表

项　目	内　容							
床边交班	介绍责任护士、主管医生	监测生命体征	观察管道	观察皮肤、床单位情况	心电监护报警设置	特殊用药余量	输液管道情况	保护隐私
发口服药	早餐后	关注餐前患者服药	了解患者未服药原因	11:00 发中餐前药	12:00 发中餐后药	16:30 发晚餐前药	17:00 发晚餐后药	
采血	关注未采集标本	关注未采集标本区	急诊标本		交班需要下班采集的标本			
巡视病房	限制陪客	整理床头柜	床单整齐	床单位整洁、整齐		整个病房整洁、安静		
执行治疗	执行长期医嘱	关注当天变动医嘱	下班前检查移动护理终端（PDA）	交班未执行医嘱及特殊治疗				
高危标识	了解高危跌倒、压疮、血栓患者	关注腕带及床头标识	评估预防措施落实情况，再宣教	按评分要求做好记录				

责任护士防采表

	内容　床号	1床	2床	3床	5床	6床	9床	10床	11床
跌倒	评分前后一致,正确,危险因子有改变或病情变化重新评估								
	患者宣教,措施,能回答至少5点								
	床头+腕带标识								
	健康教育								
	护理计划(Morse评分>45分)								
压疮	评分前后一致,正确,有创检查或病情变化重新评估								
	患者宣教,措施落实								
	床头标识								
	健康教育								
	护理计划								
疼痛	评分频率正确								
	复评时间正确								
	患者宣教知晓,能进行评分								
	癌痛有评分								
药物	所有药物有用药宣教								
	患者知晓所用药物								
	患者处无自备药品								
	自用药物有医嘱,标识效期及用法清楚床头有登记表								
	PDA用药时间符合要求								

【小结】清单管理手段以"简单、快速、实用"为原则，能及时、有效地提醒因知识不足、工作忙碌及职业疏忽等导致的医疗缺陷或事件。清单制的应用体现了环节管理中的精细管理理念，相关的清单需要在实践中不断改进和完善。

（黄旭芳）

第十四节　"愚巧法"在皮试药物闭环管理中的应用

【背景】新药引进日新月异，需皮试药物不断增多，且皮试要求、方法不一，一旦某个环节出现问题，就会对患者安全造成一定的影响，严重者甚至会发生严重医疗事件或纠纷。

【问题】①医护人员不能全部记住需要皮试的药物及患者的过敏史；②医生开医嘱时容易选错皮试、免试或续注；③护士容易遗漏皮试和未关注皮试结果就用药；④不同药物皮试效期、皮试阳性结果处理方法不一；⑤护士给药时，容易疏忽查看皮试时间或上一次给药时间。

【做法】

1. 在流程设计、信息设计中采用"愚巧法"管理皮试药物

（1）患者入院时，医护人员询问患者过敏史，并录入到 HIS 患者信息栏。

（2）录入某药过敏或某药皮试阳性，医生即无法开出该药物医嘱。

（3）将患者门诊皮试结果、给药信息与住院系统关联。

（4）需要皮试的药物由药学部进行维护做好标记，医生开立医嘱时自动提示该药物需要皮试；医生根据患者具体情况需要选择"需皮试""免试""续注"三者之一才能保存医嘱，同时系统需要检索到72小时内有该药皮试阴性记录或者给药史才可以选择"免试"和"续注"，选择"需皮试"时系统自动产生一条皮试医嘱，并在 HIS 键面闪烁提醒护士，该患者需要皮试。

（5）护士双人录入皮试阴性结果才可以打印执行卡片或提交手术室，皮试结果阳性或未录入皮试结果，不能打印执行卡片及提交手术室。

（6）护士实际给药时，如果距离皮试时间或上一次给药时间超过72

小时，移动 PDA 给予警示，该医嘱显示红色及护士无法签字执行，需要医生重新开立一条不发药的皮试医嘱，护士重新皮试且结果为阴性，护士才可以给药。

（7）蔗糖铁注射液只要一次皮试阴性即自动关联"免试"结果。

2. 告知患者皮试结果　对于阳性结果在患者腕带、床头卡上做标记，以作提醒和警示。

【小结】　"愚巧法"的意义即是连愚笨的人也不会做错事的设计方法，通过采用"愚巧法"中的断根原理、警告原理，实现了皮试药物的闭环管理，确保患者安全。

（潘红英）

第十五节　追踪方法在静脉导管维护中的应用

【背景】　静脉导管及接头等静脉治疗器具不断更新，每种器具维护方法不同，规范静脉导管维护，对减少导管使用并发症、延长导管使用寿命有重要作用。我们采用追踪方法，对各个环节进行追踪管理，取得了较好效果。

【问题】　①静脉治疗器具品种较多，维护方法各不相同；②年轻护士多，对各种导管维护知识掌握水平参差不齐；③患者文化水平及年龄差异，导致静脉导管维护依从性不一。

【做法】
（1）制订《静脉输液治疗管理规范》《静脉输液治疗管理质量评价标准》。
（2）成立静脉导管维护追踪检查小组。由各科室静脉治疗小组成员（各护理单元推荐有熟练输液操作技能和丰富临床经验的护士）组成追踪检查组。
（3）组长对小组成员进行追踪方法、质量控制标准及规范培训，讲解追踪方法和注意事项，保证追踪同质性。
（4）追踪实施
①追踪检查组成员分为 9 个小组，由静脉治疗小组组长或专科护士

担任组长，每组有 4 名成员。

②全院追踪检查每季度 1 次，以新引进的静脉治疗器具使用和维护为重点，采用平时随机检查和最佳状态检查相结合。每季度的第一个月对全院住院患者的静脉导管维护质量追踪检查，第二个月对存在问题整改落实情况进行效果验证，第三个月对薄弱护理单元再次追踪检查和指导。

③个案追踪，查看患者导管维护是否规范；询问患者导管注意事项和出院后自我维护等相关知识掌握情况；询问护士静脉导管维护相关制度、流程、处理等相关内容。

④系统追踪，对个案追踪存在的问题进行分析，然后再追踪系统问题。如个案追踪发现患者外周留置针回血现象较多，通过系统追踪发现部分护士导管 U 形固定和冲封管的动作欠规范，患者对导管维护知识掌握不全等，因此改进护士培训方法，采用理论集中培训、视频培训、工作坊等举措，重点讲解导管 U 形固定时输液接头要高于导管尖端、停止输液时固定夹靠近近心端、脉冲式冲管速率为 1ml/次等；每位静疗小组成员到门诊静脉导管维护中心进修 1 周并考核，考核合格后由小组成员对本科护士进行培训和操作考核，做到人人过关。针对患者教育，修订了图文并茂、通俗易懂的静脉导管维护宣教单，同时组织患友会、集中宣教、视频宣教、个别强化宣教等方法提高患者对导管维护相关知识的掌握程度，共同参与静脉导管的正确维护。

【小结】追踪方法学是近年来提出的改善质量管理的一种新的评价方法，主要包括个案追踪和系统追踪，一旦追踪小组在某个环节发现频发问题，会立刻转入到系统追踪，从而判断该问题属于个人问题还是组织系统问题，并采取针对性的应对措施。通过追踪方法，明显改善静脉导管维护质量，静脉导管维护达标率 100%，CVC 非计划拔管率由 1.143‰降至 0.22‰。

（蒋慧玲）

第十六节 关键节点管理缩短患者在急诊抢救室滞留时间

【背景】急诊抢救室患者滞留时间长短是衡量急诊诊疗水平和管理的

一个重要指标。缩短急诊患者滞留时间，可以缓解急诊抢救室拥堵，减少医疗安全隐患和医疗纠纷的发生率。

【问题】 ①急诊抢救室患者大多需住院；②相关检查待检时间过长；③患者病情复杂，不能及时明确收治科室，反复会诊；④会诊及时性监管不到位。

【做法】

（1）成立跨学科品管圈团队，寻找导致急诊抢救室患者滞留的关键节点，进行针对性整改。

（2）急诊科设立急诊抢救值班主任，负责危重患者抢救指导和疑难患者收治问题，实行 24 小时轮班制。

（3）优化以急诊科为主导的会诊流程：抢救值班主任指导评估疑难患者病情，减少不必要会诊，尽快解决患者收治问题；同时开发电子信息急诊会诊软件，由传统的手工登记模式转变为电子信息登记模式，通过数据监控，分析问题并进行整改。

（4）明确急诊患者优先收治规定，生命体征稳定但诊断不明确的急诊患者，首先安排可能性大的专科收治；如果该专科无床位，再安排第二诊断的专科，从 His 系统查看全院空床，完成跨区域收治患者。

（5）启动全院预警流程：当抢救室患者超过一定数量，护士长通过护士长微信群发出预警，通知各科室尽快提前收治急诊患者。

（6）病区当日出院的患者尽快腾空病床：全院实施预出院措施，出院前一天开出院带药，临时出院患者在 9：00 前开出院带药；通过手机微信、支付宝、自助机直接在病区办理出入院手续，缩短出院当日患者滞留时间。

【小结】 各部门齐心协力，从制度、管理、流程上进行优化，抓住重点，通过关键节点管理，缩短急诊抢救室患者的滞留时间，从而带动整个医院缩短平均住院日。

（叶健晓）

第十七节　全流程管理在急性缺血性脑卒中静脉溶栓患者中的应用

【背景】急性缺血性脑卒中（AIS）是急诊常见的疾病之一，有高致残率和致死率。急诊静脉溶栓在减少 AIS 致死率及致残率中发挥着重要作用，静脉溶栓治疗有时间依赖性，AIS 发病后 4.5 小时内溶栓患者获益最大，溶栓开始越早，患者从中获益越多，风险越小。

【问题】①溶栓前的诊疗涉及部门多、人员多、环节多，且环环相扣，任一环节延误都会导致静脉溶栓用药时间（DNT）延长；②接诊医生未能及时识别有溶栓适应证患者；③流程繁琐、职责不明确、各个环节缺乏监管；④缺乏各项处置流程时间节点的监控。

【做法】

一、建立组织架构及管理体系

（1）成立急诊溶栓中心管理工作小组，副院长任主任，小组有明确的工作职责及快速通道。

（2）急诊溶栓中心需急诊科、脑血管科、导管中心、医学影像科、检验科、后勤运送人员等多学科协作，各部门有明确职责。

（3）建立急诊卒中护士制度。

（4）明确溶栓数据填报要求，并设奖惩制度。

（5）每季度对数据进行讨论、分析、总结，并进行流程优化。

二、时间节点的监控管理

（1）利用急诊缺血性脑卒中数据登记表，由医生全程跟踪记录，使用专用计时器记录溶栓过程的各个时间点。

（2）利用信息系统获取溶栓过程中关节时间点进行监控管理。

（3）科室备相关的溶栓药品，无缴费、取药时间浪费。

（4）制作溶栓优先标识，便于各辅助科室识别，优先检查化验。

三、明确岗位职责，采用全流程管理 AIS 患者静脉溶栓用药时间（DNT）

（1）院前准备

①院前医生接诊到疑似急性缺血性脑卒中患者，预先和急诊科联系，告知预计到达的时间，急诊科做好准备并通知脑血管病专科医生提前在急诊科等候，患者到院后直接进入溶栓专用床。

②其他医院转入的患者，在丽水市急诊溶栓中心微信群内告知需要溶栓，急诊科提前做好准备，开通绿色通道，实行无缝对接。

（2）疑似卒中的患者到达急诊室，预检护士立即接诊，经 FAST 评估快速准确识别，立即通知急诊内科医生优先就诊，并直接送入溶栓专用床，由卒中急救护士专人负责。

（3）急诊医生评估，初步判断为缺血性脑卒中，在医生工作站立即开通绿色通道，开出溶栓血化验套餐（急诊生化电解质、凝血功能、PT、急诊血常规及 CRP）、急诊头颅 CT 单、床边心电图，同时联系脑血管病专科医生到 CT 室查看结果，并填写临床路径表。

（4）明确卒中急救护士职责，其主要工作为安置溶栓专用床位、心电监护（测双上肢血压）、吸氧（维持 $SPO_2 > 94\%$）、测量指尖血糖、建立静脉通道（左上肢 20G 耐高压留置针）、抽取血化验（血常规、凝血功能、血生化 + 电解质）、取溶栓药箱及微泵，护送患者完成 CT 检查等，同时血标本袋及 CT 单贴上红色"溶栓优先"标识。

（5）CT 室工作人员根据红色"溶栓优先"标识优先安排 CT 检查，检验科优先化验血标本。

（6）专科医生陪同 CT 检查、途中谈话、阅读 CT 影像、行 NIHSS 评分、补充谈话、签署溶栓治疗知情同意书、决策溶栓方案、指导溶栓治疗。

（7）卒中急救护士根据医嘱在 CT 室注射用溶栓药品。

（8）使用溶栓药物的同时，立即根据脑血管病专科医生的决策行三步走：①需桥接治疗患者直接迅速护送至导管室；②需进一步灌注 CT 检查患者检查后迅速护送至导管室；③需进一步观察患者，准备好转运物品，迅速转运至急诊监护室，并做好交接。

【小结】卒中中心建设的重要流程是建设好一条绿色通道，通过全流程管理，从患者就诊、临床评估、影像评估、静脉溶栓用药、各项处置流程时间节点的监控、关键节点的管理，节约各个节点延误的时间，我院通过全流程管理将急性缺血性脑卒中患者静脉溶栓的用药时间从 79.57 分钟缩短到 48.82 分钟，并一直维持在目标值以下。

（刘芳）

第十八节　同质化管理在非内分泌科胰岛素泵管理中的应用

【背景】 胰岛素泵是目前最符合人体生理胰岛素分泌的输注方式，实现胰岛素的仿生输注，更有利于平稳、安全地控制血糖，减少低血糖的发生，提高患者生活质量。因此，胰岛素泵使用质量管理是关键。

【问题】 ①由于糖尿病患病率上升及人口老龄化，各专科常合并有糖尿病患者，且常常需要使用胰岛素泵；②非内分泌科医护人员未经过胰岛素泵的规范化培训，国内无统一非内分泌科的巡泵流程及管理模式；③老年患者比例大，文化程度参差不齐，对胰岛素泵及饮食相关知识不了解或掌握困难。

【做法】

（1）成立胰岛素泵治疗中心：由内分泌科医生、内分泌科护士、糖尿病专科护士、各临床科室糖尿病小组成员组成。

（2）明确胰岛素泵安装流程和护理会诊流程，制订胰岛素泵使用管理制度，供医护人员学习。

（3）制订非内分泌科胰岛素泵安全使用查检表（表 4-18-1），供胰岛素泵使用科室使用。

（4）在非内分泌科患者使用胰岛素泵之初，内分泌科专科护士每天到使用科室巡视患者 2 次以上，直到非内分泌科医护人员能正确使用后改为不定期巡查。监控内容包括：患者血糖情况、胰岛素泵运转、管道通畅、管道更换、基础量调节、胰岛素基础率、大剂量历史、报警历史、皮肤颜色及湿度（注射部位情况）、患者健康教育与管理、不良事件处理、非内分泌科护士职责落实情况等。

（5）同质化培训：对糖尿病小组成员进行胰岛素泵使用培训及考核，各临床科室糖尿病小组成员对本科室护士进行培训。

（6）患者教育：由内分泌科专业护士指导患者识别胰岛素泵异常报警状态、低血糖预防和患者饮食等内容。

（7）在全院培养胰岛素泵使用专科护士。

表 4 -18 -1　非内分泌科胰岛素泵安全使用查检表

病区：　　　姓名：　　　出生年月日：　　　住院号：

检 查 项 目		1. 检查日期		2. 检查日期	
		存 在 问 题	原 因 分 析	存 在 问 题	原 因 分 析
带泵期间	胰岛素泵基础量调节正确				
	大剂量注射正确				
	胰岛素泵交接记录完整				
	注射部位（有无红肿、渗血）				
	胰岛素泵导管输注通畅				
	有无低电量报警				
	有无意外拔管				
	行 CT、MRI、DR 检查是否及时拆卸				
责任护士知晓	使用胰岛素泵注意事项				
	胰岛素泵管道堵塞或脱管的处理方法				
	胰岛素泵各种报警的处理				
	血糖危急值处理流程				
患者知晓	行 CT、MRI、DR 检查时要拆卸胰岛素泵				
	注射部位维护：如不能淋浴、不能拉扯、保持敷贴整洁等				
	餐前需要注射胰岛素、注射后就餐时间				
	低血糖表现及处理方法				
	机器报警处理				

【小结】同质化管理为非内分泌科糖尿病患者胰岛素泵使用提供了质量保证，使患者不需要转科，缩短了平均住院日，使非内分泌科医护人员更新了血糖管理知识，提高了操作技能。

（吕素珍）

第十九节 多科联合会诊缩短疑难压力性损伤愈合时间

【背景】 压力性损伤是临床常见的并发症之一。随着我国进入老龄化社会，压力性损伤的发生率和患病率也将随之上升。压力性损伤的发生会增加患者痛苦，降低其生活质量，延长住院时间，增加住院费用和病死率。

【问题】 ①护士对创面治疗的新技术更新和掌握不足；②不能有效应对疑难压力性损伤护理过程中的难点；③3期以上压力性损伤患者多合并基础疾病，病情复杂，合并症多。

【做法】 针对疑难压力性损伤患者基础疾病复杂、合并症多等特点，采用多科联合进行治疗。

（1）医院成立慢性创口多学科合作治疗小组，团队成员包括创面修复科、内分泌科、感染科、血管外科、疼痛科医生及国际造口治疗师、营养师、康复专科护士等。

（2）依托医院护理会诊制度，由压力性损伤案例所在科室发出护理会诊，邀请国际造口治疗师进行会诊。

（3）国际造口师会诊评估后确定需要多学科联合处理的，邀请相关疾病专科医师、创面修复科医师、疼痛科医师、营养师、康复治疗师等进行多学科讨论，制订全面诊疗护理计划。由专科医师完善基础疾病治疗，疼痛科负责对患者进行疼痛的评估和处理，采用药物、物理、心理等综合措施进行治疗；营养师负责营养评估及支持，改善全身状况；康复专科护士负责制订功能锻炼及体位训练；国际造口师进行创面换药护理；病房护士负责一般护理措施落实及健康教育。完成前期伤口床准备及基础疾病治疗，条件允许后转创面修复科手术治疗。

【小结】 多科合作治疗小组成员积极合作，共同讨论疑难压力性损伤患者的治疗方案及护理计划，针对每一个患者的具体情况制订科学、安全的综合治疗措施，积极治疗并发症及并存疾病。同时治疗小组成员在合作的基础上合理分工，根据其相关学科的治疗任务各行其职，完成相应的干预措施，缩短了疑难压力性损伤的愈合时间，提高了压力性损伤治愈率。

（李红）

第二十节 多维管理提高透析患者血磷达标率

【背景】 我国高达80％左右的透析患者伴有高磷血症的问题，长期的高血磷除了引发继发性甲状旁腺功能亢进、肾性骨病、维生素 D 代谢障碍，还会加重血管钙化而引起心脑血管病，是终末期肾病心脑血管疾病发生率和死亡率增高的重要因素。提高透析患者血磷的达标率，可有效减少尿毒症患者的并发症，提高患者的生存期和生活质量。

【问题】 ①血透患者血磷影响因素多；②患者饮食管理依从性差；③血透室无规范的血磷管理方式及流程；④血滤机数量不能满足透析患者进行血液滤过治疗高磷血症的需求。

【做法】

一、医护一体化管理患者血磷

（1）医护协同管理

①设计相关调查问卷，了解影响患者血磷的因素，制订个体化高磷血症控制和治疗流程。

②医护联合制订高磷血症干预方案：指导饮食、合理用药、规范锻炼活动等。

③每月召开透析质量改进例会，根据患者每月质量监测提报数据，针对血磷不达标的原因进行分析，提出整改措施并组织落实。

（2）医生对异常血磷进行治疗和追踪，及时调整治疗方案；统计分析血磷数据，落实重点患者管理，并进行数据回顾调查，对存在的不足进行整改。

（3）护士组织血磷相关知识培训、考核；入科 5 年内护士业务学习内容增加血磷相关知识。

二、设备支撑与更新

医院投入经费增加血滤机数量以满足血液滤过需求，采用血液透析滤过治疗高磷血症；购买血液净化管理软件系统，可以自动筛选出高血磷的透析患者，方便临床管理。

三、患者和家属共同参与

通过运用相关宣教资料、PPT、视频等各种形式对患者、家属进行多元化宣教，及时告知化验结果，鼓励患者和家属积极主动参与管理和治疗，共同落实整改措施。

【小结】通过医护一体化管理患者、医疗设备支撑、患者和家属共同参与的多举管理模式，全员参与管控血磷，医院维持性血液透析患者血磷达标率从65.4%升高到81.77%。

（张彬娥）

第二十一节　护士长五查房

【背景】护理工作内容繁琐，工作量大，护士队伍中年轻护士多，临床护理经验缺乏。病区护士长为了更好地把控护理质量，做好查漏补缺，我们推行每日五查房制度，对高龄、危重、特殊患者或其他特殊情况进行重点巡查，以便及时发现问题并进行有效处理。

【问题】①年轻护士发现问题、解决问题的能力不足；②病房护理节点有疏忽或存在缺陷。

【做法】丽水市中心医院建立的护士长五查房制度在时间分段、时段内容、查房评价指导等方面做了探索。

一、一查：7:30（早会前）

（1）查看交班报告。
（2）评价夜班护士工作质量，包括病区环境，护士站、治疗室、处置室的整洁度及陪客管理情况。

（3）了解前一日新入院、手术、危重、病情有特殊变化患者的护理质量、心理状态及存在问题。

通过早查为晨会交班提供资料信息，便于晨会时点评和对白天护理工作的指导，结合实际案例进行晨间提问、小讲课等。

二、二查：9：30～10：00（护士治疗和宣教时）

（1）重点核对医嘱的正确性，以及时发现纠正错误。

（2）评估患者的健康教育执行情况及病房管理质量，并能督查护士治疗的规范程度。

（3）加强护患沟通，了解患者的心理需求。

三、三查：11：10～11：40（上午下班前）

（1）重点核查当日患者护理、治疗落实情况。

（2）评估治疗饮食，了解患者食欲。

（3）对手术、特殊治疗及重点患者实施安全护理评估，给责任护士以指导意见。

四、四查：13：30～14：00（下午上班时）

（1）与责任组长一起巡视病房，评估中午时间段的护理质量及患者的治疗、心理状态。

（2）检查住院环境，如走廊、电梯厅、新风机房等，确保整洁、安静和安全。

五、五查：17：00～17：30（下午下班前）

（1）重点评估当日新入院、手术、危重及特殊情况患者的护理质量，对发现的问题及可能出现的问题给予指导处理。

（2）指导夜班护士工作重点：危重患者的观察、护理注意事项。

（3）查看急救物品、器械、药品准备或完好情况，为夜班护理工作的顺利进行提供方便。

【小结】通过实施护士长每日五查房制度，降低了护理不良事件及护理投诉的发生率，提高年轻护士的业务水平，创造了一个安全、舒适、整洁、温馨的就医环境，提高了患者满意度。

护士长五查房是医院护理规范化、科学化、精细化管理的一项重要举措。护士长每日五查房是对护理质量进行全面、深入的检查。评价护士全天的护理工作质量，提出交班的重点问题，合理调配人力资源，对提高护理质量，提高患者满意度，降低不良事件的发生率有重要作用。

（丁巧玲）

第二十二节　护士巡视病房的要点

【背景】病房巡视是护士的常规工作，巡视病房时要紧扣要点，及时发现问题并做有效处理，既提高工作效率又提升服务质量，并为患者创造一个安全、舒适、整洁、温馨的就医环境。

【问题】病房巡视职责不够细化、抓不住重点、走过场，达不到巡视的目的。

【做法】丽水市中心医院根据临床特点和要求制订了护士巡视病房要点，进行培训和考核，强化护士掌握巡视要点，并落实到班、到人，重视病房的有效巡视。

一、病情巡视

1. 重点对象　特级护理、一级护理患者，私自外出患者、有自杀倾向患者。

2. 重点内容　患者意识、生命体征、重要症状和体征、情绪；输液速度、氧疗、创口、引流管道情况及压疮、跌倒、烫伤隐患。

3. 防坠床、跌倒　高危坠床、跌倒患者床头有无标识，是否已使用床栏，床栏是否牢固；躁动患者是否按需使用约束具，约束具松紧度是否合适；患者及陪护人员防范意识是否强。

二、环境巡视

1. 病室　患者床单位是否整洁；空调、电灯是否按需开；病床、床头柜、热水瓶、餐桌、凳子、陪客椅是否按既定位置摆放，床头柜台面是否整洁；床旁心电监护仪、除颤仪、抢救车、治疗车等是否整洁并正常运行。

2. 卫生间　是否杂乱、有无异味；水池、洗脸盆、抽水马桶是否洁净，地面是否有水渍和污渍；排风扇、电灯是否按需开。

3. 辅助用房　处置间的门是否上锁，物品、地面是否整洁；洗涤间的污被服桶、生活垃圾桶是否密闭；阳台晾晒间洗衣池是否干净，地面是否有水渍；电灯是否按需开；新风机房有无积灰、杂物，是否按时清洁并记录。

4. 电梯厅、走廊及楼道　地面是否有水渍、污渍，防滑标识是否清晰；宣传窗是否资料充足、物品摆放整齐；速干手消毒剂是否充足，有效期是否符合要求。楼道是否整洁，有吸烟者及时制止。

三、陪护巡视

（1）人数、时间是否符合探视、陪护规定。如：探视时间不超过30分钟。

（2）陪护人员是否凭证陪护，是否有多人陪护。原则上每位患者发放1张陪客证，限1人陪护。如有多人探视和陪护及时劝离。

（3）探视或陪护人员的行为是否符合病房管理要求，及时阻止以下情况，如喧哗、睡在病床上、闲窜病房、随地吐痰、乱丢果壳、吸烟等。

（4）巡视时应留意并劝告闲杂人员离开，遇可疑人员及时报告保卫科。

四、设备巡视

1. 电器设施　空调、照明、电脑等是否符合开放规定；微波炉能否运行正常；应急电源等设施是否正常；查看是否有私用电器或私自拉电线情况；如闻及异味、焦味时，及时向相关部门报告。

2. 医疗设备　除颤仪、心电监护仪、呼吸机、微泵、吸引器、医生查房车、移动护理推车、患者转运车等表面是否干净、是否定位、是否处于备急状态，电线是否缠绕整齐；仪器所需的蓄电池电量是否充足，并避免电池充电时间过长。

五、安全巡视

（1）消防设施。所在楼层区域的消防器材（消防栓水带、干粉灭火器、火灾报警按钮、危险物品开关位置：氧气总开关）分布位置、是否整洁。防火门是否常闭。

（2）防坠设施。楼梯、阳台、窗户的防坠设施是否完好。楼梯间的防护网是否固定稳妥；窗户的防护杆安全窗锁有无老旧松动。发现问题及时报告总务维修人员。

（3）病区内是否有使用明火及各种电热设备（特殊审批的除外）。

【小结】护士常规巡视到位，巡视的同时督促改进，保障医疗安全，有效杜绝安全隐患，营造安全、洁净、温馨的病房环境。

病房巡视要点的制订和实施是对病房管理制度的细化和补充，分门别类，条目清晰，便于护士掌握和执行。

（施建英　吴丽仙）

第二十三节　封闭式抢救车的透明化管理

【背景】抢救车是存放抢救药品、物品的专用车，合理的抢救车放置标准及管理规范直接关系到患者抢救的成功率。为保证抢救工作的顺利进行，抢救车内的急救药品、物品等需做到全院标配并定位存放，同时确保所有物品性能良好，随时处于应急状态。因此做好全院抢救车的同质化管理是医院安全管理的重要内容。

【问题】①抢救车物品种类多、标识不统一、摆放无序；②各病区登记本记录内容与检查方法不一致；③轮转护士对抢救车物品使用掌握速度慢。

【做法】

1. 统一药品与物品配置　全院抢救车药品、物品进行标准配置，定位放置，并统一序号；所有药品明确标注名称和剂量，高危药品贴高危标识。

2. 实施透明化管理　制作抢救车平面图，拍摄抢救车各层急救药品、物品放置实物图，塑封后统一放在抢救车台面上，使封闭式抢救车透明化，抢救车内药品、物品标识清晰，一目了然。

3. 统一抢救车检查记录单 每班检查锁扣是否完整、锁扣编码与记录单上的编码是否一致并签名；分管抢救车的护士每月和科内护士双人质控，护士长每月检查交接情况，保证车内药品、物品完好。

4. 加强急救知识培训 对抢救车内药品的名称、剂量、主要作用、极量、用法、注意事项进行培训；特殊药物的配制等制作成册，塑封后放在抢救车外面，供大家学习。

【小结】抢救车实现同质化管理，便于护士记忆、查对，在抢救患者时，能迅速、准确地取用物品，使护理人员打破科室的局限，在转科或紧急调配时，对各科的抢救车管理不会陌生，不会在抢救患者时影响抢救车内物品的使用。抢救车交接班时，护士只需检查记录单及封条，30秒即可完成交接，在很大程度上节约了护士的时间和工作量。

（金碧霞）

第二十四节 推行责任组长制，改进护理模式和质量管理

【背景】随着医疗护理模式的转变，为提升临床护理效率，我们在护理的工作模式和方式上做了探索，在病区推行责任组长负责制，分层使用护士（文中分层护士用规范代码表述：N0 指新入职护士临床护理工作1.5 年以内；N1 指注册护士，担任 N0 护士满 1.5 年及以上；N2 指担任N1 护士满 1 年及以上，具有大专及以上学历；N3 指担任 N2 护士满 3 年以上，并取得主管护师；N4 指担任 N3 护士满 5 年以上，并取得副主任护师及以上职称。）。

【问题】①护理管理模式陈旧、职责不明确、分层管理和培训不到位；②年轻护士发现和处理问题的能力弱。

【做法】为提高病区护理高效模式，做好因人分工、责任明确、提升成效，丽水市中心医院做了以下探索。

一、责任组长聘任

护理部根据每个病区工作情况，设责任组长 2 ~ 6 名。通过自愿报名，公开竞聘演讲，民主测评，最后护理部根据综合成绩聘任确定；副高及以上职称护士不参加竞聘，由护理部任定。

二、制订责任组长职责和管理内容

1. 责任组长职责

（1）责任组长、副高及以上职称护士、总带教老师（承担责任组长职责）对本组的护理工作总负责。

（2）根据同组 N0、N1、N2 等责任护士的综合能力，进行工作督查、指导、处理疑难问题等。

2. 责任组长分组方式

（1）护士长根据病区患者的情况把患者分为若干个责任大组及责任组进行分管。

（2）责任组长与 N0、N1 护士在同一大组。

（3）N2、N3、N4 护士根据其工作能力，分别安排在责任大组或责任组内。

3. 责任组长管理内容

（1）每日根据患者病情和工作内容合理安排本组责任护士工作。责任组长分管 2 ~ 4 个患者，高年资护士分管重患者，低年资护士分管轻患者。

（2）参加晨间交班。听取夜班护士汇报患者 24 小时的病情变化、特殊治疗、检查、护理等。

（3）参加本组患者床边交接，重点检查管路、体位、皮肤及基础护理的落实情况等。

（4）巡视了解本组患者的情况，掌握危重患者、特殊检查患者、手术患者的病情，指导并参与本组危重、技术难度大或护理风险高的患者的抢救和护理工作。

（5）随同主治医生查房，了解患者的最新病情动态和医生的意见及治疗方案。

（6）制订护理计划，重点患者进行护理床边查房，指导下级护士的护理工作，并及时督查各项护理措施的落实情况。

（7）组织疑难病例讨论，本专科不能解决的护理问题及时申请护理会诊。

（8）在临床护理过程中及时发现不安全隐患并处理。对责任护士病情观察、护理措施、健康教育落实及护理文件书写完成情况等进行评价、分析、指导。

【小结】责任组长的设立，提高了护理质量和团结协作能力，激发了护理人员学习的主动性，同时也调动了护理人员的工作积极性，减轻了年轻护士工作压力，使人力资源得到合理发挥，工作效率明显提高。

护理责任组长制管理模式的推行，充分体现了护士分层分级使用的价值，在护理工作中起到传、帮、带的作用，发挥了护士的潜力，提高了工作积极性。在提高护理质量、患者满意度及年轻护士业务等方面发挥了很好的作用，值得进一步推广。

（周望京）

第二十五节　科内护理内训师在等级医院评审中的作用

【背景】2019年浙江省开启第四周期等级医院评审，本轮等级医院评审主要采用看现场、查资料、问问题、追轨迹的方式，突出强调了医院管理的同质化和常态化。全新的看、查、问、追复合式立体化评审方式对涉及条款诸多、人员队伍庞大的护理系统来说是严峻的考验。

【问题】①不能较好领会新一轮等级医院评审内涵，迎评思维传统、僵化；②护理部门参与的评审条款涉及面广，相关护士不知道该如何着手；③护士人员多、水平能力参差不齐，标准同质化执行落地较难。

【做法】借鉴企业管理的"内训师"做法，将其运用于护理单元等级医院迎评工作，协助护理单元护士长对全科护士进行等级医院评审知识的培训与考核。

一、组建和培训内训师团队

1. 组建 从在相应专科从事护理工作 6 年及以上，具备护师及以上职称，沟通能力好，专科知识扎实的护理单元骨干护士中挑选人员。

2. 培训

（1）根据《浙江省综合医院等级评审标准 2019 版》，透彻领会评审目的、标准框架、条款设计"你中有我、我中有你"的内涵，掌握"A、B、C、D"的衡量标准。

（2）对难点、重点知识组织理论培训，关键操作人人通过考核。

（3）参与院部模拟追踪评审，了解评审方式，积累经验。

（4）参与护理部模拟追踪评审，汲取他科迎评的好方法、好经验。

二、内训师工作内容和职责

1. 制订培训计划 评估科室等级医院迎评中存在的问题和不足，结合医院、护理部迎评计划，制订护理单元周、月培训计划，明确培训具体方法与目标、进度。

2. 编写培训资料 协助护士长编写科室迎评"应知应会"电子册和专科应急事件模拟演练脚本等培训资料。

3. 组织培训

（1）分批次对科室护士进行培训，如：组织科室进行火灾等共性突发应急事件模拟演练，组织模拟追踪检查等，指导科室护士建立全方位的持续改进理念，将 PDCA 思维贯穿在各项工作流程、护理操作及迎评问答过程中。

（2）对护工、保洁、运送等外包职工进行专项培训。

（3）结合相关评审条款要求联合医务处对医生进行操作培训和督查。

4. 持续质量改进 通过培训与考核，梳理科室上一阶段培训取得的成绩、存在的问题，及时调整培训方式、方法，并明确迎评应遵守的原则。

【小结】浙江省第四周期等级评审考验的是系统性、连贯性、同质性，强调质量持续改进的理念。在护理单元设立护理内训师，协助护士长对全科职工培训，便于护士随时找到评审老师解疑答惑，让护士长不再陷入"迎评培训效果不得力的苦恼"，助力护理迎评工作取得较好成绩。

（黄旭芳　孙伟燕）

第二十六节　护理会诊解决护理难点

【背景】　随着医学的发展，医学专科和亚专科发展迅速，临床专科越分越细，更加强调专病专治，护理也逐步进入专科化，导致了各科危重疑难患者的跨专科护理生疏问题日益突出。制订护理会诊制度，实施护理会诊是解决问题的有效途径。

【问题】　①护士对于复杂、疑难、危重患者护理不到位；②跨科、专科的医疗护理知识掌握不到位，护理过程缺陷多，不能有效应对相关护理难点；③新技术、新项目护理不专业，护士间的跨科交流少，特殊护理缺陷明显。

【做法】　丽水市中心医院针对专科护理熟练，跨科护理生疏、缺陷多，危重疑难护理不全面的现象进行梳理，用护理会诊方法解决了相应问题。

一、建立护理会诊组织

（1）护理会诊组由具有专科特长的科护士长、护士长和专科护士组成，包括危重患者护理会诊组和护理并发症（伤口/造口、压疮、输液）会诊组。

（2）成立危重患者呼吸支持应急小组。医务处负责排班，每天晚上安排值班人员（医护分组）。如夜间病区紧急应用呼吸机（监护室、急诊科、呼吸科、胸外科除外），可随时呼叫"危重患者呼吸支持应急小组"成员，值班人员接到呼叫会立即赶往现场指导呼吸机应用，并指导值班护士护理注意事项和观察要点，直到患者稳定、安全才离开现场。

（3）建立微信会诊群，如护士长微信群、专业小组（压疮、输液、糖尿病教育、人文关怀、护理安全等）微信群（各专业小组组长担任群主），通过微信及时解决护理管理和临床护理疑难问题。

二、制订护理会诊流程

（1）各病区遇护理疑难、危重、复杂问题，科内难以解决时，及时申请院内护理会诊。

（2）责任护士通过电子病历系统填写会诊单，将主要病史、目前情况、会诊目的书写清楚，提交给护理会诊组组长。

（3）护理会诊组组长及时组织人员会诊，应邀人员随叫随到；普通会诊24小时内完成，急会诊5~10分钟内到达。

（4）会诊后及时提出指导意见，并写好会诊记录。

（5）会诊后如还需其他专科处理，组长可组织人员再次会诊，不得相互推诿或延误。

（6）临床紧急难题实施24小时电话急会诊或通过微信图片在微信群请求急会诊，群主或群内人员会随时给出正确的会诊意见，如图片不能反映实际情况，群主会立即到现场会诊指导。会诊结束，组长需根据患者病情进行随访追踪，直至患者病情稳定或痊愈。

【小结】 自开展护理会诊制度以来，每年完成护理会诊千余例，解决了诸多临床护理疑难问题，有效提高了临床护理质量；同时还减轻了护理人员的工作和心理压力，提高了临床护理人员的工作满意度。

护理会诊不但能加强科室间的护理协作，提高护理质量，给予患者专科护理支持，还能充分发挥各临床护理专家、专科护士的特长，增强相互间的交流，促进新技术的应用，也促进护理人员相互学习、认真思考，提升护理人员的横向业务水平。

（陈嘉凤）

第二十七节　信息化助推护理效率提升

【背景】 医疗流程、医疗服务信息化是医院发展的必然趋势。如何有效提升护理工作信息化，仍需要做很多的探索和实践。

【问题】 ①原有的信息软件多由不同公司开发，与本院实际应用不匹配，并未实现真正意义的电子医嘱，无法实施移动查房和移动护理；②

护理电子病历不符合国家卫生健康委的评级要求，未能实时智能提醒和质控；③护理信息化工作各部门的沟通协作不到位；④护理信息化牵涉的内容多、细节多，许多环节没有现成统一的处理方式。

【做法】丽水市中心医院结合医院的实际，多管齐下抓护理信息化建设。

一、多部门联合开发软件

院部、信息中心、质管处、护理部、医务处、药剂科、物价科、医保办等多部门合作，制订电子医嘱试行规范，并在医嘱规范的基础上自主开发适合我院特色的电子医嘱软件，为移动护理和移动查房创造必要条件，同时不断优化 HIS 系统功能，如危急值闭环管理、麻醉药品电子登记、检验标本运转流程、疼痛随访等，实现实时统计、分析、质控功能。

二、改造现有的软件系统

（1）在原有电子病历的基础上建立按系统设置的结构化护理电子病历模板和公用护理记录模板，各科按照疾病特点建立科室模板，方便护士采用勾选方式输入。

（2）对电子病历流程进行改进与优化，在护士工作站不需要重新登录就可直接进入电子病历系统，上报数据可直接从电子病历中导出，上报至卫生健康委的网络直报系统。借床患者不需要停止医嘱即能转回原病区。

（3）完善患者变动饮食系统，方便营养科和临床科室实时查询变动饮食和送餐情况，减少反复电话沟通环节。

（4）完善电子交接班：将跌倒、压力性损伤、血栓等高风险重点内容自动导入交接班系统，方便护士正确及时交接。

三、成熟软件外购

除对现有的系统进行优化外，医院还积极引进手术麻醉系统软件、无菌物品供应追溯系统、移动护理系统、办公 OA 系统等软件，通过与公司、使用部门的反复沟通、协调和改进，使之符合我院临床情况。

四、软件后续开发

加强相关软件的不断开发、改进和整合，建立适合我院实际的护理信息化系统，如手术室单剂量药物发放、病理标本全流程追踪、手术患者流程管理等、护理质量检查追踪等。

【小结】 通过外购、改造，自行开发与整合，我院护理信息化工作近年来得到快速提升，提高了护理工作效率，减少了重复工作和差错，使工作流程变得简单。

护理信息系统的开发外部需要加强与软件公司工程师的沟通，认真学习成功的经验，了解最新进展；医院内部需要多部门的积极配合，联合开发与整合。同时还要不断征求临床一线人员的需求和建议，才能使护理信息化接地气。护理信息化给护理工作带来了全新理念，使护理工作更具程序性、时效性和安全性，更顺应人性要求，同时也克服了人性的局限，很大程度上减少了人为的错误。

（潘红英）

第二十八节　打好护理安全管理组合拳

【背景】 患者安全是医疗质量管理核心内容之一。确保患者安全，构建安全文化，是护理管理者需要不断创新管理的工作内容。

【问题】 ①年轻护士不能及时发现病情变化；②缺乏与患者沟通的技巧；③发生不良事件不能从源头进行根本原因分析并吸取教训；④好的点子和举措推广力度不够；⑤非计划拔管、给药错误、跌倒/坠床占据护理不良事件前3位。

【做法】 近年来，医院护理部从多维度、多方位打出了护理安全管理的组合拳，剖析了护理安全隐患多、护理错误重复犯的部门或环节，取得了较好成效。

一、完善制度建设

护理部针对风险隐患及薄弱环节，完善制度建设和流程管理，对模糊不清问题及常出错环节进行重点修订，如《患者身份识别管理制度》《给药管理制度》《PDA使用管理制度》《医嘱查对和执行规程》《导管风险管理制度》等，特别是特殊科室的管理制度，进行全方位梳理并完善。

二、加强硬件建设

通过进行网络升级、增加PDA数量、卫生间增加呼叫铃、采购高质量的敷贴、拍摄预防跌倒宣教视频、编制图文并茂的问答式健康教育资料、床头增加预防非计划拔管提示牌、优化给药条码和腕带条码等硬件建设，预防给药错误、跌倒/坠床、非计划拔管等高频率发生的护理不良事件。

三、寻找护理安全隐患多发环节

针对非计划拔管、给药错误、跌到/坠床寻找根因，重点管控，减少发生率。各护理单元每月组织"自我寻找护理安全隐患"活动，并对科室安全隐患进行分析，提出具体可操作的防范措施，安全隐患具体内容及整改措施通过微信群、科室交班本、各种会议等方式传到每位护士，同时提交到护理部；护理部安全护理管理小组成员交叉到其他病区或特殊科室排查安全隐患活动，并将排查到的安全隐患进行分析。

四、创新学习培训方式，让培训更有实效

1. 从错误中学习，避免犯同样的错误 护理部每季选择部分不良事件典型案例，制作情景再现视频，组织安全小组成员和低年资护士观看，借助形象直观的手段，通过查找缺陷、分析根本原因，提出整改措施活动来代替说教式的不良事件讨论会，启发护士找出问题所在，纠正平时工作中不规范的行为。

2. 优秀观察案例或经验教训分享 护理部常年征集护士日常工作中亲身经历的、有代表性的优秀案例或者经验教训，对病情观察、处置重点、技巧等进行细致分析，形成典型案例提交护理部；护理部筛选出代

表性案例，让发现者在全院护士学习会上分享，发现者借此平台分享如何通过对患者细致观察、详细评估，及时发现患者病情变化的蛛丝马迹，使患者转危为安或杜绝可能发生的危险。

3. 以科室为单位，举行健康教育能力比赛　通过患者健康教育需求问卷调查，患者最喜欢的形式还是医护人员面对面沟通。各临床科室结合专科特点，选择相应主题，如入院宣教、预防跌倒/坠床宣教、糖尿病饮食宣教等，科室护士人人参与宣教比赛，邀请医生、患者和家属当评委，选出宣教能手。

五、开展"金点子"推广活动

护理部常年面向全院护士征集"安全护理创意金点子"，内容涵括基础护理、临床护理、护理设备、护理教学、护理流程、护理信息等方面，如各种专利、产品革新、工作流程的改进方案、杜绝护理安全隐患的金点子、品管工作中的好措施等，护理部筛选出具有代表性、在全院推广的金点子进行展示评比活动，通过评比，向全院推广。

【小结】 影响护理安全的因素多，需要组合管理，多举措提升患者安全。我们从寻找安全隐患多发环节、科室管理薄弱环节着手，完善制度建设和硬件建设，创新学习方式，采用来自身边的不良事件案例情景再现找问题促整改、通过分享优秀病情观察案例或经验教训让年轻护士学习观察技巧、以科室为单位举行健康教育比赛提升健康教育能力，通过安全"金点子"分享、促进、推广，多维度、全方位落实安全管理措施。

（潘红英）

第二十九节　早识别，早预警，提高"潜在危重患者"识别率

【背景】 随着社会老龄化及急危重症医学的发展，"潜在危重病"患者越来越受到临床医护人员的重视。早期识别，早期处理，对患者的预后至关重要。

【问题】 ①社会老龄化，"潜在危重病"患者越来越多；②低年资医护人员专业知识薄弱，不能及时准确识别患者潜在危险及病情变化。

【做法】

一、选择合适的预警评估工具

（1）成人采用《改良早期预警评分 MEWS 量表》。

（2）14 周岁以下患者采用《儿童改良早期预警评分量表》。

（3）破膜后的产妇采用《改良产科早期预警评分量表》。

二、评估时机和评估对象

（1）所有急诊留观患者及住院患者（特级护理及开立"拒绝复苏"医嘱的临终患者除外）均需用预警评估工具进行预警评估。

（2）急诊留观患者：首次评估后按早期预警处理措施进行处理，通过巡视、观察以及家属发现的病情变化进行再评估。

（3）住院患者：责任护士需根据患者病情严重程度、不稳定度及疑似病情变化时执行早期预警评分。病情严重患者指医嘱已开具病危、病重通知的患者；病情不稳定患者指新入院患者、转科患者、手术、介入、产后当天、特级及一级护理患者等；疑似病情变化患者指护士巡视和观察时发现患者病情有所改变或家属发觉病情变化告诉护士时，上述情况护士启用早期预警量表监测项目评估，根据评估结果，按早期预警处理措施进行处理。

三、预警评分量表的信息化建设

（1）预警评分量表导入电子病历系统，在电子病历中准确录入患者体温、心率、血压、呼吸、意识、血氧饱和度，系统自动获得 MEWS 的分值，并进行对应的疾病危险分层，触发相应的临床应答，提醒下一步如何处理。如 MEWS1～3 分，系统提示每 24 小时再次评分并通知主管医师；MEWS 4 分，每 4 小时进行评分并计算 MEWS 总分，主管医师请上级医师会诊；评分 5 分，每 2 小时进行生命体征监测并计算 MEWS 总分，同时记录患者出入量等处理；评分 7 分，每小时监测生命体征并计算 MEWS 总分，启动临床警示快速反应小组。

（2）根据患者年龄自动关联相应预警评估量表，产妇根据是否破膜由护士选择相应量表。

（3）预警评分成人≥4分、儿童≥3分、产科≥2分自动导入SBAR交接护理记录单上，方便护士交接班，给接班护士的工作重点提出建议。

【小结】预警评分使患者病情评估结果量化，有助于护士准确筛查潜在危重患者，让低年资护士在繁忙的工作中有重点、有目的地观察患者的病情，及时对急危重症患者在病情变化前采取相应的措施和救护，提高护理质量。该预警评分操作简单，快捷有效，可提高护士对潜在风险患者的识别能力，确保患者安全。

（丁巧玲）

第三十节　多维度管理降低给药错误发生率

【背景】给药错误导致的医疗不良事件在所有严重医疗不良事件中"名列前茅"；在护理不良事件中，给药错误同样"名列前茅"。

【问题】①给药环节多、影响因素多，任一环节失误均可能导致给药错误；②信息系统不完善；③药剂科发药错误；④护士未按操作规程执行；⑤无自备药、自理药管理等相关制度或制度不完善。

【做法】鉴于给药错误的发生涉及给药链中任何一个环节，单一的举措往往收效甚微，揉合制度、培训、信息、设施、管理的多维度防控才能有效降低给药错误的发生率，最大限度降低不良事件的发生。

1. 完善给药相关制度　包括《医嘱查对和执行规程》《给药管理制度》《查对制度》《患者身份识别管理制度》《用药知识宣教制度》《自理药管理制度》《护理交接班制度》《高警讯药品管理制度》《移动护士工作站与无线移动护理终端（PDA）使用管理制度》《鼓励患者参与医疗安全活动制度》《自备药管理制度》。

（1）医务处和药学部组织医生进行处方、医嘱制度、合理用药、科室专科常用药物培训。

（2）药学部组织药剂师对相似药品培训和非常规包装药品拍照警示学习。

（3）护理部组织全院护士进行制度的理论培训并将制度融合于情景演练中，同时分角色进行专项培训。

（4）护理单元每年一次组织专科常用药物培训并将其纳入入科带教第一课。

2. 完善信息设施

（1）购置审方软件。

（2）网络扩容，完善网络信号。

（3）收集 PDA 问题，联系运营商及工程师进行维护、修理，并新购部分性能完善的 PDA。

（4）配套口服药发药车或发药盒，供口服药分人分餐摆放。

3. 优化信息流程

（1）针对医嘱漏执行。未完成任务从需要单个患者检索到可以按病区检索，方便护士快速查询核对。

（2）针对给药身份错误、剂量错误。手腕带一维码换成二维码；在执行条码上自动计算显示加药支数、患者出生日期，并且把重要内容加粗，同时将小条码换成大条码。

（3）针对自备药、整盒及整瓶发放的药物漏执行。增设相关药物的打印条码。

（4）针对皮试药物给药错误。皮试药物闭环管理（详见"愚巧法"在皮试药物闭环管理中的应用）。

4. 多环节管理

（1）优化过程管理。采用审方软件进行事先审方，同时安排药师进行人工审方。

（2）强化药学部服务临床意识。单剂量发药；根据病区医嘱提交时间不同重新组合发药科室，避免扎推时间发放药物；新购药物、换包装、换厂家等药物信息在药剂 - 临床微信群发布；将药物外形、剂量等拍摄上传医院管理信息系统。

（3）护理单元职责到个人。打印条码不清晰时及时更换并明确班次检查硒鼓与打印机是否处于完备状态；针对特殊时段给药、特殊药物使用，纳入科室交接班，且口头交班与电子系统同步执行。

（4）加强过程质控。持续监控 PDA 扫码率，可追踪到具体给药、具体操作者。

（5）对每例给药不良事件进行根因分析，每季选择共性给药错误案例，制作情景再现视频，组织安全小组成员和低年资护士观看，启发护士找出问题所在、分析根本原因，提出整改措施，以形象直观的手段代替说教式的不良事件讨论会。

（6）分析各科室给药错误发生率，发生率排名前三位的科室进行PDCA。

【小结】患者在接受药物治疗时发生的给药时间（提前或延迟）、途径、剂量、速度、品种、对象错误，以及遗漏给药、重复给药等均属于给药错误。因此降低给药错误发生需完善制度、责任、流程、硬件、软件，创新管理方式方法，全方位、多维度管控。

（潘红英）

第三十一节　多部门合作降低患者跌倒/坠床发生率

【背景】防范与减少跌倒/坠床是患者十大安全管理目标之一，跌倒/坠床发生与患者生理、心理、教育、环境、认知、照护、治疗等多因素有关。预防患者跌倒/坠床是一个全方位的系统工程，需要医生、护士、康复治疗师、护理员、后勤服务、患者家属等人员共同参与。

【问题】①传统观念上大家认为跌倒/坠床管理是护士的事，其他成员重视度不够；②门诊患者未进行跌倒风险筛查；③患者、陪护对跌倒/坠床认知水平低；④未能结合患者特点进行个性化预防；⑤易导致跌倒/坠床药物使用无提醒；⑥环境管理不到位；⑦检查科室医技人员不了解患者是否容易跌倒；⑧患者跌倒/坠床影响因素多。

【做法】

（1）构建多部门合作体系，由护理部牵头、信息中心、总务处、药学部、医务处、质管处、门诊部等部门共同参与，并召开协调会议，明确各自职责。

（2）对原有跌倒/坠床患者进行全方位分析，梳理导致跌倒/坠床的相关因素。

①易跌倒/坠床的时间。解便起立及进出洗手间时、起床下地时、外科患者第一次下床活动时。

②易跌倒/坠床的人群。65岁以上有多个诊断（如合并高血压、糖尿病、肿瘤、贫血）患者，对自我照护能力估计过高，且陪护对患者的照护能力不足。

③易跌倒/坠床的地点。床边、洗手间、B超室、CT/MRI室内。

④易发生跌倒/坠床的科室。肾内科、骨科、肿瘤科、心内科、呼吸内科、需卧床检查的医技科室。

⑤易致跌倒/坠床的药物。患者同时使用降压药、脱水利尿剂或降糖药。

⑥不同的跌倒/坠床相关因素。内分泌科患者的血糖状况、血钾水平，妇科患者、血液病患者的血色素水平，呼吸科患者的二氧化碳分压水平，骨科患者肢体平衡情况及是否使用助行器，肾内科患者体位性低血压（服用可乐定、哌唑嗪、血透后），肿瘤患者、心内科患者体能虚弱、多种药物合并使用等。

（3）护理部负责完善《患者跌倒/坠床防范管理制度》并组织落实。

①选择合适的跌倒/坠床风险评估表筛选高风险患者：住院患者使用《Morse跌倒风险评估量表》，门急诊患者使用《门急诊患者跌倒风险评估表》，筛选高风险人群。

②高风险跌倒患者腕带上或肩部衣服上粘贴"小心跌倒"标识。

③针对跌倒/坠床的高风险因素、特点，拍摄预防跌倒/坠床宣教视频和编制图文并茂的陪护版和患者版《跌倒安全教育手册》：如患者如厕时应该怎么办？陪护离开前要做好哪些事、使用脱水利尿剂后需要等患者排尿后再离开、睡前先排尿等。

④护士入科培训内容包含有专科特点的跌倒及预防跌倒方法。

⑤对患者、家属、陪护进行预防跌倒/坠床知识宣教。a. 所有住院高风险跌倒患者签署《预防跌倒/坠床告知书》，发放《跌倒安全教育手册》；b. 利用视频且将跌倒/坠床宣教内容录入呼叫系统，设置自动播放时间点进行广播；c. 责任护士评估患者的接受能力、具体跌倒风险因素实施个性化宣教。

⑥制作拖地标准操作流程并培训保洁工人，对陪护进行跌倒防范知

识的培训。

⑦以科室为单位举行预防跌倒健康教育比赛。

（4）医务处负责每年定期对医务人员做好防跌倒/坠床的培训，特别是要做好对易跌倒/坠床科室的风险评估，提升识别及宣教水平。

（5）总务处负责患者活动场所所有预防跌倒设施的警示标识：如选择高度可调节病床，保持灯光明亮和通道无障碍物，在患者的床头、厕所等常用活动区域设置呼叫系统；洗手间安装扶手；张贴警示标识。如上洗手间，小心跌倒——年长者便后请缓慢起身，体弱者如厕请陪护搀扶，台阶及湿滑请务必留心。

（6）药学部负责易跌倒药物筛选、注意事项标示。

（7）信息中心负责易跌倒药物在执行卡片上标示、在检查单上和床头一览表自动关联显示高跌倒风险患者标识提醒。

（8）医技科室识别高风险患者，对需要卧床者上下床检查时及衰弱患者、行动不便的高风险患者给予协助和管理。

（9）门诊部负责落实门诊患者风险筛查、宣教及门诊患者预防措施。

（10）跌倒/坠床管理

①护理部、科护士长、护士长、跌倒质控小组每月重点检查预防措施落实情况，存在问题及时反馈整改，同时护理部在季度护理质量与安全会议上进行分析、反馈。

②监控跌倒/坠床发生率和跌倒/坠床伤害率，发现异常及时分析、整改。

③跌倒/坠床发生例数前 3 的科室进行 PDCA，SAC 1－2 级跌倒/坠床伤害事件及典型特殊案例进行 RCA 分析并分享到全院。

【小结】预防患者跌倒/坠床是系统工程，发生的原因多、环节多，涉及的部门多，必须打组合拳。从识别高风险患者、结合信息化自动标示跌倒高风险患者及容易引起跌倒的药物、加强患者和家属健康教育、优化环境管理等，对每一个影响因素进行全面预防，对重点风险因素重点预防，跨部门多学科合作，人人有责，全员参与，只有多方面、多渠道、全程监管，才能有效降低患者跌倒/坠床发生率。

（潘红英）

第三十二节　护理个案指导，提升年轻护士急危重症抢救能力

【背景】随着医院规模的扩大，大批年轻护士走上了工作岗位，如何改进工作，尽快在短时间内使年轻护士的理论、技能、应急能力等方面走向成熟，是护理管理者要思考的问题。

【问题】①年轻护士主动学习的积极性不足；②年轻护士专业知识积淀不足，对急危重症患者的识别和应急抢救能力差。

【做法】护理个案指导是以某个患者的问题护理为例，对科室护士开展系统、严谨和有目标的评估指导。丽水市中心医院将护理个案指导应用于年轻护士的培训，取得了良好的效果。

一、全面评估护理措施

急危重症患者收住院时，护士长或责任组长参加患者抢救，同时观察年轻责任护士对患者处理和配合医生的救治过程。抢救患者结束后，检查护理记录内容，了解护士对患者的病情评估和护理措施是否周全到位。

二、改进护理措施的方法

（1）抢救患者过程中现场指导护士配合医生抢救患者和病情观察。

（2）下班前跟夜班护士交待急危重症患者的重点护理措施，并给当天年轻护士布置作业，下班后查阅患者的相关护理知识。

（3）次日早上，护士长先检查晚上护理措施实施情况，同时评估病情。

（4）听取夜班护士汇报患者病史，带着白班护士进行床头交接班和护理体检，然后讨论分析该患者存在的护理问题，医生为什么开有关检查和治疗？护士需要采取哪些护理措施？各种措施的依据是什么？指出在护理过程中存在的缺陷和改进措施。

（5）对患者的护理措施进行跟踪检查，患者痊愈出院或死亡均要总结经验教训，进行持续质量改进。

【案例】 某病房新收住一位 3 个月的肺炎患者，患儿喘息明显，轻度发绀，医嘱给吸氧、雾化、抗炎解痉、心电监护等措施。在雾化过程中，患儿突然全身发绀，心率、呼吸减慢，护士长根据多年的经验考虑呼吸道痰液阻塞，立即给予吸痰处理，患儿马上面色好转，心率、呼吸恢复正常。事后当时在场的一个护士说："我怎么就想不到吸痰呢？"护士长马上布置相关作业，组织科室护士分析讨论，婴儿呼吸道本身相对狭窄，加上呼吸道炎症充血水肿，雾化后分泌物稀释，容易导致呼吸道窒息，出现心跳、呼吸骤停并发症。讨论后科室年轻护士对婴儿雾化吸入过程的并发症观察和处理有了深刻的理解和掌握。

【小结】 通过个案指导培训年轻护士，能使年轻护士快速掌握不同疾病的护理方法和评估方法，有效地落实护理措施，配合医师提高患者的救治成功率。此举措还能在较短的时间里提高年轻护士的急危重症抢救能力，值得在临床中推广。

年轻护士的成长关乎医院未来的发展，医院需要制订详细的培训计划和措施，相关指导工作要更接地气，因病因人施教，并对培训计划的实施过程进行评估，才能为护士的快速成长创造一个良好的学习环境和氛围。

（蒋慧玲）

第三十三节　实习护士的导师负责制

【背景】 具有一定规模的医院每年都有大量的实习护士来院学习，如何有效提升实习护士护理技能及职业素养，各家医院都在积极探索。丽水市中心医院在推行新护士导师负责制的基础上推出实习护士导师负责制，以加强对实习护士职业发展道路的引导，在就业前提高实习护士职业准备方面取得了较好效果。

【问题】 ①实习护士对工作环境不适应，主动学习能力不足，专业能力提升不快；②实习护士情感缺乏支持，团队归属感差。

【做法】 导师负责制是指导师与实习护士形成"一对一"培养的教学模式。由实习护士进入本院实习的第一位带教老师担任导师，负责指导、督促该实习护士整个实习期间的学习、工作、生活以及思想动态等方面，并及时、全面地掌握、跟踪实习护士的整体实习状况。

一、规范导师资质

导师必须是从事护理工作 3 年及以上，具备护师及以上职称，热爱护理及教学工作，愿意花时间和实习护士沟通交流，并能给予实习护士正确引导之人。实习护士导师由科室护士长或总带教老师确定，然后根据实习护士的具体情况进行匹配，或由实习护士和带教老师双向自愿选择产生，原则上 1 名导师指导 1 名实习护士。

二、建立导师工作制度和职责

（1）导师与实习护士互留手机号码、微信或 QQ 号，以保持经常性联系。

（2）导师每月与实习护士的其他带教老师相互沟通，获取实习护士的信息，评估其各阶段的实习情况，采取针对性指导。

（3）分阶段带教

①初期实习阶段：帮助实习护士在学习中尽快适应医院及科室环境，着重培养实习护士的职业素质和专业情感，掌握临床基本护理理论知识及操作技能。

②中期实习阶段：着重培养实习护士在工作中发挥主观能动性，发现自身问题的能力。

③末期实习阶段：为实习护士走上护理工作岗位打下良好基础。

（4）每月至少与实习护士进行一次谈心，动态关注实习护士思想、学习及生活情况，给予鼓励与帮助。

（5）建立导师追踪表，记录师生活动全过程，每月上报护理部。护理部定期检查各科室实习带教工作开展情况，及时予以指导。

三、组织导师培训

护理部和科室定期组织导师培训，包括导师应具备的素质、授课技巧、沟通技巧、心理护理、临床带教方法、如何制作 PPT、基本技能和专科技能操作规范等。

四、实施双向评价

开展实习护士对导师、导师对实习护士的双向评价,结果上报护理部,作为实习护士评优、导师聘用及导师绩效考核的依据。

【小结】导师负责制使实习护士在新的工作环境全程都有"一对一"的导师。自实施以来,实习护士的综合考评成绩有了明显提高,增强了实习护士的团队归属感,促进了实习护士对职业的认知和职业生涯的规划。同时,实施首轮导师负责制也增强了带教老师自身学习的意识,促进导师在带教过程中树立职业行为的榜样作用,在完成专业教学的过程中,也注重对实习护士的生活指导和思想交流,进一步提升了医院带教水平及护理质量。

实习护士导师负责制是培养护士形式和方式上的创新,因人因时分段施教,突出了"以学生为本"的教学理念,契合了"90或00后"实习护士的个性化带教需求,有效促进了师生间的互信关系。导师负责制在引导实习护士树立正确职业价值观、培养实习护士思维、提升临床护理技能等方面起到了重要作用。

(冯小红)

第三十四节　护理人员多元化培训管理

【背景】医学发展日新月异,医院需通过在职教育促进护理人员知识更新。护理传统培训模式主要是集中授课和课后考核,培训老师一般处于课堂的中心地位,扮演护理专家角色;受训者一般处于受支配地位,被动受训,培训效果不佳。随着医院规模扩大,护理人员数量增加,集中培训考核变得费时费力,在一定程度上影响了各护理单元的人力安排。

【问题】①灌输培训模式效果不佳;②传统培训成本高;③培训时间影响日常护理工作。

【做法】医院重视护理人员培训管理,对传统培训模式进行反思,积极探索适合医院发展的培训新模式。护理部下设护理质控办,专项负责护理质量与护理培训事务,对不同层级护士培训进行调研,改革医院护理培训的内容、方法和考核方式，探索多元化的培训管理模式，提高了培训实效，降低了培训成本。

一、培训内容

1. 护理专业类 以临床实际需求为导向，通过全院护士问卷调查、总带教老师会议、共识营活动等形式，将培训内容分为理论与实践技能，并根据护士层级设计护理专业培训次数及内容，增强培训内容的实用性。

2. 日常工作类 建立护理文员队伍，从办公自动化入手，针对性地开展常用办公软件操作技巧的线上教育活动，进而根据需求组织线上培训，进一步规范护理相关公务文书，确保各护理单元台账质量，达到创新方法、高效办公的目的。

3. 人文沟通类 以知性、优雅的职业形象为目标，强化护理人文培训。建立服务礼仪培训师资队伍，通过院级礼仪教员和科级礼仪教员示范和培训，以点带面，营造良好的职业礼仪氛围。通过理念更新课程、场景模拟、实地演示、临床实践等形式，使礼仪培训贴近临床工作。成立内外科人文关怀小组，以实案为基础，实时开展护理"巴林特"活动，帮助护士排解情绪的同时进行心理疏导技巧的实战培训。

二、培训途径

1. 线上培训

（1）开设讲师网络直播间。将信息化运用到护理教育中，对幻灯片、动态截屏和声音进行有机编排，建立各种音像教学资源库，授课护士可提前录播、间断录播，学习者可随时随地听讲、无限次重复复习。网络直播培训方法的引入，是传统课堂教学的有效补充，并节约了大量培训成本。

（2）开辟知识实践社区。知识实践社区是指关注某一主题并对此主题怀有热情的护士们，通过持续的相互沟通和交流增加自己在该领域的知识和技能，从而建立的非正式、非结构化的网络团体。通过微信群开辟护理知识实践社区，护理人员基于前期线上的讨论和准备，护理部找准兴趣点和需求点，组织开展线上知识实践社区活动，变被动培训为主动培训，提高培训积极性。

2. 线下讲坛

（1）开设工作坊。"工作坊"教学课程是一种体验式、参与式和互动式的学习模式。医院将授课时间进行合理分配，在理论授课的基础上进行分组，大部分课堂时间用于讨论、场景模拟；可提高护士的思维能力和动手操作能力，针对性和实践性强，便于护士掌握和应用培训内容。"工作坊"式的课程教学改变了传统的"灌输式"教学方式，以问题为导向，在激发年轻护士主动学习的同时，促进了授课老师的成长，实现了教学相长的良性循环。

（2）案例分享。各护理单元主动提供急危重症患者案例、护理不良事件以及护理风险规避案例等，课堂上通过幻灯片展示、专科互动讨论、情景再现等形式完成培训目标，言传身教，气氛活跃。

（3）床边指导。各专科小组通过护理会诊等方式，床边指导各护理单元专科护理知识与技能，如造口伤口、糖尿病、深静脉置管等专科护士，随时对年轻护士进行床边案例指导和协助，既解决了临床实际困难，又达到了现场培训效果。专科护士以点带面的指导培训，可促进全院专科护理质量的提升。

三、考核方式

1. 即时考核　全院护士注册考试库，搭建手机考试平台，配合当堂测试业务培训模式，帮助不同层级的护士熟练掌握培训内容，加深记忆，巩固培训实效。即时手机考试模式可很好地节约人力、物力，且通过平台自动分析题库难易度和考试合格率，有助于客观了解护士对知识的掌握情况，便于后期调整内容或加强巩固。

2. 批量考核　完善护理考试系统题库，根据专科护理知识随机组卷，以考代培，提升护士整体的知识水平。

3. 实地考核　利用模拟人考核，设立若干考核组同时到临床进行操作考核，针对不同科室的临床实践特点，因地制宜地设计考核场景，切实考核护士的急救能力，避免考核与临床工作时间的冲突；临床质控检查过程中，随机考核当下正在进行的护理操作。

【小结】多元化培训提高了护士对培训的满意度，充分调动了护士的学习积极性，从多方面提升了护理人员的技能水平、业务能力和素养，同时也提高了医师对护士综合能力的认可和患者对护士的满意度。

多元化、多层面、追求实效是未来护士的培训方向。在互联网迅速发展的背景下，经过几年的探索，我们充分利用其优势，搭建合理的培训和考试平台，节约了培训资源及成本，也体现了"以人为本"的护理教学理念。

（诸葛英）

第三十五节 护士培训闭环管理

【背景】由于护士学历不同，自主学习能力和岗位胜任能力也存在较大的差异，采用培训闭环管理有利于改进培训方式、内容，提高培训效果。

【问题】①护理队伍年轻化，基础水平、接受能力及悟性参差不齐；②培训体系不够系统、完善，评价方式单一；③对培训效果的持续改进机制欠完善。

【做法】

一、建立培训评估体系，明确培训要求

护理部根据护理人员结构、护理部规划、专业发展动向、护理质量检查结果及上一年护理教育评价，通过问卷调查、访谈、共识营讨论等形式，评估护理人员在职继续教育培训需求。

二、建立在职培训体系，落实培训计划

1. 不同专业（通科、专科）培训

（1）通科培训：全院通用的知识培训。理论包括护理核心制度、安全管理、分级护理、护理书写等；操作包括 CPR、除颤、简易呼吸皮囊、口咽通气管、气切吸痰、胰岛素笔注射、深静脉及 PICC 维护、胃肠减压/鼻饲等项目。

（2）专科培训：包括专科护理知识、专科应急能力等方面的内容，分科片或专科组织落实。

2. 不同层级（N0～N4）培训

（1）N0、N1护士：按《新入职护士培训大纲（试行）》要求，新入职护士完成岗前培训和规范化培训。入职时进行理论、操作、服务礼仪、团队心理辅导等方面的集中岗前培训4周，入科后岗前培训和专科培训由护理单元负责落实。

（2）N2护士以专业护理＋重症护理＋教学为主；N3护士以专业护理＋研究＋教学＋管理为主；N4护士以专科/专业领域护理＋研究＋教学＋管理为主。

3. 不同岗位（专科护士、总带教老师、护理管理人员等）培训

（1）专科护士：除了参加相应的分层培训外，还要进行专科护理教育、护理质控、护理研究等培训；负责全院专业活动和专科知识培训。

（2）总带教老师：新任总带教老师要完成岗前培训，如教学管理制度、带教老师的素质要求、教学程序、带教方法及技巧等理论课程的学习，每年理论和操作集中培训1次。

（3）护理管理人员：新任护士长完成岗前培训，如质量指标、绩效评价、病房管理、物资管理、有效应对突发情况等标准课程的学习。每年参加护理管理培训项目。

4. 每季机动课程培训　每季末设置机动课程，根据护理质量检查存在的突出问题、共性问题，确定培训内容和培训对象，确保护理教育培训满足临床需求。

三、建立在职培训的考核体系，评价培训质量

1. 护理部培训与考核频次　见表4-35-1。

表4-35-1　护理部培训与考核频次

护士分层培训考核要求					
护士层级	N4	N3	N2	N1	N0
理论培训（频次）	6次	8次	12次	16次	22次
理论考核（频次）	1	1	1	2	4
操作考核（项）	/	抽考1次	1（全体）	2（全体）	4（全体）

2. 护理单元培训与考核频次　见表4－35－2。

表4－35－2　护理单元培训与考核频次

护士分层培训考核要求				
护士层级	N4	N3	N2	N1	N0
理论培训（频次）	12	12	16	18	24
理论考核（频次）	2	4	8	10	16
操作考核（项）	4	4	8	12	24
床边综合能力考核	/	1次/2年	1次/年	1次/半年	1次/半年

3. 专科护士考核　专科护士按临床专业能力、教学科研能力、管理创新能力等项目进行考核评价。

4. 总带教老师考核　总带教老师按层级进行理论考核，操作考核2项/年。

5. 护理管理人员考核　护理管理人员按护士长完成BLS培训考核。

6. 岗位评价

（1）试用期满评价。新入职护士试用期满三个月，除了完成试用期评估外，还需要评估护士的专科能力。

（2）独立上岗前评价。新护士（包括有工作经验的护士）经过岗前培训，取得护士执业证书后，评估其独立上岗能力，符合后才能独立上岗。

（3）专科胜任能力评价。护士独立上岗后，每年评估护士的专科胜任能力。

四、培训、考核评价分析与持续改进，实施闭环管理

（1）护理部每季度按《护理单元教学质量评价标准》组织护理单元教学质量检查，检查护理人员在职继续教育管理的落实情况，并于每季度召开教学管理小组工作会议反馈检查情况和相关问题，督促护理单元进行问题整改。

（2）护理部理论考核成绩≥60分、技能考核成绩≥85分为合格（CPR≥90分）。对每次理论和操作技能不合格的科室和个人，进行原因分析，落实整改措施，3月内完成补考，补考不合格者，按医院奖惩制度进行绩效考核，考核成绩纳入护士成长档案，不合格者将与转正、评优、进阶、晋升晋级挂勾。

（3）护理部和护理单元每半年对培训内容、考核内容、岗位评价的

结果进行分析总结，存在问题持续改进，并作为下一年度项目调整培训计划的依据，形成护理部整体项目的闭环管理。

【小结】 通过教育需求评估、完善培训计划和建立考核体系，落实并进行持续改进，考核结果与转正、评优、进阶、晋升晋级挂勾。通过实施培训闭环管理，护理人员学习主动性、岗位胜任力明显提高。

（杨碧虹）

第三十六节　三位一体教学模式在临床护理教学中的应用

【背景】 全国护理事业发展规划（2016～2020 年）的主要任务之一是加强护教协同工作，提高护理人才培养质量，强化临床实践教学环节，注重职业道德、创新精神和护理实践能力培养。随着国家新一轮医改的深入推进，对临床护理教育培训提出了更高要求。我院护理部在临床护理教学中，重点开展了三位一体的教学模式，提高了护士的综合能力。

【问题】 ①传统的"灌输式"课堂教学模式，以教师为中心，学生主动参与少，缺乏沟通和反馈，学习效果不佳；②年轻护士独立思考分析、解决问题的能力弱；③传统的教学枯燥、乏味，护士学习积极性不高。

【做法】

一、三位一体的教学模式

设置"案例项目＋课堂理论→情景模拟训练＋技能操作→临床情景体验"三位一体的教学模式。课堂教学是传授知识的重要环节；情景模拟训练是通过角色扮演、情景分析，再现医院患者活动的实景；临床体验指在医院患者中实现理论知识的转化。

二、具体实施

1. 案例项目＋课堂理论

（1）根据评估提前设置临床情景案例和课程内容，多媒体一体化教室工作人员根据案例按单元在高级模拟人芯片中编制疾病过程，各项诊断指标在模拟人中动态地表现出来，护士可以现场看到患者的正常和异常表现。

（2）课堂理论授课。应用多媒体实施案例项目理论授课，通过情景式案例等方法引出教学内容，可采用插图、对话、视频甚至表演的形式，把相关疾病的典型案例展示，随后抛出提前设计的相关问题，引导护士步步思考，以问答的形式模拟采集病史、体格检查等，分析案例相关的解剖、生理、病理、辅助检查、治疗与护理等知识，制订该疾病的护理诊断、护理目标、护理措施、评价目标。

2. 情景模拟训练＋技能操作　根据情景模拟项目，由护士分别扮演患者、家属、医生和护士，一般 3～4 名护士为 1 组，明确职责，进行角色模拟演练。演练的顺序：培训教师模拟演示—教师和学员共同模拟演示—学员自编自演的互换角色模拟演练。内容包括：病情评估、分析、应急救护、护理、技能操作、用药机制及不良反应等，最后由老师分析、总结演练的过程和注意事项。

3. 临床情景体验　科室将情景模拟训练内容运用到临床，通过实际的情境和机会，呈现或再现教学内容，把理论和临床实践结合在一起，最终达到三位一体的教学目的。

三、效果评价

培训结束，组织护士进行综合测试，包括理论知识、操作技术及综合模拟演练考核，考核结果与护理质量考评成绩挂勾。

【小结】良好的护理教学方法是年轻护士快速掌握护理技能的重要手段，护理教育的质量直接影响临床护理质量。三位一体教学模式是基于 PBL 的理念，并在此基础上发展创新，使教学更加真实化、生动化，在过程中巩固专业知识、培养护士综合能力，有助于护士由固有的"书本思维"向"临床思维"转变，提升护士职业素养、沟通能力、应急处理能力及急危重症患者的抢救配合能力，同时对教师也是一种启发和促进。因此，三位一体临床教学法是一种培养护理人员掌握实践技能的有效途径。

（周望京）

第三十七节　床头案例分析，提升护士专业能力

【背景】床头案例分析是通过模拟案例或真实病例对护理人员进行床

头系统评估、收集资料、汇报病史、提出护理问题、制订护理措施和落实、评价实施效果，对患者进行有针对性的健康教育及对患者可能出现问题的应急救护等方面的综合能力训练，通过考核能够有效地巩固护理人员所学理论知识，培养其主动学习意识，提高护理评估、实际操作、沟通交流、解决问题及应急救护等综合能力。

【问题】 ①年轻护士业务培养实训内容和方法形式单一；②部分护士发现和处理问题的能力弱；③应急救护能力低，重点抓不住。

【做法】 丽水市中心医院在提高护士专业水平和综合急救能力方面实施分层培训和规范考核，效果明显。

1. 成立培训考核小组 由护理部、教学管理小组成员、总带教组成。

2. 制订培训考核计划、内容、评价标准。

（1）负责全院护士床头案例分析培训考核任务。

（2）制订具体培训计划，编写培训要求、程序、模拟案例及考核评价标准。

（3）分层培训，首先对护士长、总带教老师进行培训与考核，其次对带教老师培训与考核，最后对各层级护士培训与考核。

（4）具体培训方法是理论与实践相结合。

①理论。护理部组织培训床头综合能力、共性急救知识，如心梗、脑梗、肺栓塞等疾病并发症观察及发现异常情况的处理及救护。科室主要培训本科室专科疾病的并发症的观察与急救。

②实践。利用高仿真模拟人，根据模拟案例或真人进行培训，包括床头系统评估、提出护理问题、制订护理措施和落实、评价实施效果，对患者进行有针对性的健康教育及对患者可能出现问题的应急救护。

（5）考核

①护理部对培训考核小组成员进行考核：随机抽查进行考核，不合格者重新培训考核，成绩与科室护理质量考核挂钩。

②护理部培训考核小组对科室团队进行考核：每年 2 次分组对各科室进行团队考核，每个团队 3~4 人，成绩与科室护理质量考核挂钩。

③科室床头综合能力考核：新进 2 年内的规培护士每半年考核 1 次，N2 护士每年考核 1 次，N3 护士每 2 年考核 1 次，并对存在的问题进行分

析，持续改进。

【小结】床头案例分析培训是护士将理论知识转化为实际工作能力的有效方法，从病史采集、护理体检着手，要求护士系统地收集患者相关资料、汇报病史，运用护理程序的工作方法，找出该患者的护理要点，准确把握患者的整体状况，及时发现问题和解决问题；培养护士敏锐的观察力、人际交往能力和沟通技巧；同时情景模拟突发病情变化或并发症的处理，加上相应专科护理操作考核等项目，能有效地提高护士的专科知识、操作技能和应急水平。

（周望京）

第三十八节　创新入科教育方式，增强护生归属感

【背景】医院每年都会接收来自各地的"准护士"来院实习。临床实习是护生向护士过渡的必经阶段，入科教育则是帮助护生迅速熟悉环境和病房管理的基本流程。

【问题】①护生对新科室有陌生和恐惧感，缺乏情感支持和团队归属；②入科教育简单教条，护生缺少融入感。

【做法】在实习生入院第一天，护理部进行集中岗前培训，入科前帮助护生与带教老师取得联系，搭建交流平台，运用课件将入科介绍流程化、简洁化。

一、岗前教育

通过向实习生介绍医院概况，解读医院和护理部核心制度和《实习生守则》，告知如何正确填写临床工作表格和各类问卷调查表，以及总带教老师自我介绍等形式，让实习生了解医院以及需遵守的规则，并熟悉总带教老师。

二、入科前先去带教科室报到

各实习护生在入科前先到实习科室向护士长及总带教老师报到，提前与带教老师沟通交流，了解科室排班情况，双方留下联系方式，便于联系，增进情感。

三、入科当天早会护生自我介绍

入科当天早会，护生做自我介绍。通过自我介绍，带教老师会大体知道学生情况、学习习惯等。有些表达能力强又有幽默感的学生，当场就能给老师留下良好印象，为以后的学习交流打下了良好基础。

四、思维导图使科室信息更清晰

（1）通过 PPT 向护生介绍科室规章制度、病房工作环境、工作流程、每班职责、专科特点及带教老师情况等入科须知。

（2）介绍入科须知后，总带教老师带领学生熟悉科室环境，并给每位护生发放思维导图，进行针对性宣教和培训，帮助护生在较短时间内熟悉环境，消除陌生感，融入实习科室（图 4 - 38 - 1）。

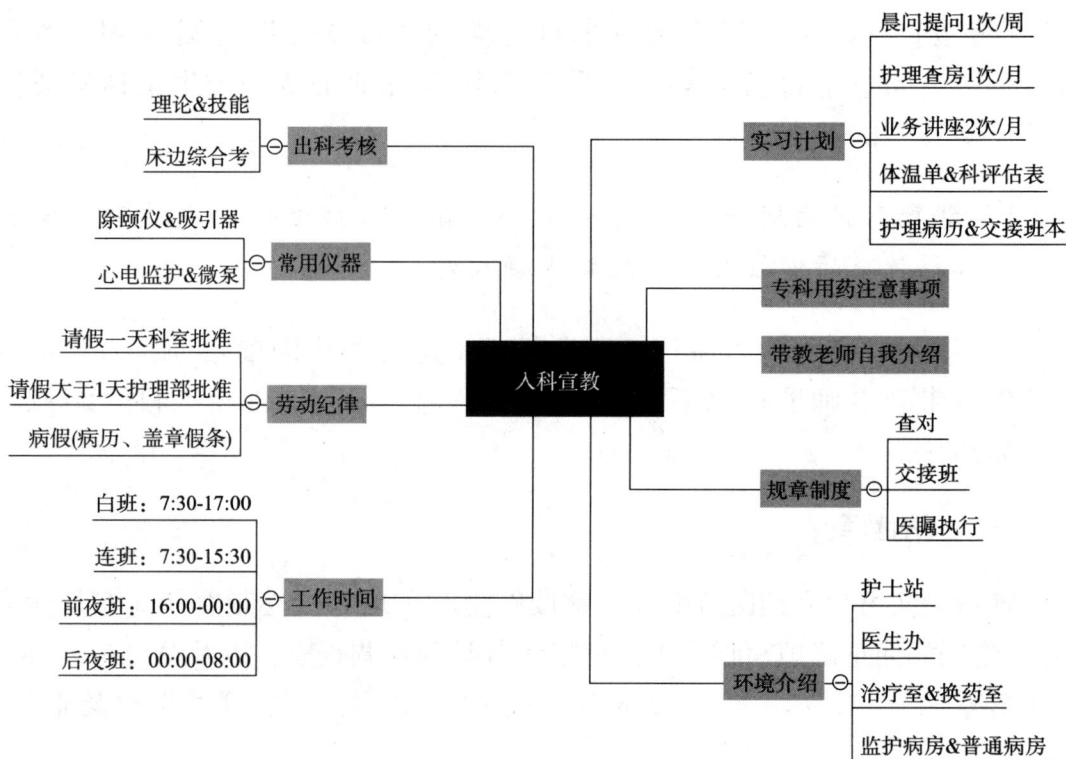

图 4 - 38 - 1　思维导图

五、护生传递经验

召开护生离科分享会，交流个人实习感受，组长负责将学习感受、本科医护人员的工作特点和生活习惯汇总成专科实习日志，交由下批实习生借鉴学习，使其更快熟悉和更好适应。

【小结】规范化的入科教育，在很大程度上促进护生对环境的迅速熟悉，消除其新入科时的恐惧感和茫然感，同时增进对科室的认同感和归属感，有利于激发护生的工作信心和学习热情，护生带教满意度由原来的92%提升到98%。

（杨碧虹）

第三十九节 角色互换教学法提升实习生主动学习能力

【背景】实习阶段是护生迈向护理职业生涯的第一步，如何让实习阶段达标并取得好成绩，关系到未来的职业生涯。传统的带教模式以老师讲授为主，学生无法快速进入实习角色，学习的主动性差，缺少临床思维的训练，无法达到实际的实习效果。因此，如何提高学生积极性，提高教学质量，成为护士临床教学中亟待解决的问题。

【问题】①传统的带教模式以老师讲授为主，学生的角色是一个被动接纳者，学习的主动性差，缺少临床思维的训练；②教学过程中缺乏师生互动，教师不能及时了解学生的理解掌握情况。

【做法】

一、选择经典案例

通过微信群进行教学需求评估，选择临床常见的、多发的案例，尽量选用近期发生的临床案例，所选案例要有完善的辅助检查资料和详实的诊疗过程记录。

二、设计和立题

立题是实施的关键，所提出的问题要密切结合教学目标和教学内容，问题具有足够的真实性、复杂性、开放性，能适应学生的知识掌握水平、认知特点和思维接受能力。

三、学生分组查阅资料

老师将案例与问题提前 2 周告知学生，学生自行分组，选定一名学生为组长，将自己负责的问题通过文献查检或指南查证等途径，编写、设计教案的内容，明确教学活动的重点。

四、学生当"老师"讲课

老师对各小组授课时间提出具体要求，学生结合自己的课件讲授知识点。老师在学生授课过程中及时纠正学生的错误，并记录学生的表现和遗漏的知识点，学生讲授后，其他学生可对讲解内容进行提问，由讲解组学生进行解答。老师及时补充学生没有讲清、讲透和遗漏的知识点，同时引申知识点，加深学生的理解。

五、老师总结指导

学生讲课结束后，老师应充分肯定学生的表现。然后，老师要突出强调本节课的重点、难点问题。本次课结束后，要求所有学生把对"学生讲课"的建议反馈给老师，老师根据反馈意见进一步改进教学法的形式和内容。

【小结】角色互换教学法改变了传统教学灌输模式，积极调动了学生学习的兴趣。实习护士在整个教学过程中，自主设计教学方案，加深了对护理知识的理解，学习过程由被动转为主动，不仅提高了思考归纳能力，同时也培养了团队合作和竞争意识，学习效果明显提高。

（杨碧虹）

第四十节　叙事教学在低年资护士人文关怀教育中的应用

【背景】随着生活水平的提高，患者对人性化护理提出更高的要求，同时医院对护士人文素质的提升也越来越重视。低年资护士因走上工作岗位时间短，未能完全融入到护理工作中。因此，对低年资护士培养除了加强专业知识教育，提高专业技术水平的同时，还需加强人文素养培训。

【问题】①培训内容理论化，学习积极性不高；②培训方式僵化，培训过程互动少，难以深入学习；③学习培训内容启发、感悟及认同性差。

【做法】结合医院实际，运用叙事教学法开展人文关怀教学 5 步程序：选择故事、呈现故事、展开讨论、记录感悟、交流归纳。

一、选择故事

教师根据本节课教学目标和任务，立足低年资护士的生活经验，选择适宜的叙事故事。叙事护理素材主要来源于两种途径，一种是医院现有的叙事素材，教师搜集的与医院发展相关的故事、影音、图片、文学作品等；另一种是由教师或低年资护士在临床护理实践中亲身经历的叙事素材。

二、呈现故事

教师选择合适的叙事方式呈现故事，一是叙事者叙事，叙事者可为院领导、护士长或带教老师，通过医院或临床发生的真人、真事进行"讲故事、传精神"，将理论知识巧妙地蕴藏于故事中，即通过故事来讲授人文知识和职业情怀。二是角色扮演，教师通常课前将护理情境剧本发给低年资护士，让大家在课堂上进行角色扮演，身临其境，激发内心最深层的情感。

三、展开讨论

教师通过观察护士反应、意识个人感知，提出引发思考的问题，引导低年资护士在反思的基础上进行讨论，挖掘故事中的价值观。

四、记录感悟

教师引导护士进一步反思、感悟，然后学生结合素材、讨论的内容及自己生活经验做好记录，书写框架可以由教师与学生事先讨论制订，书写内容不是单纯涉及专业知识，还要记录个人想法和感受。

五、交流心得

依据记录的内容，护士可以就自己的感悟和思考，查阅相关资料回答自己内心的问题，并结合课堂或课后素材，交流自己的亲身经历或内心感受，归纳和提炼所感所悟。

【小结】叙事教学是一个具有护理专业特色的教学方法，用叙事教学法培养低年资护士人文素养的一种新尝试。我院将叙事教学法引入人文教学课堂，让护士在实践中激发情感，在反思中体验关怀。

（杨碧虹）

第 五 章

科研教学管理

第一节 营造科研环境，力推医院科研发展

【背景】地市级医院发展到一定程度后，由于其综合能力、人才结构、政策等局限性，科研往往成为其短板。如何有效开展科研工作，用好有限资源，提升科研能力，是地市级医院发展过程中必须关注的重要内容。

【问题】①科主任科研意识不强，科研思路和方向不清；②医院没有良好的科研环境以及科研提升平台；③科研人才培养无计划。

【做法】植物的生长需要肥沃的土壤，科研的发展同样需要良好的环境。多年来丽水市中心医院多措并举，为医院科研发展营造了很好的环境平台。

一、营造环境

在科研课题的申报、评审、立项、进度、成果鉴定和奖项申报方面，以及科研经费和学科经费的管理方面建立健全了一系列的制度和措施，如《科研工作奖励办法》《科研项目管理办法》《科研经费、学科建设经费管理办法》《科研诚信管理办法》等多个文件，对获得立项的各级项目予以充分的经费配套支持，并对项目实施过程加以规范指导，优秀项目成果给予嘉奖，未按项目合同要求进行的科研则加以处罚。将科研工作与干部选任、人才选拔、年度考核、职称评聘挂勾，进一步营造了良好

的科研氛围。

二、搭建平台

（1）充分利用医院各省市医学重点学科、区域专病中心、重点实验室、浙江大学医学院对接学科、长三角/上海协作合作学科、院士（博士后）工作站等优秀平台，挖掘合适、合理的科研资源。

（2）完善医院中心实验室建设，满足医院基础研究的需要。

（3）建设一批有明确的研究方向、较强竞争力的科研团队，在省内外形成一定的影响力。

（4）建立健全科研人员培训机制，着力提升科研能力。

三、培养人才

（1）充分利用浙江大学医学院、温州医科大学和国内外联系密切的医学院校等平台，积极发掘有科研潜力的人员，通过鼓励攻读博士研究生、出国培训、进修学习等方式，培养一支高素质、高能力的科研队伍。

（2）通过院内综合选拔，培养一批优秀的硕士生、博士生，并在科室工作中给予科研工作一定的倾斜。

（3）重点学科、对接学科均设立科研秘书，负责科室科研协调。

（4）分别采取博士（后）、专职科研人员、国内外进（研）修、青年人才、院级青年基金等不同的方式，对青年人才进行培养。

四、配置设备

医院购置各类先进医疗设备，为相关临床科研提供支持。建好科研楼及中心实验室。

五、借力发展

积极与国内外知名科研机构、科研团队合作，共同参与科研工作，并在科研队伍建设、科研人才培养方面争取支持。采用合作形式，在取得科研成果的同时提升医院科研整体水平。

【成效与体会】近年来，通过积极营造科研环境，丽水市中心医院科研取得了快速发展，先后取得国家重点研发计划项目、省科技重大专项、省重点实验室、省科技惠民计划、国家级自然基金等各类重大项目，省部级呈逐年提升趋势，厅、市级科研立项数量位居全省地市级医院和市内医院前列。

科研工作是医院工作的重要组成部分，也是医院可持续发展和提升医院口碑的重要标志。科研工作的发展集中体现了医院的技术水平、科研能力和综合实力。医院科研工作需要优秀科研人才的支撑，而正确、合理地营造科研环境并实施有效管理，同时加大科研投入，才能培养和留住优秀科研人才，让医院在未来发展中更具有活力和实力。

（徐民）

第二节　科研团队建设

【背景】科研是一定级别医院发展到一定水平后必须重视的医院重要工作。如何加强科研工作，扎实和有效地推进科研团队建设对医院科研发展至关重要。

【问题】①医院领导科研意识不强；②学科科研人才严重匮乏；③科研团队名存实亡，队员间无明确分工，常常是单打独斗；④研究方向不明确，无重点。

【做法】丽水市中心医院在加强科研工作的过程中，逐步体会到科研发展到一定水平后，只有组建强大的科研团队才能让医院科研工作更有成效，发展更快。

一、培养团队人才

（1）发掘有潜力的科研人员，培养一批优秀的硕士生、博士生，重点从事科研工作，医院在科室临床工作、经费支持、工资待遇等方面予以政策倾斜。

（2）培养及引进博士和博士后、专职科研人员等高素养科研人才，通过进（研）修、青年人才、院级青年基金等不同的青年人才培养方式，加大院部对科研的支持力度。

二、营造团队环境

（1）完善医院科研激励和人员培训机制，加大政策对科研的引导和支持力度，营造医院良好的科研氛围。

（2）与国内、外临床或基础科研能力较强的科研院所建立合作关系，成立医院合作研究基地，为团队研究提供支持。

（3）建设医院中心实验室，为各科研团队的科学研究提供良好的基础条件。

（4）聘请国内外知名学者和专家为医院学科发展顾问或特聘专家，为医院学科发展和团队建设助力。

三、打造科研团队

（1）明确科研团队的带头人、人员组成及主要研究方向，对医院学科发展、科研团队建设和科学研究进行统筹规划。

（2）根据科研团队人员构成和个人特长进行合理分工，明确团队人员学科攻关和主流研究方向。

（3）培养创新意识，利用学科优势、基础条件、研究条件寻找临床研究方向，打造优秀科研团队，带动团队成员个人科研能力和学科科研水平的提升。

【小结】 近年来，通过学科科研团队的建设，医院成功打造了心血管内科、肝胆外科、神经内科、消化内科、骨科和放射科等优秀科研团队，形成了医院科研发展的良好氛围。

临床、科研、教学是带动医院发展的三驾马车，缺一不可。地市级医院由于科研的先天缺陷，与省城大医院和医学院校的附属医院比较，在科研方面存在较大弱势。要扭转这种弱势，提升地市级医院的科研水平，促进医院学科发展，加强医院科研团队建设是重中之重。

（纪建松 徐民）

第三节 住院医师规范化培训管理

【背景】 住院医师规范化培训是医学专业所特有的教育阶段，住培以临床实践培训为重点，也是培养临床医学人才入门和启蒙阶段。提高住培质量，强化过程管理，是住院医师规范化培训的核心所在。

【问题】①住院医师培训制度不健全；②师资能力不足，带教老师带教意识不强、责任心不够；③轮转制度执行不规范、管理不到位、制约和激励机制不完善。

【做法】一个好的住院医师规范化培训系统和过程对于相关的培训制度、带教老师的责任心及住培医师的自觉性应有相关的要求。

一、建立住院医师规范化培训过程管理制度体系

制度是管理的保障，更是管理的依据。没有完善的管理制度，住院医师管理就会毫无章法可循。近年来丽水市中心医院相继出台了《关于修订新招人员规培或轮转期间综合奖励性绩效工资分配方案的通知》《住院医师规范化培训管理制度》《关于印发住院医师规范化培训科室工作细则及要求的通知》《轮转医师病历书写要求的进一步说明》《轮转医师管理若干规定》《关于成立临床实践技能教学及考核小组的通知》《关于带教老师和轮转医师各自应承担的工作内容要求的说明》《住院医师规范化培训考核制度》《住院医师规范化培训师资管理办法》等一系列住院医师规范化培训文件，并成立住院医师规范化培训领导小组，设立住院医师规范化培训办公室，配备了3名专职管理人员、2名兼职管理人员，负责住院医师规范化培训日常管理、考核等工作。

二、加强过程管理，建立住院医师培训考核体系

1. 建立培训体系，提高培训质量

（1）日常技能培训和强化培训相结合：包括岗前技能培训、执业医师考试前技能培训、年度考核前培训、结业考核前技能培训。

（2）理论培训包括临床医学基础大讲堂、各专科课程培训、三基培训。融合医学人文培养在培训内容上做到医学技术与医学人文并重，根据住院医师实际需求，开设医学人文课程和人文专题讲座（医学伦理、医德医风、医患沟通等有关内容），提升医学人文素养。

2. 建立考核体系，评估培训质量

（1）出入科的考勤：由科室教学秘书和指导教师负责，主要针对劳动纪律、工作量完成情况、医疗安全、医德医风等进行考核。

（2）日常督查考核：由教育培训处组织考官对住培医师临床综合能力进行考核，每年2次。

（3）出科考核：由科室统一组织，包含专业技能考核、理论考核等。

（4）独立值班前考核：对取得执业医师资格并已注册的医师，教育培训处组织相关科室的科主任进行面试考核，考核通过者安排独立值班。

（5）年度考核：根据日常考核的各个项目进行权重排名，同时参加市毕业继续教育委员会组织的理论和实践技能考核。

（6）结业考核：根据省卫健委的安排组织结业考核。

3. 完善督导体系，评估带教质量 住院医师规范化培训虽有培训标准和大纲，但往往缺乏有效的执行与监督。为保证带教工作落实到位，规范开展季度专项督导和每月日常督导相结合，按照国家评估标准对各专业基地的住培工作进行督查，同时将督查的成绩与教学绩效挂勾。对带教老师和住培医师进行双向测评，测评结果由专职人员统一汇总，作为评优内容之一。

4. 规范轮转计划，确保培训到位 教育培训处专职管理人员将住院医师轮转安排表通过院内网发布，教学秘书做好住培医师的入科接收和宣教工作，科室不得随意改变轮转计划。

三、完善过程管理，建立激励机制与奖惩体系

激励制度的建立是住院医师规范化培训有效的助推剂。激励制度的建立，能更好地调动各方面的积极性，提升住培效果。医院修订新招人员住培或轮转期间综合奖励性绩效工资分配方案，根据其上年度"住院医师规范化培训年度考核"情况，对考核成绩在前25%（含25%）、前25%～50%（含50%）名次的人员进行不同奖励。对带教老师发放带教补贴，对住培不合格的医生予以相应的惩处。

【小结】通过建立培训体系和强化过程管理，住院医师的学习主动性明显提高，执业医师考试和结业考核的通过率逐步提高，科室的带教工作得到较好落实，老师的带教意识和责任增强，轮转医师能按照轮转计

划规范轮转，各项考核工作顺利开展，近两年结业考核通过率≥94%。

住院医师规范化培训是培养临床医学专业人才的重要手段和必要途径。目的是把住院医师培养成一个合格的、具备职业道德、有良好的临床思维能力的医务人员。只有在政策支持、科学管理、考核严格、经费保障等各个环节上下功夫，逐步完善住院医师规范化培训体系，才能确保住院医师规范化培训工作的顺利开展，从而使培训对象的职业道德和临床技能共同提升。

（曾春来　叶海琴）

第四节　PBL 教学模式应用

【背景】 以问题为基础、学生为中心、教师为引导的小组讨论及自学的教学方法 PBL（problem based learning）与中国传统填鸭式教学方法不同，该教学模式更加注重于引导学生发现、学习并解决问题，在世界范围内被医学院校越来越广泛地采用。

【问题】 ①传统的教学模式死板，与学生互动少，难以引导学生深入学习；②许多临床教师没有经过系统的教学技能培训；③学生按传统模式学习积极性不高、主动性不够。

【做法】 教师事先提出案列，学生根据案例提供的条件，结合病例查找资料，分组讨论得出初步结论，教师点评总结。

一、科学设计教案

（1）根据学生的认知规律，由浅入深，层层推进，问题之间有梯度。
（2）根据启发性原则，层层启发，循循善诱，诱导学生思维。
（3）根据鼓励发散性思维，问题具有开发性，鼓励大胆探索，培养创新思维。

二、以学生为中心，开展互动学习

1. 分组 对学生进行分组，指定一名学生为组长，旨在培养学生间协调合作能力。

2. 自学　把设计的案例分发给学生，指导学生阅读问题并独立思考。具体做法：事先将病例问题发给学生，学生根据病例问题开展积极思考，提出假设性诊断，其相关的知识信息可以翻阅教材、查阅文献，或通过网络搜寻，也可找相关学科的教师请教而获得，旨在培养学生收集资料及分析和解决问题的能力。

3. 互动学习　带领指导学生在病床旁进行病史的采集、体检，并收集相关辅助检查及实验室检查结果，针对病例问题组织学生进行认真讨论。组织学生讨论总结病例的病因、病史特点，疾病的相互关系，治疗要点等。

4. 归纳总结　经过小组讨论与互动学习，总结归纳学习过程体会和感悟。

三、教师评价

根据提交的初步结论，教师对讨论结果及学生的报告进行评价，主要是从临床资料的分析、提出问题、解决问题、查询资料、临床推理、系统陈述及相关知识的合理治疗等方面进行点评总结。

四、结果共享

教师针对学生回答问题存在的不足，全面系统讲解疾病的相关知识，对照讨论结果，对照该病例表现是否典型，临床上遇见这种病例应注意什么，重点关注什么，治疗的要点是什么，达到举一反三的效果。

【小结】通过 PBL 的学习过程，学生对症状、体征进行全面观察和分析，找出与诊断、治疗和问题等相关的可能性和解决方案。避免一味追求所谓的"标准答案"，每一临床资料的分析理解和问题的解答都是同学们自我学习和小组同学集思广益的结果。PBL 教学方式充分锻炼了同学们的思维能力，发挥了大家的学习积极性。

传统教学方法，单纯注重知识传授而忽视学生技能和思维培养。PBL 教学方法则注重培养学生分析问题和解决问题的能力，同时该方法以学生为主导，贴近临床，强化思维能力训练，对学生临床能力提升起到事半功倍的效果。

（许慧文）

第五节 教学管理和教学质量提升

【背景】 作为医学院校的附属医院、国家住院医师规范化培训基地，医院承担着研究生教育、本科教学、在职教育、住培教育、继续教育和基层医院进修等大量教学工作，责任不言而喻。2020年9月，国务院办公厅印发《关于加快医学教育创新发展的指导意见》，如何利用良好的发展契机和优质的教学平台提升医院教学质量是医院管理的重要工作。

【问题】 ①教学理念滞后，部分教学管理人员和带教老师没有意识到教学的责任和意义；②临床业务繁忙，教研主任对教学工作普遍重视不足，管理松懈，学习安排流于形式，部分带教老师缺乏热忱和持续性；③缺乏可操作性的教学绩效方案，带教待遇一般，影响带教积极性；④医院对于师资资格认定相对简单，与职称晋升、外出学习等环节未有效结合，遴选评价机制不完善，未建立教师资格退出制度；⑤部分带教老师教学方法单一，不能很好利用新式教学工具，授课内容多年不变；⑥住培医师除了出科考核、年度考核、结业考核等终结性评价手段外，相应的评价体系没有进一步完善；⑦教学奖惩力度不足。

【做法】 丽水市中心医院针对目前地市级医院在教学管理和教学质量方面的共性问题进行认真梳理，并根据实际存在的问题制订针对性的改进方案，取得了较好效果。

一、树立教学在医院发展中的正确理念和意义

"学然后知不足，教然后知困；知不足然后能自反也，知困然后能自强也；故曰教学相长也。" 这段话深刻地揭示了教与学之间的辩证关系：相互依存、相互促进，学因教而日进，教因学而益深。对医院来说，教育既是一种责任，也是一种非常有效的营销和宣传手段。对医生来说，教学过程是一种自我能力的提升，也是上下级医生建立情感纽带的一种重要方式。对基层医疗单位的住培医师、进修医师和实习医师来说，所在培训医院的管理方式和带教老师的职业操守、专业水准和教学热情将极大地影响他们未来的行医生涯。只有严格、认真、谨慎的环境才能培

养出优秀的医学专业人才，使其更加胜任基层临床医疗工作。这点对于教学管理人员和带教老师认真领悟尤为重要，通过积极引导逐渐形成全院共识。

二、制度和执行

全面梳理、修改和整合教育教学管理制度，明确医院教学、师资、住培、奖惩等方面的规定，重点强调制度的可操作性。

（1）确定教师资格申报及认定条件，教育培训处负责组织教师能力评估工作，通过评审组核准后，颁发《丽水市中心医院教师资格证书》，未取得资格证书的医师，不得承担带教任务。

（2）制订晋升及聘任前教学工作量要求，建立教学工作量登记本。明确教学业绩与晋升、外出学习及评选先进直接挂勾，带教老师及时登记教育培训处和临床技能培训中心组织的教学活动，由相关部门人员核实后签字，若有虚报现象，取消该年度的教学工作量。

（3）建立教师资格退出管理制度，对于不符合师资管理规定的教师，给予取消资格。

三、提升临床教学的责任感和主动性

科室是临床教学具体执行部门，是决定教学质量的核心环节。为避免科主任由于临床业务繁重和重视程度不足，对医院指令任务敷衍了事，医院采取了以下措施。

（1）医院逐步增加科室主任年度目标责任书中教学的比重和分值。年度目标考核中关于科主任绩效和科室的总体绩效，有较强的指挥导向作用。

（2）调整教学绩效方案，体现科室分配自主性，体现多劳多得，体现教学质量。

（3）教育培训处加强过程督查和考核力度，定期排名和通报，切实让科主任承担起组织和监管作用，让带教老师有义务、有责任做好带教工作，从而真正实现有效教学管理。

四、师资培训和教学工具应用

（1）师资培训分内训和外送，按计划派出带教老师参加省级师资培训班取得资格证书，继续选派优秀管理人员、带教老师赴国内知名教学医院短期培训。

（2）组织全院教学查房培训和与教学相关的继续教学培训班，增进科室间和教师间相互沟通交流，提高授课技巧和授课水平。

（3）科室层面师资培训由教学主任组织，每季度对于专业授课带教进行组织讨论和交流。

（4）积极推广 PBL、翻转课堂等教学工具，激发学员的学习兴趣、主动性，提高学员的医疗面谈、人文关怀、沟通技能、组织效能和整体临床能力，从而提高其临床综合处理能力。

五、积极应用360°评估、考试系统等教学管理综合评估体系

（1）通过各类学员、带教老师、护士、患者之间的相互评价，评估从教和学两个方面进行，实现过程监管与结果评价相结合、自我评价与他人评价相结合。

（2）对学员的评价不局限于业务考核，而是从临床工作能力、工作态度、交流能力、团队精神、医德医风等多个方面进行全方位评估。

（3）对带教医师评估则围绕其教学热情、时间投入、教学能力、医患交流技巧、循证医学思维等关键要素进行。综合评价过程中可以及时发现问题、纠正问题，从而实现质量持续改进。

（4）逐步开展教学软件开发及信息化平台建设，积极应用考试系统，协助各类评价、考核、反馈、统计、分析等教学管理工作。

六、完善教学奖惩机制

（1）新版绩效分配方案大幅度提高教学绩效额度，院部根据教学工作量测算出各科室的教学绩效基数，由教育培训处组织督查后确定额度发放到科室教学主任，由科室教学主任根据科室教学工作实际情况进行二次分配。

（2）教学培训处每季度组织管理和教学活动质量督查，督查成绩决定科室教学绩效奖，科室教学绩效 = 基数×督查成绩%。

（3）配套各类科室住培管理人员绩效考核要求，对科室教学主任、教学秘书岗位提出更严格要求。通过绩效方案的调整，充分调动管理人

员及带教老师的热情和动力。

【小结】医院重视教学质量的提升，如何把控过程管理，培养合格的各类临床医师，确保教学质量，是教学工作的基本要求。话说教学相长，但在临床业务繁重的医院实施规范教学管理实属不易，我们的经验：必须树立教学在医院发展中的正确理念，认真执行各类管理制度，切实发挥科室层面临床教学的责任感和主动性，完善教学激励机制，加强师资培训和教学工具应用，积极完善教学管理综合评估体系，才能促进教学质量的不断提升。

（曾春来　杨伟斌）

第六节　教学工作综合考评新探索

【背景】教学工作量化管理是教学管理的内容之一。在健全、完善教学规章制度的基础上，对临床教师的教学工作量化管理，促使教学工作逐步走向规范化、制度化。

【问题】临床医师重临床轻教学，晋升聘任方案中教学工作所占分数难以体现内涵质量，存在送分现象，不能真正体现出教学业绩。

【做法】建立院级教师资格认定制度，设立"教学门槛"，使具有奉献精神、热爱教学、认真从事教学工作的临床教师拥有教学平台，并对教学工作量及质量进行考评。

一、教师资格申请基本条件

认真履行教师职责，遵守教师职业道德规范，治学严谨，具有良好的师德和教风，课堂教学、见习生和实习生带教效果良好，对教学工作具有较大热情。

二、教师资格申请必备条件，近 3 年符合以下条件之一者

（1）具备中级及以上职称者。
（2）具备博士及以上学位者。
（3）参加上级卫生行政主管部门组织的师资培训的人员。

三、管理措施

（1）未取得教师资格的，原则上不得承担教学带教任务。

（2）取得教师资格并承担教学任务的教师，按照医院副高专业技术五、六级岗位聘任方案，确认教学业绩，教学任务达到一定量，可作为专业技术职务评审及聘任的条件之一。

（3）教师资格有效期为 5 年，期满后需重新申请认定。

（4）教学管理部门负责建立和维护教师信息数据库。

四、晋升及聘任前教学工作量规定

（1）晋升正高及副高职称：计算近 5 年理论课、实践课及其他教学培训活动的教学工作量。

（2）晋升中级职称：晋升前必须参加临床教学活动；每学年至少完成青年教师学习性听课 2 次（理论课、见习课各 1 次），高年资住院医师期间跟组参加教学活动。

（3）以上规定仅适用于有教师资格的人员。

五、教学工作量计算

教学工作量仅统计教育培训处安排的针对实习生、见习生、留学生、住培医师、年轻医师、研究生的一系列教学活动。

1. 理论课授课计算方法　全日制本科课程按实际教学时数计算。

2. 实践课授课计算方法　按实际带教时数计算。

3. 实习生、留学生、住培医师带教

（1）住培医师、实习生、留学生小讲课和教学查房以实际教学课时数计算。

（2）住培医师、实习生、留学生带教课时计算方法：1 学时/每生/每周×实际带教周数。根据临床轮转表，注明带教老师。以治疗组为带教单位的，学时落实到组，再按治疗组人数平均分摊课时。

（3）住培医师、实习生、留学生出科考以 2 学时/次计算。

（4）参加教学活动以 2 学时/次计算。

（5）学习性听课（培养性听课、试讲评估）按实际时数计算。

（6）取得硕导资格，当年培养毕业研究生 1 名，相当于完成本年度教学工作量。

（7）参加医学院校、省级市级医学知识技能竞赛，辅导老师以实际教学课时数计算。一等奖获奖选手相当于完成本年度教学工作量；二等奖相当于完成本年度教学工作量的 1/2；三等奖相当于完成本年度教学工作量的 1/3。

六、关于教学工作量确认方法

建立《带教老师教学工作量登记本》，由相关部门人员现场核实后签字，若有虚报现象，取消该年度的教学工作量（或取消带教资格 1 年）。

【小结】近年来我院不断探索教学业绩考评方案，对一批热爱教学、对教学工作认真负责的人员授予教师资格。教学工作量化对临床教学起到了积极的导向作用，晋升聘任时充分体现教学业绩，促进临床教师更加重视教学，积极参与教学，并主动参加培训，教学质量得到了逐步提升。

（许慧文）

第 六 章
财务绩效管理

第一节　收入日、月核对制度，保障医院资金安全

【背景】医院财务在手工核算阶段，财务管理的各项内控制度不完善且不能得到有效实施，收费也未执行日清月结及严密的钱款交接等制度，导致收费工作人员利用制度管理及实际操作过程中的漏洞挪用公款或盗窃现金。

随着计算机在财务管理中的应用，医院财务管理水平得到了完善和提高，但收费方式的改变及计算机程序和操作上的新漏洞带来了新的财务风险。为保障医院资金安全，我们制订了收费处报表收入日清日结及月核对制度，以保障收入资金的安全。

【问题】①财务信息化管理过程中仍可能存在收入资金的安全隐患；②收费系统缺乏有效的内控制度与操作规范。

【做法】通过近20年的执行和与时俱进的演变与完善，医院对业务收入实行的日核对与月核对制度已经日趋成熟，具体操作要点如下。

一、业务收入的日核对

（1）收费处当班人员每日下班后及时完成收费系统（包括人工、自助机、诊间、微信公众号、电子医保健康卡等结算方式）的结账与收费报表生成工作。

（2）设置每日报表及款项上交登记表，收费处当班人员结账后，将

当日报表及与报表现金额一致的钱款如数封包后，在登记表上登记、签名并上交现金金额。

（3）每日下班后财务处两名工作人员到收费处完成收入的日清日结工作，具体包括：①报表及款项上交登记表与收费员报表及现金封包的清点核对；②HIS 系统收入汇总日报表与当日收费报表的核对，以收费员为单位，逐一核对当日应缴金额、实缴金额及结账时间，核实有无上班未结账人员，杜绝可能发生的少缴、漏缴现象；③填写银行交款单，与银行收款工作人员完成收入款项的核对与交接工作。

（4）财务处设专人每日复核收费票据的使用情况并进行报表汇总与核对，具体包括以下几个方面。

①稽核每位收费员当日各类票据是否联号使用，收入日报表上各类票据起止编号与存根是否一致。

②稽核作废票据是否作为当日报表的附件。

③稽核药品、医疗服务项目退费手续是否符合规定，票据作废、各种退款证明是否齐全，杜绝别有用心的人拣拾患者的收据联冒名虚假退费。

④逐笔累计每位收费员报表所附的 POS 机收入打印清单，与总额进行核对。

⑤打印门诊收费员项目汇总报表，该汇总报表是电脑系统依据时间段（按结账日期 0 ~ 24 点）统计而成，稽核票据金额与报表金额、存入银行缴款单金额是否一致，所有核对无误后签名确认。

（5）运用 HIS 系统中专门研发的财务报表核对模块对每日收费报表各项目进行稽核。

二、业务收入的月核对

（1）财务处于每个月末晚上加班进行当月收入的结账、核对与汇总核算工作。

（2）专门设计门诊月收入核对表及住院月收入核对表，用于稽核每月会计核算系统与 HIS 系统中的业务收入、预交款收入、支出、结余等项目是否相符。

（3）月末填制月收入汇总表，用于及时汇总反映当月业务收入、工作量等情况，并与上年同期进行对比。

（4）每月将会计报表与会计账簿进行核对，确保账表、账证、账实相符。

【小结】 医院实施收入日核对及月核对的管理举措后，有效避免了挪用公款和现金丢失等情况的发生。

当前医院资金日流量非常大，如不对各个环节严格把控，进行梳理，堵塞漏洞，就会给各种"有心人"以可乘之机，有导致财务风险的可能。此外，稽核不能仅靠电脑数据，更重要的是靠财务人员日常积累的经验来发现问题。如我们可以通过仔细分析同一收费员在正常工作日前后所缴现金误差的大小，以及相同班次不同收费员所缴存现金差距的原因，从中及时发现问题，防患于未然。

（陆丽虹）

第二节 财政医疗收费电子票据管理风险防控

【背景】 实施财政医疗收费电子票据（以下简称"电子票据"）是助力"最多跑一次"改革的重要举措，打通了智慧结算"一站式"服务的最后环节，节省了患者开票排队等候时间，但同时也给医院票据管理带来了新的财务风险。

【问题】 ①增加了票据核销的风险隐患。部分电子票据未成功上传到财政电子票据管理平台，导致电子票据核销风险。②增加了票据退费业务的风险隐患。电子票据打印会发生票据打印张数不全等差错，使退费业务增加了票据缺失风险。

【做法】

一、每日核对电子票据管理平台日报表与 HIS 系统收入报表

财务处票据复核人员每日核对电子票据管理平台生成的日明细报表与 HIS 系统生成的收入日报表金额，确保两者相符；若发现不符，则按明细记录逐笔核对，查找分析原因，对上传失败的电子票据，及时进行补上传。

二、加强医疗电子收费票据日常管理

（1）及时收回重复打印、打印不清晰的电子票据，加盖作废章，附于当日收入日报表上，并做好重复打印、空白打印等记录。

（2）增加电子票据重置功能。通过财政电子票据管理平台实时查询电子票据打印状态以及印刷号码等信息，及时重置打印失败的电子票据，便于患者及时打印纸质电子票据。

（3）实时监管电子票据使用情况。通过财政电子票据管理平台，实时监管电子票据生成数量、换开打印数量及电子票据占总票据量的比例等情况，按照统计数据实时监管分析电子票据管理情况。

三、规范退费业务办理流程，强化收费员业务操作培训

收费员在办理电子票据的退费业务时，务必确认电子票据是否已打印，并认真核对电子票据打印的张数是否齐全，在确认无误的情况下，按规定的退费流程办理。

【小结】财政医疗收费电子票据与传统纸质收费票据相比，具有省时、省力、省成本的特点。减轻了收费窗口的压力，减少了收费人员的工作量，降低了票据的管理成本。财务部门需通过电子票据管理平台，实时监管票据在每个环节的使用情况，通过实施财政医疗收费电子票据使用与管理方面的系列风险管控措施，减少了票据管理工作中的差错和漏洞，降低了医院票据核销与退费等业务的财务风险，提升了医院财务票据的管理水平。

（陆丽虹　屠芳青　龚琦）

第三节　移动支付在医院的构建与应用

【背景】随着移动互联网和智能手机的快速发展，越来越多的零售业者开始在经营中运用"互联网＋"工具。移动支付由于其便捷性和准确性，已在商业领域得到广泛应用并被大众所接受。移动支付方式的升级正在改变消费行为，出门"无钱包"时代正在开启；然而医院却仍在沿用传统的支付方式，局限性明显。因此越来越多的医院开始尝试移动支

付在医院的构建和应用。

【**问题**】①越来越多的人开始应用移动支付，但目前大部分医院仍在沿袭传统的支付方式；②医院未运用和开发移动支付功能。

【**做法**】鉴于移动支付方式的灵活性和便利性，医院在应用微信支付功能方面进行了积极探索，取得了大家的认可。

一、通过医院微信公众号实现微信支付

（1）关注医院微信公众号——点击"我的信息"——填写个人信息绑定就诊卡。

（2）门诊支付，医生站开处方——点击"手机支付"进行缴费——"待支付"点击查看明细（有多个处方时，点开其中一个即可一并支付）——支付成功——微信系统"微信支付凭证"消息提醒——就诊指引（根据就诊指引完成对应窗口取药、对应科室检查）——"报告查看"。

（3）住院预交款，点击"诊疗"——"我的住院"——点击"预交金缴纳"——选择充值金额——支付成功——微信系统"住院预交金缴纳凭证"消息提醒——点击"我的住院"可查看预交金总额。

（4）患者就诊结束后，可通过收费窗口或自助票据打印机按需换开打印电子票据。

（5）如需退费，凭就诊卡及未做检查的申请单等，到收费窗口按我院退费制度办理退费手续。

二、通过扫码实现微信支付

（1）主动扫码支付是医院系统按微信支付协议生成二维码，用户再使用微信钱包客户端的"扫一扫"功能完成支付。该模式适用于医院自助挂号缴费一体机等自助服务场景。

（2）被动扫码支付（又称条码支付）是用户微信钱包客户端向医院展示条码或二维码，医院系统通过使用红外线扫描枪完成支付。该模式适用于医院挂号收费窗口。

三、医院微信支付财务管理

（1）微信支付交易完成后，其资金进入微信商户财付通账户，实现T+1模式，自动提现至医院指定的对公账户，医院提供的对公账户仅具有入账功能，无支付功能。

（2）在医院HIS系统中增加新的支付方式，如"移动支付"，在收费员收费日报表中归集该种结算方式的收入金额。

（3）加强微信支付的对账管理，每日核对支付网关提供的微信支付账单、医院HIS收费明细单及银行收款账单的金额，必须做到日清月结，如果发现存在差额，应及时查找交易明细及原因，确保交易资金及时安全入账。

【小结】医院微信支付自2017年初开始上线实施以来，目前支付次数正在攀升，逐渐被患者接受。实践证明，微信支付能嵌入挂号、收费及自助服务系统中，能有效地缩短付款结算过程时长，减少医院现金清点、找零、缴款等过程，提高医院工作效率，向数字化、智能化收费管理迈出了重要一步。

（陆丽虹　李葱葱）

第四节　患者欠费管理

【背景】医疗欠费是各家医院共有的现象。导致医疗欠费的原因复杂，如何在完成患者救治和避免过度欠费中找到一个平衡点，既保证患者得到合理、有效治疗，又减少医院的经济损失，是医院管理不能忽视的问题。

【问题】①患者欠费管理部门不明确，管理制度不健全；②医务人员欠费管理意识不强；③欠费过程管理不到位，欠费科室与个人责任不明。

【做法】

一、制订欠费相关管理制度

医院先后制订了《医疗欠费工作管理的暂行规定》《医疗欠费管理的

补充规定》《住院患者欠费记账的规定》《出院患者欠费申报制度》《欠费责任追究制度》《医疗欠费管理及应急救助医疗费用管理规定》等多项规定和制度。

二、成立管理组织，分类负责

（1）医院成立欠费管理小组，负责对全院所有的欠费患者进行梳理、分析，协助和指导追缴欠费工作。

（2）成立欠费患者药品及耗材合理使用审核小组，负责对医院欠费患者费用审核，对超范围使用药品及材料（主要指超基本用药及耗材和辅助药）的科室和责任人进行责任追究。

（3）患者欠费的日常监管由物价科具体负责。

三、细化欠费类别，分类管理

1. 预缴款管理

（1）医院对住院患者实行预缴款制度。医生根据患者病情预估患者预缴住院费用，相关科室根据住院证上医生开具的预缴款金额收取住院患者首次预缴款。

（2）住院患者的自负医疗费用发生额占预缴款 80% 时，患者的经管医生通知患者或其家属缴纳预交款。

2. 绿色通道管理

（1）急诊患者需开通绿色通道的，由急诊科主任或护士长审批；流浪儿、乞讨、被遗弃等无主患者，因病情需要必须转入病区住院的，事先需经医务处（8 小时外的非正常上班时间经行政或医疗总值班）签字同意。

（2）对因车祸住院的患者，预计患者无力支付医疗费用，应及时通知物价科，由物价科与交警、财政等部门联系，确定是否启动道路交通事故社会救助基金抢救费用垫付申请，并将申请情况及时通知收治科室。

（3）在院患者因治疗或其他原因（如医疗争议、医疗纠纷）需要开通绿色通道的，所在科室通过 OA 填写《医疗纠纷欠费申报表》，报医务处、物价科，并根据医务处审核意见进行治疗、催款，不得擅自停止催款。

（4）开通绿色通道的患者，应使用国家基本药物目录内药品及普通耗材，因病情需要使用超范围药品和材料的，由主治医生提出申请，科主任签字，医务处或医疗总值班审核后执行。

（5）绿色通道开通后收住入院，由科室负责催款。

3. 欠费担保管理

（1）交通事故不符合申报相关救助基金条件的欠费患者，由物价科转交法制办，由法制办与患方沟通是否引入第三方律师事务所担保机制。经患方同意并全权委托经医院审核通过的律师事务处办理交通事故诉讼理赔代理相关事宜，由律师事务所根据案件评估情况向医院提供欠费担保。

（2）重大公共事件、工伤、重大意外事故、救火烧伤、见义勇为等由政府部门协调的患者，若医疗费用得不到落实，所在科室要及时通过OA填写《重大公共事件、见义勇为等患者欠费申报表》报医务处、物价科，由医务处负责与政府部门处理担保相关事项，科室根据医务处审核意见进行抢救治疗、催缴医疗费。

（3）政府部门、院外单位为一般患者担保，需填写院外医疗费用书面担保书，包括担保金额、还款日期（原则上不超过3个月）、联系人、联系电话，并加盖单位公章，经物价科审核后执行。长期无法追缴的由物价科转法制办。

（4）本院正式职工为患者担保，需填写院内职工书面担保书，约定担保金额、还款日期（原则上不超过3个月）等。担保书由患者所在病区保存，患者出院时费用仍未结清的，病区将担保书转交物价科，未在约定日期前结清的，由财务处根据担保书约定的金额在工资账户扣除。不接受非正式职工的担保。

4. 欠费患者管理

（1）对已经欠费1000元以上的患者，经管医生应将催款单及时交给患者或其家属，在预缴款不足期间原则上只保证患者基本的医疗需要，停止检查和特殊治疗，因病情需要必须要做检查或治疗时，经科主任同意后方可输入医嘱；对欠费5000元以上的患者，过OA填报《欠费5000元以上继续检查治疗申请单》提交医务处、物价科，并根据医务处审核意见进行治疗，不得擅自停止催款。

（2）对确实无力支付、无主患者、特困患者、110送来患者、外来打工人员等欠费患者，由患者所在科室通过OA填报《无主、特困等患者申报表》报物价科，由物价科进行分类管理，对符合疾病应急救助条件的，向上级部门申报疾病应急救助基金。

（3）欠费患者原则上只允许使用国家基本药物目录内药品和普通耗材。擅自超范围使用药品和耗材，经欠费患者药品及耗材合理使用审核小组认定不符合部分，追究经管医生和患者所在科室的责任。

（4）患者出院，因欠款不能结账的处理如下所述。

①病区医生及时开出出院医嘱，护士根据出院医嘱核对患者费用，并在当日打出院标志，同时将患者转至无床位费的床位。

②经管医生在一周内通过OA填报《出院患者医疗费拖欠报告单》报到物价科和医务处。

③经管医生不向患者提供出院录、医疗诊断证明。

④财务处不开具出院结算发票清样的证明。

⑤住院收费处不提供医疗费用汇总清单。

⑥病案室不予复印病案资料。特殊情况需提供上述资料的，需经医务处或物价科同意，医务处或物价科通过OA或书面材料通知相关科室（若是书面通知，需有审批经办人签名）。

（5）医务处负责医疗纠纷患者、重大公共事件等由政府协调的欠费。物价科负责道路交通事故、绿色通道、三无、普通逃费等患者的欠费，并负责对所有欠费患者的分类汇总，组织相关人员对欠费患者药品及耗材使用的合理性进行审核，对超范围使用药品和耗材等违规责任进行追究。法制办负责对长期追缴未果的欠费患者或家属进行法律诉讼。

四、强化责任意识，违规责任追究

（1）全院职工需高度重视欠费管理工作，既确保欠费患者的生命救治，又使欠费减少到最低限度，经管医生需关注所管患者欠费情况，及时催缴，以免部分患者故意拖欠。

（2）漏报或迟报《医疗费拖欠报告单》，扣经管医生奖金100元/例。

（3）因科室催款不力等原因造成的欠费，所在科室发生的欠费全部列入科室支出；已做努力仍欠费的，超范围用药和使用医用材料部分列入科室支出，其他欠费不做科室支出。

（4）流浪儿、乞讨、被遗弃等无主患者，在规定范围内的医疗费用不列入科室支出；擅自超范围用药和使用医用材料部分列入科室支出。

（5）特殊患者，严格按照院部规定执行而造成的欠费不列入科室支出；超出院部规定范围的部分列入科室支出。

（6）担保患者，担保手续完备，在担保金额及时间范围内的欠费不列入科室支出；因担保手续不全，或超出担保范围造成无法收回的部分列入科室支出。

（7）医疗纠纷患者，经院部认定纠纷属于科室责任的，欠费列入相应科室支出；属于不可抗力引起的纠纷，不列入科室支出。

（8）由于手术室、麻醉科、介入科等未及时记费造成医药费拖欠或漏费，列入相应责任科室支出。

（9）经欠费患者药品及耗材合理使用审核小组核定超范围用药和使用医用材料，按超范围金额个人承担50%，科室承担20%。若病情需要，事先报医务处并经批准使用的超范围用药和使用医用材料不需科室和个人承担。

五、落实欠费责任追究

（1）药品及耗材合理使用审核小组根据科室上报的《医药费拖欠报告单》，调阅欠费患者病历，审核费用明细清单，在周会上对欠费情况进行通报并分析原因。

（2）物价科按医疗欠费管理规定，根据欠费类别和欠费原因做出相应处理，并具体落实到科室和个人，如存在管理不到位，扣除责任科室及责任人奖金。

（3）院部与临床科室签订责任书，将医疗欠费列入临床科室管理目标进行绩效考核。

【小结】随着医院规模的扩大，医院收治患者数在不断增加，但在医院加大欠费管理力度后，患者医疗欠费一直控制在较低水平，管理效益明显。

做好医疗欠费管理工作不但需要院领导的重视，更需要一系列的管理制度和措施，并确保执行到位。当然，各科主任的严格管理和医护人员的密切配合，以及医院相关部门的实时监督和管理也是非常重要的。

（吕国元）

第五节　多道防线把控收费规范化

【背景】医疗收费政策性强，收费规范化是确保医保基金安全、维护患者权益的基本要求，按规收费可以提升医院口碑和患者满意度。

【问题】①医疗过程复杂，医疗服务收费项目多，医用耗材品种、规格多，涉及的环节多、人员多，导致收费容易发生差错；②诊疗服务项目与医用耗材医保代码匹配容易发生错误；③医院部分人员职业疏忽导致错误。

【做法】从六个维度构建规范收费控制体系，力求医疗服务收费正确、规范。

一、收费与医嘱自动关联

将部分医嘱与规则收费自动关联，确保医嘱与收费匹配；注射用注射器大小与给药容积关联，自动计算注射器类型与数量，杜绝注射器与诊疗服务项目不匹配和人工计算注射器数量导致的错误；规范医嘱，将医嘱与收费匹配。

二、设置收费控制规则，实行系统自动拦截、提醒

对容易发生差错的收费项目进行整理，如按"人次""日""小时"收费的项目，根据医疗服务收费政策要求设置收费控制规则，通过程序控制自动判别，在收费超过规定次数限制时，实时提醒，修改后方能保存、记费；医用耗材与诊疗服务项目实行关联匹配收费；患者出院时，系统对患者费用进行自动预审，不符合收费规定的，出院时系统自动提醒；出院患者有未发药、未检查、未化验的项目，系统进行自动拦截提醒，避免已收费、未发药、未检查、未化验的情况发生。

三、检查申请单的收费统一设置，科室收费组套统一审核

全院检查申请单的相关收费项目由物价科统一设置；各个科室的收

费组套经物价科审核，确定符合物价政策及医保政策后方可使用。

四、推行院内耗材物流管理系统（supply processing distribution，SPD）

将医用耗材采购库与 HIS 系统收费库直接关联，高值医用耗材进行扫码收费，实现高值医用耗材使用全程可追踪，所有医用耗材一物一码，便于对医用耗材的领用和收费情况的监控，避免材料多收、漏收。

五、科室设立收费管理员

所有收费双人审核后才能计费；科室收费管理员每月进行物资申领和材料收费的盘点，对每日收费进行全面复核；出院患者费用未经复核，不能办理出院手续。

六、物价科对医疗收费进行持续监管

每日对所有跟台手术的医用材料收费进行复核；每周抽查门诊、病区的医疗收费执行情况，向相关科室反馈，并追踪整改结果；每月对科室主要的医用耗材领用、收费进行核对；每季对违反收费规定的科室和个人进行处罚；每半年至少组织一次医疗收费政策培训；每年对全院收费情况进行总体评估。

【小结】医疗收费目类繁多，且价格调整频繁，医疗过程中常常出现少收、多收或误收，建立收费的制度化、规范化、信息化及专业收费管理，才能做到应收则收、应收不漏，维护患者、医院和医保三方利益。

（吕国元）

第六节　医疗预交款业务风险防控

【背景】随着医院财务信息化，新的支付手段不断增加，医院患者预交款的收退方式已不再局限于现金和刷银行卡这两种传统形式，通过第三方平台的新型支付手段（自助机、银医通、微信公众号、支付宝等方式）已经逐渐占据主导地位。而新型支付方式为工作带来便捷的同时，也产生了新的财务风险。

【问题】　患者预交款管理涉及人员多，金额大且结算方式多样，在收退过程中容易产生串户、资金流失等财务风险。

【做法】

一、加强预交款票据的管理

（1）为保证收入管理的统一性，预交款票据由财务处统一定购，收费处按需领用，并在收费系统中按号码段分配给各收费员，使用过程中，收费系统号码与纸质票据号码一一对应。

（2）办理收退预交款业务时，收费员必须核对患者住院号、姓名、病区床号以及金额等信息，每一笔预交款收退业务金额准确。

（3）财务处设专人每日核对预交款票据的使用情况。

二、预交款业务归口统一管理

医院预交款收入全部纳入财务部门统一管理，包括通过第三方支付平台（如：微信、支付宝）办理的预交款收退业务。

三、建立患者预交款定期核对制度

（1）收费处定期核对在院患者预交款与账户预交款余额是否相符。

（2）财务处设专人每日核对预交款收入与退出与收款票据及收费报表是否相符。

（3）财务处每月核对预交款总账与 HIS 系统预交款明细账及在院患者预交款余额是否相符。

（4）财务处设专人每日核查每种结算方式下的预交款业务，如果发现异常业务，分析异常业务产生的原因，及时联系信息中心确认，以保障医院与患者双方的资金安全。

四、优化预交款退款结算流程

（1）患者办理出院结算时，收费处核对其每次预交款的时间与金额，经双方签字确认作为附件存档。

（2）使用非现金结算方式办理预交款退款时，由患者填写退款申请单，注明患者住院号、姓名、退款金额、卡号及开户行等信息，经收费处核对确认无误后，上交财务处统一办理退款手续。

【小结】在预交款业务的管理过程中，通过一系列的风险防控措施，来制止预交款业务中存在的风险，做到医院预交款总账金额与明细账金额相符，患者间预交款串户现象得到控制，医院与患者资金的安全风险得以有效防控。

（陆丽虹　屠芳青　吴越）

第七节　医院内控管理

【背景】强化内部流程控制，建立健全科学高效的医院内部运行自我约束和监督体系，是医院内部行政治理、保障权力运行的重要举措。医院内控管理需结合医院自身的运行特点，齐抓共管，协同推进，建构科学管理的医院内控体系。

【问题】①医院部分政府采购业务上级授权审批程序繁杂，实施困难；②部分科室岗位专业性强，无法满足岗位定期轮换的要求；③实际操作与内控管理的要求脱节；④监督中提出的问题未在实际中得到改变，部门对内控的认识不够深入。

【做法】医院围绕"建体系、立标准、精管理、论绩效、保安全、促发展"的工作思路，在原有精细化管理的基础上，将行政事业单位内控的基本要求纳入日常的工作中，建立健全人员岗位职责分工，明确授权审批责任及权限，全面实行预算控制管理、资产定期盘点管理，医药监管、信息共享、经济核算、资源调配、监测预警、绩效考核等实施电子信息化管理，进一步建立健全会计运算、内部报告、经济活动分析的绩效考核评价系统，在医院资金、资产、采购、基本建设等权力运行方面实施了有效的制衡和科学的管理，逐步落实统一高效、互联互通、使用便捷的网络实时监管系统，建立了科学有效的自我约束和内部监督制约机制。

一、建立医院特色内控管理的组织架构和管理体系

1. 成立内部控制管理领导小组　医院内控领导小组由医院领导、业

务部门及监督部门相关负责人组成，全面领导医院内部控制工作开展。

2. 成立内部控制工作小组 内部控制工作小组由院办、党办及 12 个业务部门负责人与监督部门负责人组成。全面负责内部控制相关工作，确保为内部控制的建立与实施工作提供强有力的组织保障。

3. 内部控制监督机构 医院的内部控制监督部门为纪检监察室、审计科。

医院特色内控管理的组织架构见图 6 - 7 - 1。

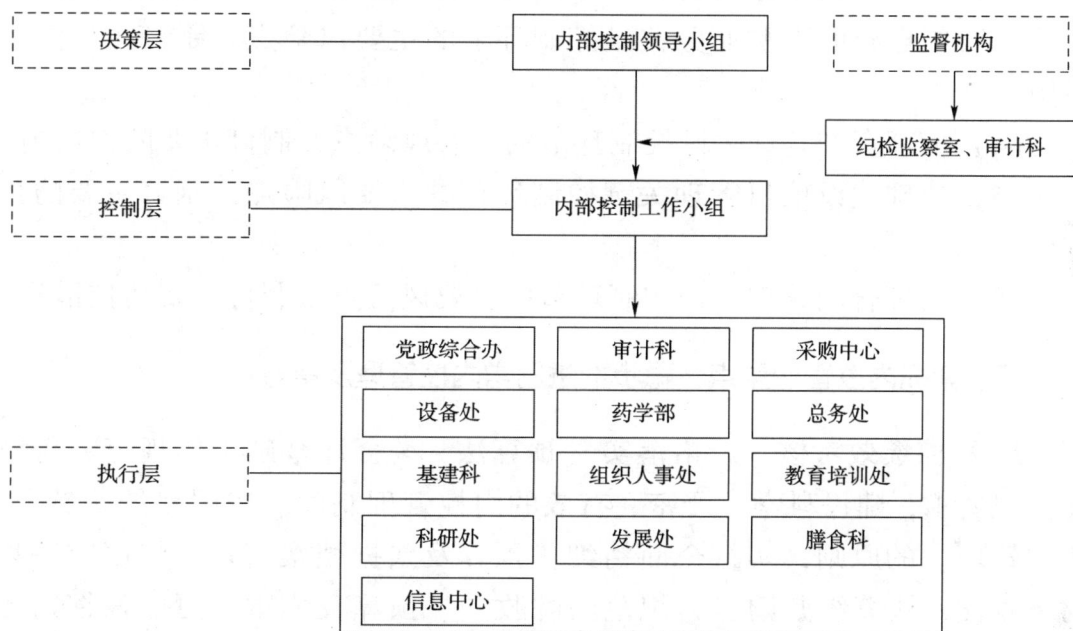

图 6 - 7 - 1 医院特色内控管理的组织架构

4. 制订医院适用的主要经济活动内部控制管理制度

（1）预算业务内部控制制度。

（2）收支业务内部控制制度。

（3）政府采购业务内部控制制度。

（4）资产管理内部控制制度。

（5）建设项目管理内部控制制度。

（6）合同管理内部控制制度。

5. 制订医院主要经济活动内部控制流程

（1）预算业务内部控制流程。

（2）收支业务内部控制流程。

（3）政府采购业务内部控制流程。

（4）资产管理内部控制流程。

（5）建设项目管理内部控制流程。

（6）合同管理内部控制流程。

6. 梳理医院经济业务关键控制环节的主要风险点，制订相应的防控措施

（1）梳理预算业务关键控制环节的主要风险点，制订主要防控措施。

（2）梳理收支业务关键控制环节的主要风险点，制订主要防控措施。

（3）梳理政府采购业务关键控制环节的主要风险点，制订主要防控措施。

（4）梳理资产管理关键控制环节的主要风险点，制订主要防控措施。

（5）梳理建设项目管理关键控制环节的主要风险点，制订主要防控措施。

（6）梳理合同管理关键控制环节的主要风险点，制订主要防控措施。

二、紧抓内控管理重点，稳步推进日常内控管理及督导

1. 严格绩效考核 严格落实《预算法》《会计基础工作规范》等法律法规要求，建设科学、严密、有效的内控管理制度。按照"统一领导、集中管理"的原则，实行全面精细化预算及票据档案管理，将医院一切财务收支、核算统归财务，规范医院收支、预算及成本，更好发挥财务管理的作用。

2. 严格运行管理 完成《政府会计制度》的衔接，制订并修订医院财务相关管理制度，运用财务核算软件 NC 系统与固定资产管理模块，加强医保资金的核对与结算，定期进行科室财务分析、经济运行评价，确保资金安全、完整。

3. 严格资产控制 每月对医院往来款项实行动态实时核销、年末账龄分析，及时清对往来款项，动态监控每日资金及收支情况，货币资金做到日清月结，防止呆账坏账的发生，建立严密的资金支付内控机制。

4. 严格采购管理 执行政府采购管理政策和程序，设备、物资采购和基建项目等按政府要求实行公开招标、政采云在线询价、集体洽谈等采购形式，采购过程严格执行纪检监督管理，杜绝暗箱操作。

5. 严格基建招标 严格执行基建招标管理办法，履行基建竣工决算

审计程序，建立严密的资金支付内控制度，财务付款手续齐全，付款依据充分，会计核算规范。成立基建监督小组对基建过程进行监督和结果把控，加强流程管理、基建成本控制和工程签证变更管理，设专职询价员，重大项目均事先询价比价。

6. 严格合同管理 根据业务类型进行合同分类，授权相关部门实行归口管理，严格合同管理控制，通过院内 OA 实行合同上传，严格执行审批、备案流程。日常采取定期检查与随机抽查相结合的方式，监督检查各部门合同的订立和履行。

7. 严格体系建设 建立健全医院内控管理体系，规范内审监督，促进财务管理规范，有效防范风险，确保资金使用安全和效果。

8. 严格信息管理 逐步建立内控管理信息化覆盖，系统设置职权分工，信息化服务应用在各重点领域等。

9. 严格监督控制 开展科室廉政自查及廉政风险教育及全院"小金库"专项检查，强化纪检监察部门对医院各部门、各岗位权力运行的监督和管控；开展网格化监督管理和意识形式建设管理，落实"一岗双责"，工作职责细化落实，强化内审部门对经济业务的审计监督和防范风险。

三、有效运用行政管理举措，强化内控监督和检查

（1）制订《医院内部控制评价与监督制度》《医院内部控制管理手册》，有效执行内控日常监督。

（2）内控评价及监督小组定期或不定期检查内控执行情况，根据检查结果提示内控风险，提出整改意见及建议，督促各经济业务执行处（科）室整改落实。

（3）每年度进行内控总结自评，向财政局上报内控年度报告。

（4）依法接受卫健委、财政、审计、纪检监察等部门对医院内部控制建立和实施情况的监督检查，根据检查反馈不断改进提高。

【小结】医院认真贯彻政府、财政部门及卫生健康主管部门的决策部署，落实日常内控管理及督导，在医院内控领导小组领导下，各部门深刻领会内控工作的重要意义，践行精细化管理理念，有效运用行政管理举措，不断提升医院的行政管理效能和科室执行水平，探索出一套公立

医院特色的科学、严密、有效的内控管理模式，形成了医院特有的、全面的、务实的内控管理体系，更好地实现制度管事、制度管人、制度管权。

（杜晓霞）

第八节 多方兼顾的绩效管理体系

【背景】 医院医疗指标与绩效管理是财政部推崇实施管理会计的主要内容。卫生行政部门通过下达各医院管理指标来实现管理目的，我院则结合卫生行政部门的管理目标与医院发展目标，设计院科目标责任书，通过实施奖励性绩效工资来落实对各项目标的管控。

【问题】 ①许多医院没有认识到绩效管理是院长管理医院的重要管理工具；②对绩效管理体系建设不重视，基本架构不清晰、不合理，不能制约和激励医疗行为；③许多医院重视经济效益，不重视相关医疗指标管控，或二者不能有机结合，找不到平衡点。

【做法】 丽水市中心医院根据多年的实践摸索，结合医院的基本现状、外院成功的绩效管理经验、职工的心态与期盼、卫生行政部门对医院具体工作的要求，建立了一套多方兼顾的绩效管理体系。

一、绩效管理考核指标与目标的制订

1. 绩效考核指标制订的原则　制订绩效考核指标必须兼顾政府、患方和医院三方的利益，既要符合卫生行政部门对医院的考核要求，又要能切实缓解群众的医疗负担，最后还要符合医院自身精细化管理的要求，能最大限度地利用有限的卫生资源，利于医院开展成本核算和成本控制。

2. 目标的确定　医院根据总体发展目标和政府要求的管理目标，将卫生行政部门要求的各项目标分解至科室，通过对科室各项指标和经济与社会效益情况的整合考核，达到院部总体管理目标。

二、绩效工资的基本构成

我院职工收入主要由四部分构成，固定绩效工资、每月综合奖励性

绩效工资、年度综合奖励性绩效工资和单项奖励性绩效工资。其中，固定绩效工资占职工总收入的30%～35%；每月综合奖励性绩效工资和年度奖励性绩效工资占职工总收入的55%～60%，是医院绩效管理的主要抓手；单项奖励性绩效工资占职工总收入的10%左右，是医院绩效工资的重要补充。

三、科室奖励性绩效工资细化管理体系（即"分类目标考核法"模式）

（1）每月综合奖励绩效工资（简称奖金）细化管理。

（2）年度责任目标考核奖（简称年终奖）细化管理。

（3）单项奖励性绩效工资（简称单项奖及补贴）细化管理（含年度安全医疗奖、年度科研奖、年度其他奖及每月的各项补贴等四大类）。

以上各部分奖励性绩效工资细化管理体系都有各自具体的考核指标、内容和分级考核管理办法。

四、科室奖励性绩效工资细化管理体系的基本方案

1. 月奖金分配基本方案

（1）年初制订考核指标及奖金分配实施细则，按月考核发放，实行院、科二级分配管理。

（2）奖金的一级分配的计算公式：科室奖金 = 成本控制指标奖金 + 工作量指标的奖金 ± 医疗服务质量指标奖金 ± 医疗风险和危重患者指标奖金 ± 医疗目标管理考核指标的奖金。

①各大类指标：a. 成本控制指标：以控制成本，减轻患者负担为原则，在科室成本核算的基础上计算科室收支结余；b. 工作量指标：包括门（急）诊人次、出院及转科人数、借床人数等；c. 医疗服务质量指标：包括每月医疗护理质量、病历质量、患者满意度等；d. 医疗风险和危重患者指标：包括手术台次、手术等级及特级护理患者数等；e. 医疗目标管理考核指标：包括平均住院日、病区药品比例、门诊药品比例、门（急）诊均次费用、出院患者人均费用、百元耗材、手术（介入）材料收入占医疗收入的比例、异（自）体输血、抗菌药物使用率及使用强度等。每年初制订目标数进行管理。

②定期考核：按月对各项指标考核计算相关奖金，对目标管理指标

与实际数进行对比，少于给予奖励，否则给予扣罚，按百分比升级。

③科室一级奖金分配：根据各科室奖金总额按实施细则规定，将科室奖金总额分配给科主任、护士长、医师与护士四个部分。医师和护士奖金比例约1∶0.7。主持工作的科主任、护士长考核指标：科室核定床位数、职务、职称、学历、平均住院日、药品比例（指主任）及床位使用率、出院转科及借床患者数等指标来确定奖金分配系数，由院长直接发放。为了兼顾平衡，其个人奖金系数应控制在本科室医师或护士人均奖的一定区间内。

（3）科室医师和护士奖金的科内二级分配：在一级分配的基础上，科主任和护士长根据科室人员的职务、职称、学历、工龄、工作量、技术含量、医德医风和服务态度等指标进行考核发放。

2. 年终奖的基本方案

（1）年初院部与科主任和护士长签订各系统的《年度管理目标责任书》，其分为临床、护理、医技、行政后勤四大系统，包括管理目标和考核指标两个部分，考核指标明确考核项目、考核内容、年度目标、考核细则、分值及考核部门等内容。

（2）定期考核：年终各职能部门对各科室上述相关考核指标执行情况进行考核，并与年度目标比较得出基础分，有增或减地给予相应加减分，并根据科室得分率计算本科室人均年终考核奖。

3. 单项奖及补贴的基本方案

（1）制订年度医疗安全、科研与教学和其他项目的奖惩制度，以及各项补贴暂行规定、上报流程和管理办法。

（2）各奖与定期考核方法

①年度安全医疗奖：根据医疗安全风险程度高低对科室进行分级考核（分A、B、C、D四级），不同等级给予不同奖励。医院医疗安全管理委员会年终依据本年度各科室有无医疗安全纠纷，以及医疗安全纠纷应承担的责任大小、纠纷例数及赔款额度等情况考核，计算科室人均安全医疗奖的数额。

②年度科研与教学考核奖：对科研成果、学术论文、学术专著等指标，根据得奖者所得奖项级别及作用大小分别给予一定的奖励，奖励直接到个人。

③年度其他奖：对突出贡献人才、各级年度先进工作者，以及竞赛

和质控优秀奖、合理化建议等获得者给予一定的奖励。

④每月的各项补贴：根据各项补贴暂行规定、上报流程及管理办法，每月对节假日及夜间来院抢救患者的加班，按发放范围、标准和审核流程给予补贴，另外尚有手术提成补贴、介入手术提成补贴等。

【小结】通过对科室实施指标与绩效管理的"分类目标考核法"，强化了科主任的科室指标管理和绩效管理意识，明确了科室全年的工作目标任务及努力方向，对科室优化收入结构，减少医疗成本，提高有限卫生资源利用，进一步减轻患者负担都起到指导性作用，助推了医院精细化管理。一是医院各项指标得到明显提升，医院实行绩效考核制度10多年来，医疗护理质量稳步提升，医疗风险得到有效控制，两次在浙江省联合质控检查中获得专家组好评，医院通过绩效管理促进各方面工作，在浙江省内同行中树立了很好的口碑和声誉。二是进一步增加了医院发展资金，医院总收入较五年前增长122.84%，总资产增长149.50%，每年收支结余率达10%～13%。七年的绩效管理实践使医院建立了适合自己的分配体系，完善了考核机制，为医院发展积累了足够的资金。三是职工人均收入大幅增长。医院充分发挥绩效考核分配的激励作用，激励先进、鞭策落后，全院形成了积极向上的工作氛围，医院社会效益和经济效益持续提高。

财务和绩效管理是院长的重要工作，主要领导要有管家意识，要善于牵住奖励性绩效工资分配这个"牛鼻子"，充分发挥全院职工的积极性，营造和谐团结、积极向上的工作氛围。当然绩效管理也非常需要培育普通职工的精细化管理理念和财务意识，以增加大家参与医院绩效管理的工作热情。在实施绩效管理过程中，院长要根据医院的具体情况，结合卫生行政部门和医院管理的指标及目标，建立切实可行的医院绩效管理分配体系，同时一定要将绩效管理与工作成效切实挂勾，使医院摆脱"院长说破嘴，职工照旧干"的尴尬局面。此外，绩效管理改革也是公立医院改革的一项重要任务。鉴于改革必然会影响甚至损害部分人的既得利益，因此在改革中要注意循序渐进，不能急于求成；既要注重职工待遇的逐步提升，让职工看到希望，有干劲、有盼头，又要注意不要因为奖励过多过快而失去奖励的意义。

（韦铁民　方霞波）

第九节 利用绩效管理，提升临床科室医疗目标管理

【背景】 如何建立完整的医院绩效管理体系，做到目标管理与绩效管理并重，实现奖励性绩效工资的精细化，调动医护人员的积极性，是医院管理努力的方向。

【问题】 ①临床科室重业务、轻目标管理和绩效管理；②科室指标管理目标不明确；③目标管理与绩效管理脱节，科室负责人目标管理意识和主动性不够。

【做法】 丽水市中心医院的绩效管理体系体现了医疗目标管理和绩效分配的有机结合，对各科室实行医疗指标目标调控和经济收入总量控制及结构调整。

一、建立健全奖励性绩效工资分配制度体系

（1）制订奖励性绩效工资分配制度，包括《绩效工资管理制度》《绩效考核与分配方案》《综合奖励性绩效工资分配方案实施细则》《年度责任目标考核奖（年终奖）分配制度》《科研与教学、人才与荣誉、质量管理、医疗安全、医德医风及综合类等奖惩制度》《各项补贴暂行规定》等。

（2）每年与科室签订《年度综合目标责任书》。

（3）每年根据具体情况变化，及时调整和完善奖励性绩效工资分配方案分配体系。

二、确定各临床科室年度医疗绩效管理和目标管控指标

医疗绩效管理主要内容：医疗安全、服务质量、医疗风险和危重患者、工作量、成本考核、目标管控指标、科研与教学、人才与荣誉、医德医风等。目标管控指标包括平均住院日、病区药品比例、门诊药品比例、门（急）诊均次费用、出院患者人均费用、百元耗材、手术（介入）材料收入占医疗收入的比例、异（自）体输血、抗菌药物使用率及使用强度等项目的月和年度医疗绩效管控目标。

三、每月和年度考核，每月及年终兑现

根据奖励性绩效工资分配制度，以科室为单位，每月和年度对临床科室医疗绩效管理目标的完成情况进行考核，计算其奖励性绩效工资，并按规定的流程审批后发放兑现。

四、监控和分析

定期或不定期对各科室医疗服务质量、工作量、收入、支出、结余和各指标的构成情况及奖励性绩效工资分配的执行情况进行监控分析，以量化指标为管理决策提供依据并持续改进。

【小结】将临床科室医疗目标与绩效管理有机结合，利用科室综合奖励性绩效工资分配的经济杠杆，可充分调动职工的积极性，并增强了各科主任整体管理的意识，科室绩效管理能力和职工主观能动性得到有效提升，科室的收入结构和医疗指标数据好转，改变了临床科室重经济效益、忽视医疗指标管理的现象。

实践证明，接地气的绩效管理方案能使科室更加明确平时和年度工作的目标任务，对科室改善收入结构，降低支出，提高有限卫生资源的利用，进一步减轻患者负担都起到重要的作用，可达到总体提升科室管理能力与科室发展的目标。

（方霞波）

第十节　科室财务分析助推科室绩效管理

【背景】由于医院工作的特殊性，部分临床科室管理仍处于"专家管理""经验管理"阶段，而科室财务分析是引导临床科室主任从"专家管理"向"管理专家"转变，从"经验管理"向"效能管理"转变的重要手段。

【问题】①部分科主任、护士长财务管理意识不强；②部分科室人浮于事，工作效率低下；③科室收入结构不合理，耗材和药占比过高；④科室节约意识不强，管理粗放，设备利用率不高。

【做法】 院长在中层干部例会上通过 PPT 对典型科室进行财务分析，向中层传授科室绩效管理精细化的理念和手段，中层干部会后向职工灌输科室绩效精细化管理的意识，并使其固化为每个职工的工作流程和习惯，促进了科室管理水平的大幅提升。科室财务分析内容如下。

一、人力成本

根据科室工作量，分析科室医护人员配置是否合理；根据人员薪酬支出占科室支出的百分比，分析科室人力成本是否存在过高现象。

二、药品比例

通过分析药品占医疗收入的比例、抗菌药物使用占药品的比例、抗生素使用强度（DDD 值），指导科室调整药品比例的方向。

三、医疗耗材使用情况

通过对医疗耗材领用、支出、实际收费等项目的统计分析，使科室医疗耗材使用状况一目了然，便于及时发现是否存在耗材漏收费、不合理收费或错收等现象。具体分析的项目如下所述。

（1）手术材料、麻醉材料、介入材料、普通材料的分类分析，各类材料占收入的比例及其在收入结构中的变动趋势。

（2）每元手术、麻醉、介入所消耗的材料金额及其变动趋势。

（3）材料领用与实际收费情况对比分析。

（4）根据病历记录与高值耗材实际收费情况进行对比。

（5）相关性分析，如根据物价政策中诊疗项目与材料费之间的对应关系分析是否存在漏收、错收。

四、管理指标完成情况

根据医院与各科室年初签定的目标责任内容分析科室管理指标完成情况，使科室能清晰了解存在问题和努力目标。具体管理指标包括平均住院日（术前平均等候天数、术后平均住院日）、药品比例、抗菌药物使用指标、均次费用、百元耗材、手术材料、麻醉材料、介入材料占收入的比例、输血指标。

五、医疗收支情况

对医疗收支整体情况进行分析，可发现科室收入是否合理、收支结构是否有可调空间，科室是否存在浪费现象等问题。具体分析项目如下所述。

（1）总收入及收入结构。

（2）主要支出（医用耗材、总务办公支出、消毒支出）。

（3）医生主要工作量。

（4）护士输液量、护士直接操作次数、护士护理费收入及人均水平。

（5）出院患者日均费用（日均医疗费、日均药品费）。

（6）收支结余、人均收支结余。

六、应检未检情况

根据医疗安全制度的相关规定，分析是否存在必要的术前、诊疗操作前应检查未进行检查情况。

七、出院患者欠费情况

分析科室的欠费总额，可发现科室对欠费管理是否规范、对欠费患者是否存在过度用药的现象。

八、科室仪器设备使用情况

对科室现有设备的使用情况进行分析，使科室明确如何有效利用各类仪器设备，避免设备闲置或科室盲目追求高端设备而造成浪费。具体分析内容如下所述。

（1）主要仪器设备配置情况。

（2）仪器设备可开展的项目、已开展的项目、今后可开展的项目，并根据价格政策确定哪些项目可收费。

（3）仪器设备实际的收费情况，科室人均仪器设备收入。

（4）仪器设备使用率及趋势。

（5）设备使用情况的总体评价及建议。

【小结】通过每年数次在中层周会上用 PPT 对科室财务运用情况进行

分析，强化了临床科室精细化管理的意识，改变了科主任、护士长"重临床、轻管理"的理念，科主任、护士长更主动关注科室财务运行情况，科室职工参与成本管理的意识逐步增强，科室漏收、错收明显减少，收入结构进一步得到优化。

科室财务分析的实质是对科室各项财务数据进行量化分析，对科室运行特别是财务管理的成绩和存在问题进行"精准"定位，以便科室对工作改进目标进行细化和落实。

（吕国元）

第十一节　对医院薪酬改革的认识

【背景】 薪酬分配是医院绩效管理的激励性工具和工作抓手，合理的薪酬分配要体现医院职工的工作量和工作价值，能有效提高职工的工作积极性，平衡各方利益，成为推动医院发展和协调各项工作有效运转的动力。但医院人员结构复杂，机构多、工种多，重要性、风险性及劳动强度不一，职工诉求众口难调，且各地各医院自身特点不同，因此薪酬分配体系没有完美，仅能做到相对合理。

【问题】 ①薪酬分配缺体系，基本架构不清晰、不合理，不能制约和激励职工行为，不能体现付出、技术水平和岗位职能；②薪酬分配公平性差，分配找不到平衡点，职工认同性差；③没有把薪酬分配与医院医疗管理指标有机结合；④没有意识到薪酬分配是院长的重要管理工具。

【做法】 近年来，丽水市中心医院根据医改趋势，结合医院发展实际，在医院薪酬分配方面做了许多有益的探索和改革，现将一些关于薪酬分配的理念认识、体系和体会归纳如下。

一、人社部、财政部等四部出台《关于开展公立医院薪酬改革试点工作的指导意见》的相关要点

（1）鼓励公立医院主要负责人探索实行年薪制。

（2）逐步提高诊疗费、护理费、手术费等医疗服务收入在医院总收入中的比例。

（3）充分体现医、护、技、药、管等不同岗位差异，向关键和紧缺岗位、高风险和高强度岗位、高层次人才、业务骨干和做出突出成绩的医务人员倾斜，避免大锅饭。

（4）统筹考虑编制内外人员薪酬待遇，推动编制内外人员同岗同薪同酬待遇，严禁向科室和医务人员下达创收指标，医务人员个人薪酬不得与药品、卫生材料、检查、化验等业务收入挂钩。

（5）综合考虑对职责履行、工作量、服务质量、费用控制、运行绩效、成本控制、医保政策执行情况等因素进行考核，考核结果与医院薪酬总量挂钩。

二、对薪酬分配的认识

不同层面对薪酬分配有着不同的认识。实施医院薪酬分配改革，通过合理的薪酬分配促进医院发展，必须充分探讨医院、职工和社会各个层面对医院薪酬分配的认识、期望和理解。

1. 薪酬的管理层面 薪酬分配是管理难点，也是工作抓手和管理工具，具有相对性、阶段性、时间性和平衡性等特点。薪酬分配体系改革要坚持逐步原则，逐步改革、逐步增资。基本架构的建立要结合岗位、工龄、学历、职务、职称等要素，并将工作数量和质量进行合理整合，使之成为调整职工态度和行为的制约和激励手段，并能更好地提高职工工作热情，保证工作质量、促进院科发展。

2. 薪酬的职工层面 培育职工正确的薪酬价值理念，即按劳取酬、对得起薪酬、薪酬与作用和功能相关、呈现不均等性等。同时建立分配的基本规则，使之与岗位、工龄、学历、职务、职称、态度、行为、责任和业绩等相结合，通过薪酬分配培育职工的自豪感和尊严感，让职工有干头、有期盼，认同医院的薪酬分配体系。

3. 薪酬的社会层面 社会认可医生的辛苦和技能，认可医院培养名医的不易，但对医生高薪酬的合理性则存在偏见，所以要掌握逐步增资的原则。

三、丽水市中心医院的薪酬分配体系

1. 薪酬分配总的原则 技术优先，体现价值；条块分配，体现分工；

效率兼顾，多劳多得。

2. 薪酬分配考核指标设置的原则　可以概括为一个兼顾、两个符合、六个有利于，相关指标均与分配管理挂勾，以确保指标的执行和落实。

（1）一个兼顾。兼顾政府、患方、医院和职工的利益。

（2）两个符合。符合卫生行政部门对医院的考核要求；符合医院实施精细化管理的要求。

（3）六个有利于。有利于提升全院职工的工作热情；有利于开展成本核算，控制医院支出；有利于最大限度地利用有限的卫生资源；有利于控制群众看病费用过快上涨；有利于调整科室收入结构，增加合理收入；有利于提升医院整体效能、核心竞争力。

3. 薪酬分配体系的架构　职工薪酬由三部分组成。①保基本部分：包括岗位工资、薪级工资、基础性绩效工资、保留津贴、职务津贴和福利性绩效工资等；②体现团队部分：包括月综合奖励性薪酬，年综合奖励性薪酬和年度医疗安全奖励，体现团队技术含量和工作成效等；③体现个人部分：包括各种单项奖励性薪酬，如各项补贴、质量管理、医疗安全、科研与教学、医德医风、综合类、人才与荣誉、安全生产等奖惩，多劳多得。

4. 薪酬分配体系的特点

（1）多方兼顾。分配体系涵盖服务质量、技术水平、岗位风险和危重患者、目标管控、工作量及成本控制、社会责任等各个方面。

（2）不与药品和材料收入挂勾。

（3）适度照顾和倾斜。坚持分配向临床一线、业务科室、业务骨干、高技术、高风险及高责任的岗位和个人倾斜，特别是向儿科、急诊、ICU、病理、放射、超声等科室倾斜。

（4）医务人员向省级和省内大医院看齐。

（5）行政后勤人员向本级市机关单位人员看齐，即与当地经济和薪酬平衡。

（6）月、年度绩效采取院科两级发放模式，即院部一级考核分配，科室二级管理分配。

（7）科主任、护士长奖金由院长直接发放。

5. 依规创利与合理分利　推进薪酬体系建设，关键就是做到依规创利，合理分利。依规创利要注重两个方面，一是在政府收费框架下调整医疗收入结构，降低药品和耗材比例，按照临床路径做好相应检查，增加医疗收入；二是通过加强人力成本控制、抓好日常开支、加强物资采供管理、加强基建管理、做好合同管理、加强内审管理等措施，努力打造节约型医院，进一步增加医院收入。合理分利，即用钱管人，用钱管事，通过薪酬调整职工工作态度和工作行为，提高职工的工作积极性，在更大程度上为医院合理创利。

【小结】合理的薪酬分配体系是调整职工工作意识和行为的重要方法。作为院长，在医院管理中应充分发挥薪酬分配指挥棒的作用。完善医院薪酬分配体系建设，可通过薪酬分配辅助制度建设，具体过程需要结合地方及医院实际情况，因地制宜，在实践中不断探索，精心设计，才能建立符合各自实际情况、职工认可的薪酬分配体系。

（韦铁民）

第十二节　以目标管理为导向的年度奖励性绩效分配实践

【背景】年度绩效考核是大多数医院在实施的一项分配工作，如何最大限度地发挥年度奖励性绩效的激励功能和导向作用，需要建立一套符合医院实际情况、针对性和实效性强的年度奖励性绩效分配制度。它不仅激励职工通过自身努力获得应有的回报，更激励职工共同实现医院的发展目标。

【问题】①年度绩效考核目的不明确，评价体系不能量化；②没有将年度奖励性绩效分配与医院年度目标管理有机结合；③考核指标设置相对单一，不能体现不同系统、不同岗位、不同风险、不同管理成绩等因素；④缺乏多部门联合考评机制。

【做法】

一、制订考核目标

院部根据省、市卫健委对医院各项目标管控要求及医院自身的发展和管理要求，制订各系统的《年度管理目标责任书》，每年根据医院的发展和上级的管理要求进行补充完善。

《年度管理目标责任书》分临床（外科、内科、ICU、麻醉科）、护理、医技（药学部）、行政后勤等四大系统8个类别。各系统的《年度管理目标责任书》包括管理目标和考核指标两个部分，各系统根据工作特点制订不同的管理目标和考核指标。

1. 临床系统年度管理目标责任

（1）外科系统年度管理目标责任：管理目标包括医疗管理、科研管理、教学管理和综合管理4个方面20项内容。考核指标包括医疗工作量、危重患者、工作效率、费用控制、医疗质量、医疗安全、科研与新技术开展、院感管理、药事管理、用血管理、门诊管理、教学管理、医保管理、公卫管理、健教管理、综合管理等共16个方面107项内容。

（2）麻醉科年度管理目标责任：管理目标4个方面与外科系统相同，由于麻醉科的特殊性无书写病历其管理目标只有19项内容。考核指标包括医疗工作量、工作效率、费用控制、医疗质量、医疗安全、科研与新技术开展、院感管理、教学管理、综合管理等共9个方面63项内容。

（3）内科系统年度管理目标责任：管理目标包括医疗管理、科研管理、教学管理和综合管理4个方面20项内容，考核指标包括医疗工作量、危重患者、工作效率、费用控制、医疗质量、医疗安全、科研与新技术开展、院感管理、药事管理、用血管理、门诊管理、教学管理、医保管理、公卫管理、健教管理、综合管理等共16个方面102项内容。

（4）ICU年度管理目标责任：管理目标4个方面20项内容与内科系统相同。由于ICU的特殊性，考核指标包括医疗工作量、危重患者、工作效率、费用控制、医疗质量、医疗安全、科研与新技术开展、院感管理、药事管理、用血管理、教学管理、医保管理、公卫管理、综合管理等共14个方面84项内容。

2. 护理系统年度管理目标责任　管理目标包括护理管理、科研管理、教学管理和综合管理4个方面18项内容。考核指标包括护理质量与安全、关键指标、护理教育、护理科研、护理团队、院感管理、健教管理、综合管理、医保管理等共9个方面75项内容。

3. 医技系统年度管理目标责任　管理目标包括医疗管理、科研管理、教学管理和综合管理4个方面17项内容。考核指标包括医疗工作量、工作效率、耗材管理、医疗质量、医疗安全、科研与新技术开展、院感管理、教学管理、综合管理等共 9 个方面 58 项内容。

药学部年度管理目标责任：管理目标包括 4 个方面 17 项内容，与医技系统相同。由于药学部的特殊性，考核指标包括医疗工作量、工作效率、耗材管理、质量管理、医疗安全、科研与新技术开展、院感管理、教学管理、临床药师规范化培训管理、综合管理等共 10 个方面 57 项内容。

4. 行政后勤系统年度管理目标责任　管理目标包括意识形态、科室建设和综合管理 3 个方面 13 项内容、考核指标包括科室管理、科室负责人自身管理、工作成效、加分项目等 4 个方面 31 项内容。

二、年终考评

党办、院办、组织人事处、宣传统战处、纪检监察室、医务处、质管处、护理部、绩效管理处、门办、科研处、院感科、药学部、教育培训处、医保办、公共卫生科、输血科、健教科、物价科、保卫科、法制办等 21 个职能管理部门对相关科室的考核内容执行情况进行逐项考评打分，并把考核结果上报绩效管理处。

三、奖励总额与各系统系数

年终考核奖发放是根据本市当年事业单位年度绩效考核奖核定的总量及医院的实际情况，再结合发达地区发放情况确定年度考核奖发放总额和各系统的发放系数。

（1）行政后勤发放与本市机关事业单位年终发放数基本平衡。

（2）临床医技护理与发达地区医院年终发放数基本相当。

（3）行政后勤人均年终发放金额是临床系统的 0.60～0.65，护理系统人均年终发放金额是临床系统的 0.70～0.75，医技系统人均年终发放金额是临床系统的 0.85～0.90。

四、科室与个人奖励的计算方法

1. 汇总各科室得分　绩效管理处对各职能部门上报的考评打分结果进行汇总，计算各系统各科室的得分率，并根据得分率折算成 100 分的方法计算各科室得分，再与各科室岗位系数相乘，计算出各科室最后得分（各科室岗位系数确定的原则见表6-12-1）。

表6-12-1　各科室岗位系数确定的原则

系　　统	确 定 因 素	岗 位 系 数	档　　数
临床、护理系统	工作量、技术含量、岗位风险、危重患者数	0.95、1、1.05、1.1、1.15	五档
医技系统	工作量、技术含量、岗位风险	0.95、1、1.05、1.1、1.15	五档
行政后勤系统	工作量、重要性、技术含量、人员素质要求	0.95、1、1.05、1.1、1.15、1.2	六档

2. 计算各科室年终的奖励　绩效管理根据各系统的最高分与最低分之和除以2得出该系统的中位分，再根据院部确定该系统当年可发放人年终奖的金额除以中位分计算出各系统每分值的金额，最后根据各科得分乘以每分值的金额计算出各科室人均年终奖金额（即中级职称系数1的金额）。这体现了医院内不同系统、不同科室、不同风险、不同管理成效所发放年终奖励性绩效不同。

3. 计算职工个人的年终奖励　财务处根据各科室人均年终奖金额（中级职称系数1的金额）与职称、职务系数，计算出每位职工个人的年终奖励金额，并由财务处直接发放到个人。这既保留各科年度管理目标考核得分的有效性，又体现出在本科室中不同职称与职务的差距。

（1）职称系数：①临床系统：初级0.90、中级1.0、副高1.10、正高1.20；②门诊、医技、护理及行政后勤系统：初级士0.85、初级师0.90、中级1.0、副高1.10、正高1.20。

（2）中层干部职务系数，在原职称的基础上再加如下系数：班组长0.1、助理0.15、副职0.2、正职0.4，主持工作的副职和助理往上提高一级（如正高职称的正主任的系数为：正高职称1.20系数加正主任0.4系数）。

【小结】　年终绩效奖励是医院职工较为关心的薪酬分配，我院以目标管理为导向，根据上级部门对医院各项管控要求和医院自身发展策略，动态调整科室年度的管理项目和考核指标，借助绩效分配这个管理"牛鼻子"，将评价与激励整合，提升职工的积极性和责任心，来实现医院绩效考核管理目标，继而推动医院可持续性健康发展。

（韦铁民　孙倩）

第十三节　医院行政后勤人员月绩效分配模式创新

【背景】 医院行政后勤部门是医疗运行的保障部门，其工作质量、工作效率对医疗有序运行至关重要。由于各部门的重要性、技术含量和工作强度不一，所体现的劳务价值也有明显不同。如何调动行政后勤人员的工作热情与积极性，让"绩效管理出效益"，探索制订医院行政后勤人员的绩效分配体系在整个医院管理中是非常重要的一环。

【问题】 ①医院行政后勤部门内或部门间工作内容复杂，大多难以量化，没有统一的考核指标；②部门内部、部门之间平均主义分配状态普遍；③缺乏专门针对医院行政后勤人员工作性质设计执行的绩效分配方案；④绩效工资方案由院部确定，大多直接发放给个人，部门负责人没有参与本部门职工绩效考核。

【做法】

一、分配方案

1. 分配原则

（1）遵循"按劳分配，多劳多得，兼顾公平"总原则，对行政后勤部门进行全面综合评估，准确评价部门和个人的价值与贡献度，合理拉开行政后勤人员的绩效分配差距，使医院行政后勤部门的绩效分配更加客观、公平。

（2）医院行政后勤人员薪酬与当地行政部门人员基本相当。

2. 考评分配

（1）成立由院领导、行政后勤部门负责人组成的绩效管理及岗位评价小组。

（2）根据各行政职能部门人员职责分工情况表，将人员的职责分工作为客观标准和考核依据。

（3）从院部对部门、院部对个人、部门对个人三个维度对行政后勤人员进行评价和绩效分配。医院每年评价一次部门系数和个人系数并修订指导方案，部门负责人每月对部门人员的工作量等进行考核，以保证绩效分配的合理性、动态性和能动性。

（4）行政后勤人员绩效实行院科两级分配管理。行政后勤人员月绩效奖金＝院部一级分配月个人基础绩效奖金＋部门个人月考核绩效奖金。

二、实施细则

1. 院部一级分配 根据部门系数和个人系数计算月个人基础绩效奖金。计算公式：院部一级分配月个人基础绩效奖金＝全院每月医疗平均奖×（35%～45%）×部门系数×个人系数×80%。

（1）部门系数

①将各部门责任轻重、组织管理、专业难度、工作复杂性、工作负荷、部门年度测评结果六项内容作为部门评价要素，分别对评价要素进行定义、赋分，以及设定权重。

②院部在每年年初组织绩效管理及岗位评价小组对各部门六项评价内容进行评分、汇总，根据得分从高到低按区间分布划分为五个等级，分别设置相应的部门系数（1～1.5），作为计算部门绩效的依据（行政后勤部门系数评价见表6－13－1）。

表6－13－1　行政后勤部门系数评价

部门名称	评价要素						总分	等级	系数
	责任轻重（强30，中20，一般10）	组织管理（强20，中15，一般10）	专业难度（强30，中20，一般10）	工作复杂性（强20，中15，一般10）	工作负荷（强30，中20，一般10）	部门年度测评结果（好20，中15，一般10）			
部门1								一级	1.5
部门2								二级	1.4
部门3								三级	1.3
部门4								四级	1.2
部门5								五级	1

备注：

【责任轻重】：指从事的工作中所承担责任的轻重。

【组织管理】：指综合的计划、组织、协调、沟通、督办能力。

【专业难度】：指专业知识和技能掌握、运用的难度。

【工作复杂性】：指所从事工作任务的性质的单一性和多样性情况，可根据任务的数量、复杂性、变动性进行判断。

【工作负荷】：指工作给人带来的体力上的负荷和心理上的压力。

【年度综合测评结果】：指医院《部门年度目标责任书》中院领导及各部门负责人对部门"工作成效测评"的结果。

一级部门专业知识性强，技术要求高，工作难度和强度大，所要承担的风险高。如设备处、信息中心等。

二级部门综合管理能力要求高，主要协调、监督医院各项政策和规章制度的落实、指导，监督、管理临床科室规范诊疗，提高医疗、护理管理质量。如党政综合办、医务处、质管处、护理部等。

三级部门属于专业技术管理部门，专业性强，业务管理能力要求高。如院感科、科研处等。

四级部门属于维持、保障医院日常运行的后勤部门。如总务处、基建科等。

五级部门工作性质单一、相对稳定，技术难度较低，工作强度相对较小。如图书室、档案室等普通部门。

（2）个人系数：每年年初，行政后勤部门负责人从技术职称、学历、本院工作年限三个评价指标对部门人员逐一进行量化评分，根据个人得分情况，分别设置0.8、0.9、1、1.1、1.2五档个人系数（行政后勤人员个人系数评价见表6－13－2）。

表6－13－2 行政后勤人员个人系数评价

姓名	技术职称			学历			本院工作年限			总分	系数
	副高及以上	中级	初级及以下	本科以上	本科	本科以下	15年以上	5～15年	5年以下		
职工1	30	20	10	30	20	10	30	20	10		1.2
职工2											1.1
职工3											1
职工4											0.9
职工5											0.8

备注：

【技术职称】：包括初级、中级、高级等专业技术职称。

【学历】：包括原始学历和在职学历。

【本院工作年限】：指个人实际在本院工作的年限。

2. 部门二级分配

（1）每月按各部门月绩效奖金总额的20%提取，由部门负责人根据部门内工作人员的表现分配。

（2）部门负责人按部门人员的能力、工作态度、执行力、工作量、工作质量和完成及时性、团结协作、劳动纪律七项实际履职情况进行考核，计算部门每位职工的考核得分和部门全部职工的总考核得分。

（3）计算部门人员个人考核绩效奖金。根据部门月绩效奖金总额的20%除以部门全部职工的总考核得分计算出部门二级分配每分值金额，再根据部门每位职工的考核得分乘以部门二级分配每分值金额，计算出部门个人月考核绩效奖金。计算公式：

①部门二级分配绩效奖金总额＝部门月绩效奖金总额×20%。

②部门二级分配每分值金额＝$\dfrac{\text{部门月绩效奖金总额} \times 20\%}{\Sigma \text{部门二级分配职工考核得分}}$。

③部门个人月考核绩效奖金 ＝ 个人考核得分×部门二级分配每分值金额。

3. 发放原则　每月按院部一级分配月个人基础绩效奖金与部门个人月考核绩效奖金的汇总金额直接发放至个人。

【小结】由于医院行政后勤工作及人员层次复杂，医院行政后勤部门的奖金分配一直是医院管理的难点，如何体现技术、质量、劳动强度、工作压力等，这就需要通过分析部门特性、提取共性因素、合理分级进行全面、综合评估，从而正确评价部门的重要性与职工价值，打破平均主义，合理拉开行政后勤各部门、各职工的绩效分配差距，有利于引导行政后勤部门加强内部建设和个人能力提升。部门负责人有20%左右的分配权有利于对科室的日常监督和管理。这种"按科取酬""按人取酬"的评价机制使院级考核更客观、公正，提高了医院整个行政后勤部门的工作质量和效率。

（韦铁民　孙倩）

第 七 章

后 勤 管 理

第一节 医疗设备采购成本控制

【背景】 医疗设备的采购支出是医院财务支出的重要部分，医院发展、学科建设、科研、教学都离不开医疗设备的支撑。合理配置、优质低价采购设备，一直是医院设备采购的努力方向。

【问题】 ①医疗设备专业性强，技术含量高，高端设备竞争不充分，中低端设备质量差距大；②政府采购的规则有利于低价中标，医院难以低价采购到优质医疗设备；③使用科室盲目追求进口、高端，不考虑成本，喜新厌旧；④设备采购透明度低，存在特权、利益干扰。

【做法】

一、加强医疗设备采购论证，合理配置医疗设备

医院立足发展实际，合理规划、合理定位、合理配置医疗设备，制订了《医疗设备配置管理指导意见》。

（1）代表学科发展方向的设备适当超前配置。

（2）急救、生命支持设备足额配置，保证医疗安全。

（3）普通设备以实用、够用为原则，不追求进口、名牌、多功能，尽可能节约医院支出。

（4）设备购置成本与使用科室经济效益挂钩。由于使用人员对设备有喜新厌旧的偏好，为减少设备购置的冲动性，在设备性能完好、能满

足医疗需求的情况下，鼓励科室使用现有设备，减少或延后更新。科室经济效益与设备使用效率挂钩，科室设备的多少直接体现为科室运行的成本，新设备使用7年后不再计入科室运行成本，耐用的大型设备全寿命折旧。

（5）采购前再次论证。根据最新市场行情、科室需求确定设备档次及采购与否。

医院设备的购置都由使用科室首先提出申请，不存在个别领导或部门主导下采购设备，强制科室使用的情况。总体上，设备配置非常理性。

二、加强医疗设备采购环节的管理，确保医院利益最大化

招标采购前的技术谈判非常重要，分管院长、设备处长、使用科室负责人、政府采购专家库专家、使用人员、维护技术人员组成谈判小组，医院纪检、监察部门派人监督。设备处及申请科室在谈判前，详细了解相关设备的市场行情及本院采购同类设备的历史价格，供谈判小组参考。一个基本的原则是新购设备价格一般不得高于已投入使用的此类设备的价格。在不违背政府采购规则的前提下，为供应商"着想"，尽量降低供应商销售成本，并使之让利于医院。谈判小组与各供应商逐一确定配置，然后开始价格摸底，目的是摸清供应商心理底价。常用做法有以下几个方面。

（1）谈判前，通过竞争对手或者第三方业务员了解产品的价格行情。

（2）谈判过程中，不透露医院心理价格，只要求供应商提供可能的优惠价。

（3）谈判过程中，不透露医院的倾向性，故意打击潜在供应商，降低其心理预期。

（4）谈判人员以专业知识寻找产品的弱点，作为谈判筹码对其施压。

（5）合理利用关键价位，比如20万元内可以简化招标程序，10万元内可以直接签订合同等，突破供应商价格防线。

（6）利用医院的区位品牌优势，为供应商提供产品的示范效果，以取得价格优惠。医院作为区域性标杆医院，示范效应明显。

（7）采取逐轮淘汰的方式，制造供应商心理恐慌，尽快接近实际价格。

（8）利用供应商急于求成的心理，制造悬念，拖延时间，延后宣布谈判结果。

（9）缩短货款结算时间，换取供应商价格优惠。

（10）价格谈判后期，再争取追加延长保修期、增加常用配套材料等优惠，努力"变相降价"。

（11）在供应商认为谈判基本结束时，院长最后出面，逐一与供应商谈判，击破供应商价格底线，在取得各供应商供货底价后，谈判小组集体讨论决定采购意向。重大事项经医院领导班子讨论再决定。

（12）医院尽量与厂家代表或大的区域授权经销商谈判，减少流通环节。

【小结】 经过多年的实践，医院医疗设备采购公正、公平，在业界有良好的口碑，供应商都愿意优质低价向医院供货，资金、设备利用率高，有力地保障了各学科的发展。

按照我们的经验，购买低价低质的设备，往往导致不能满足使用要求而过早淘汰，频繁更新，浪费大，不如购买价格实在、高质量的设备。医院巧妙地安排谈判程序，使得设备价格处于充分竞争的状态，不仅可以避免人为因素，而且可以获得供应商的心理底价，从而以合理的价格购置到理想的设备。

（赵卫全）

第二节　医用耗材采购成本控制

【背景】 随着医疗技术的快速发展，医用耗材种类和数量不断增加，加之医用耗材生产厂家通过变换规格和包装，换汤不换药，变花样提价，导致医用耗材费用逐年攀升。

【问题】 ①医用耗材采购成本高，医院成本控制和专业技术发展之间存在矛盾，百元耗材比例高；②患者医疗费支出过高，过高的采购成本给相关人员职务犯罪留出空间。

【做法】

一、规范耗材准入

（1）制订规范的制度和流程。临床要使用新的医用耗材，需填写新增医用耗材申请，经科室主任审批后提交采购中心。

（2）采购中心将申请的耗材与医院在用的同类产品进行价格比对和证件审核后提交物价科。

（3）物价科对收费情况进行审核分析后，逐级提交院感科审批→医务处审批→分管院领导审批。

（4）审批通过的申请在医用耗材管理委员会会议上投票表决，通过率在三分之二以上的准许采购。

二、选择合适的招标方式

竞争性磋商方式更有助于突破供应商心理防线，降低耗材价格，以合适的价格买到更好的产品。

（1）耗材招标首选竞争性磋商方式，招标前采购中心通过医院网站刊登招标公告，电话通知尽量多的供应商参标。

（2）供应商间激烈的竞争，往往能突破供应商的价格底线，以较低的价格成交，大幅度降低耗材的采购成本。

三、多渠道了解耗材价格

（1）借力网络和兄弟单位经验，参考多地市价格。

（2）目前省医用耗材采购平台已录入较多地市的耗材招标价，医院招标采购时可参照网上公布的价格与供应商沟通洽谈，避免供应商虚高报价。

（3）网上没有的耗材，设法联系已经使用该耗材的医院，了解进货价格，保证医院进价不高于其他单位。

四、讲究洽谈技巧

（1）首先，不要暴露医院的真实意向。多找几个厂家，多找几个品牌，让供应商感觉竞争压力大。

（2）采购中心逐个洽谈价格，在全面掌握该产品的市场价后，再重点打压有意向采购的某个耗材价格，往往能得到满意的价格。

（3）反复多次询价，与供应商打疲劳战。

①先由采购员出面多次洽谈，直至无法再继续压低时，将价格汇报

采购中心主任。

②再由主任在原价格基础上继续讨价还价；对于某些硬骨头，必要时可由分管院长乃至院长出面，一般均能有较大的收获。

【小结】 耗材的准入、询价、比价、招标等方法是医用耗材采购成本控制的必要手段，只有加以灵活机动并有效合理的应用，才能把耗材采购成本控制工作做好做细做精。医院通过层层把关和集体决策，减少了不合理的耗材费用增长，也给未准入的耗材一个正当理由，得到了临床科室的理解，既满足了临床需要，又合理控制了耗材比例的上升。

(廖彩霞)

第三节 医用耗材供应链的创新管理

【背景】 随着临床诊疗技术的发展，医用耗材在医院诊疗过程中的用量越来越大，耗材的品规繁杂，耗材管理工作难度也随之增加。随着《医疗器械监督管理条例》《医疗器械使用质量监督管理办法》《医疗机构医用耗材管理办法（试行）》等政策文件的颁布，对医用耗材仓储环境与质量管理水平提出了新的要求，医用耗材管理工作的规范性也越来越受到重视。

【问题】 ①缺乏专人专职管理，职责不清；②信息化没跟进，管理方式传统落后；③库房管理人员尤其是耗材配送人员不专业，规范化管理意识淡薄；④医用耗材仓储分类不清，库房条件差，耗材库位不明确。

【做法】

一、库房的分区分类管理

在中心库内划分存储区域和物流作业区域。存储区域根据耗材存储环境要求设置有常温区、阴凉区；耗材验收后，根据不同耗材类型及管理要求放置于专属区域内；对库内每个耗材设定专属库位，耗材从指定专属库位入出库，通过库位可查询耗材的库存及批号效期信息，便于耗材的存取和存储管理。

物流作业区划分为"三色五区"：分为待验区、合格品区、不合格品区、退货区、发货区。不合格品区为红色，退货区、待验区为黄色，合格品区、发货区为绿色。区域划分清晰明确，便于工作人员物流作业操作，保证了物流作业的顺利进行与耗材的质量安全。

二、配备智能的物流设备

在中心库内统一配备智能货架、验收台、加工台、拣货推车、配送箱、下送推车等专业物流工具，以及条码阅读器、手持 PDA 等智能物流设备。同时配备温湿度监控系统，仓库管理人员可随时在电脑及手机上查阅仓库温湿度数据，异常情况系统短信提醒，及时采取调控措施，保证所储存物资的温度和湿度符合规定要求。

三、应用电子商务平台

改变传统的电话、纸质传真等业务管理手段，利用互联网构造了医院供应商协同商务平台，用以在线进行订单的接收确认、配送单的制作和打印、结算单的接收和制作以及采购计划的审批等采购业务的处理。中心库部署院内物流精细化管理系统，设置赋码、验收、入库上架、波次管理、拣货管理、定数包加工管理、配送管理等多个管理模块，耗材管理人员在对应管理模块中按照系统要求进行操作，系统自动记录生成相应的物流节点信息，可即时查询耗材的各项数据，如入库量、出库量、库存量、单价、供货单位、各科室具体消耗数量等，加强了对医用耗材在医院流通过程中的监管，提高了账物相符率和医用耗材的质量管理。

四、规范库房的管理流程

1. 规范仓库的入库、出库等作业流程

（1）常用耗材采取中心库备货管理，在中心库内完成基础物流作业，如验收、上架、入库、短期存储、拣货、加工等。

（2）入库时，耗材管理人员通过资质证照系统查看供应商资质的可靠性，保证其证照齐全；查验所供耗材的规格、型号、效期等详细信息，保证其来源的安全性与可靠性方可验收入库。

（3）耗材存储摆放要求规范，定期对在库存储耗材进行盘点，确保库存准确；定期对耗材进行养护，确保耗材质量安全。

（4）每种物资按照货架次序进行了唯一的编码，同时利用信息系统自动生成领料单据，如 A－1－2 指的是位于货架 A 第一层的第二个货位，并以此类推。编码管理后，管理人员忙碌于"找货"的现状得到大大改善。科室配货工作易于上手，避免重复存取。同时还可以自动生成拣选最佳路径，按照货位依次配货，可有效减少无用行走，提高配货效率，使人力资源得到充分利用。

（5）出库时，经由系统平台确认出库信息，并遵循"近效期先出"原则，保证在库耗材为最优效期。

2. 优化科室耗材管理　临床科室设二级库，根据科室需求合理设定最大库存、补货点、安全库存，扫码消耗后系统自动对中心库生成补货计划，减少护理人员管理耗材所需时间，解放护理人员回归临床一线。

五、配备专业的物流团队

由第三方服务商派驻专业物流人员负责医院中心库的耗材上架、拣货、加工、配送、仓储工作，院方负责计划审核、采购、验收、结算付款，各岗位权责分明，协同操作，提高库内耗材管理效率；各环节相互监管，避免管理漏洞。

【小结】耗材供应链管理一是借助现代化物流设备及软件设备对计划、采购、验收、入库、仓储、领用、出库等医用耗材院内流程环节进行优化，规范每个流程节点，同时对库房环境、存储管理要求、库存控制、库内作业以及库存补货周转等进行全方位的设计，实现全流程管理有章可依。二是医院库房管理员从繁杂的耗材配送工作转到质量管理，减少了医院库房工作量，既节约了医院人力成本支出，又提升了库房的精细化管理水平。

（施建英　廖彩霞）

第四节　骨科耗材验收流程规范化管理

【背景】随着《医疗器械监督管理条例》《医疗器械使用质量监督管理办法》《医疗机构医用耗材管理办法（试行）》等政策文件的陆续颁

布，对植入介入类耗材的验收和追溯管理提出了更高的要求，骨科耗材由于其专业特殊性，成为医用耗材规范化管理的难点。随着医用耗材管理的精细化、智能化，传统的管理模式和验收流程已不能满足现代化医院的需求。

【问题】 ①订单线下采购，没有采购和配送信息，无法溯本追源；②耗材采购由医生直接通知供应商，不符合管理要求，且有廉政风险；③耗材没有经过专业的质量管理员验收，供应商可能存在以次充好的情况，存在管理和安全隐患；④耗材入院非一物一码管理，收费与物资管理系统独立、无接口，无法进行全流程追溯；⑤入、出库流程后置，不符合医用耗材管理要求。

【做法】

一、开发接口，互联互通

（1）开发手术申请单接口，将医生下医嘱界面链接手术申请单入口，医生下医嘱时通过接口将手术信息传至物资管理系统，实现手术信息与耗材采购信息关联，同时让耗材采购通过线上申请形式发出。

（2）开发高值耗材收费接口，将物资信息与 His 收费项一一对应，耗材使用后通过扫描物资的条形码实现 HIS 扣费，同时物资管理系统库存减少，实现 His 收费与物资管理系统的联动，并可通过条码信息实现全流程追溯。

二、线上订单、规范采购

（1）临床科室、手术室、采购中心、供应商多方协作，制订骨科手术套包。

（2）医生根据手术信息，线上选择提交骨科耗材手术套包，经采购中心审核通过后，系统通知供应商，同时平台自动发送短信给供应商。

（3）供应商接收订单通知，登录采购协同平台查看、接收订单信息，根据采购订单进行配货，核对完善物资信息，打印配送单盖上公司出库专用章，携带配送单将耗材送到医院。

三、严格验收、规范配送

（1）供应商配送耗材至医院中心库房，由医疗器械仓库骨科耗材验收员专人对配送单上的耗材进行验收，并打印验收单，签字。

（2）对于非灭菌耗材，验收后使用一次性锁扣封箱，送至消毒供应室进行消毒，消毒供应室对接收耗材数量清点并在验收单上签字，消毒灭菌后，送到手术室。

（3）对于灭菌耗材，验收后使用一次性锁扣封箱，直接送至手术室。

四、规范核查、杜绝漏费

（1）手术结束后，巡回护士对所用耗材进行核对，在验收单上进行勾选，医护人员在 HIS 系统中扫描验收单上使用的条码进行收费操作。

（2）收费完成后，手术室人员在手术结束界面核对耗材收费状态，进一步确保收费无误，无误之后进行手术结束确认。

（3）手术未使用的耗材实物由供应商清点，无误后由供应商带回，在收费七天后系统自动退库。

【小结】通过骨科耗材验收流程的规范化重塑，取得了预期效果。一是耗材从采购订单到验收入库、退库系统均有记录，保证了植入耗材的可追溯性；二是耗材先经过库房质量管理员验收，再送供应室和手术室消毒使用，确保产品质量符合要求；三是耗材收费系统关联物资管理系统，避免了耗材错收费、漏收费。

（廖彩霞）

第五节　采购合同管理模式创新

【背景】采购合同是与供应商合作的法律依据。随着医院业务的发展，医院物资的采购量逐年增加，若在后续的执行中不认真查阅和履行合同中的条款，医院的利益将会受到损失，因此执行合同的过程中需要反复查阅合同内容。已装订成册的历年合同或是已经移交档案室的合同，查阅起来费时费力，而且合同原件经常拿进拿出非常不便，也容易丢失。

而采用并做好合同信息化管理，既可减少医院利益的损失，又可提高工作效率。

【问题】①原来的合同管理采用装订成册后纸质查阅模式，费时费力，不利于系统管理，且容易造成丢失；②各种合同中常有许多对医院的惠利条款，如不及时追踪，医院的利益将会受到损失。

【做法】借助后勤管理软件的实施，采购中心提出工作思路，在信息中心的配合下与软件公司合作开发合同管理模块，将已签订的合同原件扫描到合同管理软件中，每个合同的所有附件都使用同一个合同编号，并将合同签订时间、合同有效起始时间、金额等条款摘要记录，以后可根据签订合同的公司、合同名称、合同签订时间、合同编号、合同到期时间等关键词查找合同，也可按总务、医疗器械、试剂、信息等类别查找合同，在系统内阅读及打印合同，并可在合同项目中记录该合同执行情况。特别是对医院有后续惠利的合同，要进行特别模块管理。

【小结】实施后勤管理软件管理合同后，日常查阅合同无需再翻阅纸质存档合同，只要在系统内就可智能查找，提高了查阅速度，省时省力；更加方便记录合同的执行情况，确保合同对医院的后续承诺和惠利等各项条款的准确执行；可智能查找合同到期时间，方便维保期限管理；合同由传统手工管理改为软件系统管理，可永久保存，不容易丢失；查阅及录入合同等权限由信息中心设置，可满足不同岗位的需要；相关科室需要参考合同时，可通过 OA 办公系统提交供参考，减少医院复印纸使用量，由于无需人工送达，也减少了人工成本支出，符合节约型医院的宗旨；对合同中的后续惠利条款进行追踪。可以说，实施合同软件管理，极大地提升了采购中心的工作效率和工作质量。

（施建英　廖彩霞）

第六节　降低信息化设备维护成本

【背景】随着医院信息化的不断发展，信息类设备不断增加，医院电脑和打印机已经近 4000 台，门禁、考勤机、监控类设备也近 1500 多处，硬件故障率也随之增大。

【问题】 医院管理者和信息中心人员对降低信息设备维护成本的意识弱，不重视。

【做法】

（1）信息中心硬件组改变以往接到故障后维修的被动流程，采用每月定期主动对各科室的电脑、打印机进行巡检，及时排除隐患，减少故障率。巡检重点以各个病区为中心，其他科室以择期巡检的方式保证电脑、打印机的正常工作。

（2）将一部分科室的报损电脑、打印机进行维护和拼装，作为备用机，在较小使用负荷的情况下能顺利使用，有效节约运行成本。

（3）将已经不能使用的电脑拆机，整理出有用的配件并保管好，作为维修配件使用。

（4）改变向电脑公司购买配件的方式，采用自行网上采购、自行更换的配件购置方式。

【小结】 提前发现一些硬件隐患，能及时维修、更换组件，确保临床工作不受影响，并能提高信息中心的服务意识。使用"尚健康"的拆件，能有效节省成本，提高工作效率。

采购成本、使用成本和维护成本是医院支出的重要组成部分，医院的收入是计划经济，而采购、维护成本则是市场经济，尽管市场经济有许多无奈，但也有许多空间，这要看我们管理者是否用心去利用和管理。

（李晶辉）

第七节　把控信息安全管理的重点

【背景】 现代化医院的运行，信息化起到了促进、规范和提速作用。在信息化推进的同时，信息安全风险也越来越大，若医院信息安全出现问题，小则影响患者的正常就诊，大则导致整个医院运行的瘫痪。

【问题】 ①信息安全意识不强；②对信息安全重视不够，投入不足；③医院信息系统的服务器、存储设备、网络设备质量或维护不好，常发生故障；④信息遭到恶意程序的破坏和传播引起的系统宕机；⑤信息数据和患者个人隐私泄漏。

【做法】

一、完善组织架构及制度建设

（1）医院成立网站与信息安全领导小组，负责网络与信息安全的检查和督导。

（2）信息中心内设网络安全组和数据库管理组，由专人负责网络安全和数据库安全，并落实相应的工作岗位职责。

（3）建立了相应的规章制度，如《信息安全保密制度》《信息系统安全保护制度》《信息安全等级保护制度》《信息安全应急演练制度》《信息安全培训制度》《计算机网络安全管理制度》《数据安全备份工作制度》《信息中心机房安全管理制度》《患者个人信息保护制度》等。

二、强化重要设施建设及巡检工作

（1）完善机房环境监控系统，有异常情况通过短信及时通知信息中心人员进行处理；硬件维护组工作区域装有机房集中监控系统，并实时展示全院服务器、存储设备、网络设施的运行状态和情况。

（2）医院内外网通过网闸进行物理隔离，并在核心区域布署深度防护系统、入侵防护系统、数据中心防火墙、边界防火墙等安全设备进行管理。

（3）网络安全管理员通过安全感知平台、综合日志审计平台、运维审计和风险控制系统对信息安全情况进行实时动态监控，发现异常及时进行处理。

（4）加强医院终端的管理，每台计算机安装杀毒软件，禁止文件的共享，并禁止光驱、U盘、移动硬盘等外部设备的连接，计算机连入内网需通过入网规范管理系统授权后方可接入。

（5）建立日常巡检体系，信息中心人员每日对主机房进行巡检并填写《信息中心机房巡检报告单》，每周对灾备机房进行巡检并填写《灾备机房周巡检单》，每季对弱电井进行巡检并填写《信息网络运行、设备管理记录表》，如有预警及时处理并记录。

三、规范人员管控及权限管理

（1）医院职工由于工作需要开通相关系统权限时，需填写《软件账号申请单》，由科室负责人审核，再由相应的职能科室审批后方可开通相应的权限。

（2）信息中心每名职工都签订《信息安全保密协议》，人员离职离岗时，收回相关权限，并对相关权限予以注销。

（3）医院与各家有业务来往的公司都签订《信息化安全保密协议》，明确双方的权利和义务，确保医院信息安全。

（4）加强外来公司人员权限管理，外来人员因工作需要需登录服务器操作时，需填写《堡垒机账号申请表》，经信息中心主任审批后方有操作权限。

（5）加强外来人员进入机房管理，外来人员因工作需要进入机房需填写《外来人员进机房登记表》，并在信息中心人员的陪同监督下进行有关操作。对违反操作规程者，信息中心人员有权制止和纠正；对不听劝阻造成后果的，要视情节轻重追究责任。

四、做好数据备份及安全管理

（1）数据备份管理：核心系统数据库通过灾备系统进行实时异地备份，虚拟机系统通过备份一体机进行每天备份；其他服务器数据库每天按计划任务进行备份。

（2）临床科室相关数据申请索取流程，申请人在 OA 系统中填写《信息数据统计申请表》，先由科室负责人进行审批，再由信息中心主任对非敏感数据进行审批，对敏感数据需分管院领导审批，最后由信息中心工作人员对统计数据进行脱敏后发送给申请人。

（3）在各门诊候诊区、检查检验候诊区及诊室门口、药房显示屏等区域对患者名字进行特殊处理，做好相关患者个人隐私保护工作。

（4）数据库管理员每周对数据库备份情况进行检查，发现异常情况进行及时处理。

五、重视应急演练及等保测评

（1）医院制订了《信息系统应急方案》，并每年至少举行一次信息系统故障应急演练，通过管理工具 FMEA 对信息系统故障的演练情况进行分析、研讨，并针对演练中发现的问题进行及时整改和完善。

（2）医院每年对基础支撑系统、面向患者服务系统进行等保测评，对等保测评中发现的问题进行整改和完善，确保医院信息安全。

【小结】信息安全是医院有序开展临床诊疗工作的前提和基础。一方面，要加强医院规章制度的建设和落实，提高信息中心人员业务水平和管理意识，利用各种会议对职工进行信息安全培训，提高安全意识；另一方面，要充分运用好各种网络安全设备和数据备份软件，从技术上提供强有力的保障，确保医院信息系统安全、可靠、稳定地运行。

（施建英　洪怀江）

第八节　软件购买及自主开发事前论证制助推医院信息化精准发展

【背景】信息化越来越多普及在医院各部门，医院信息化发展经历了以财务收费管理为主的初级应用，到以患者为主线，贯穿整个诊疗过程的服务全流程管理，再到全面、系统地应用于医院管理、决策、运营，信息化已成为医院运行的枢纽。信息化建设成为医院用钱"大户"，购买或开发各种各样的软件或 APP，成为主管部门分管领导困惑的问题。

【问题】①软件开发商多，软件产品没有统一标准和规范；②医院没有认真的论证，急于求成，引进不成熟的软件和实力不强的公司，既影响到工作，又浪费医院的资金；③自行开发的软件，开发前没有充分讨论论证，开发出来不好用。

【做法】

1. 规范申请　需求部门在 OA 办公系统中填写《软件需求申请表》，并在申请描述中写明软件实现的目的、具体用途、相关要求、实现功能等相关信息，科室负责人进行审核后提交信息中心。

2. 严格审核　信息中心对科室提交《软件需求申请表》进行梳理审核，并邀请需求部门共同参与功能模块、业务流程及项目的可行性和必要性进行分析研究，明确该软件是医院自行开发还是购买。如本院自行开发，信息中心要提交分管信息的院领导进行审核；如需外购，分管信息的院领导进行审核后还需向医院信息管理委员会提交可行性报告进行投票表决。

3. 充分论证 对分管院领导和信息管理委员会审核通过的项目，若本院信息中心人员自行开发，由信息中心负责人组织需求申请部门及信息中心业务骨干充分讨论，对开发的流程及需求进行确认并形成书面文档，避免软件开发偏离。若需要外购，由信息中心进行摸底后提供相关开发商的信息给医院采购中心，采购中心约开发商来院演示软件产品的功能；分管院领导牵头组织信息中心负责人及相关工程师、采购中心人员、需求申请部门及使用部门业务骨干一起听证，对各开发商的软件产品进行分析，若软件不好或不成熟，暂停采购；若软件成熟，功能完善，能优化医院工作流程，提高工作效率，提升管理水平的软件则列入采购计划。

4. 考察研究 对于 15 万元以上的项目，分管院领导组织信息中心和提交需求部门及使用部门的业务骨干到已上线的医院进行实地考察，了解各开发商的软件功能、性能及使用者的感受，避免开发商演示介绍时虚吹，但实际上软件功能、性能不好，我院有多个项目都是在实地考察时认为软件产品不成熟，功能不完善而被否决。

5. 提交院部审批 通过充分论证，认真考察，对认为产品成熟、功能完善的软件，金额在 5 万元至 30 万元的项目提交院长办公会议讨论，金额在 30 万元以上的项目提交党委会议研究讨论；通过院长办公会议或党委会议研究通过的项目，采购中心进行招标采购。

【小结】 医院信息化建设不能急于求成，应分步分块循序渐进地完善。医院信息化建设的内容要严格把控审批，充分论证，认真考察，避免盲目的开发和采购；确保每个项目建设达到既好用，又发挥好预期效果，实现医院信息化的精准发展。

（施建英 马晟杰）

第九节 医院 HIS 系统升级的过程管理

【背景】 HIS 系统是医院信息化的核心系统，涉及的业务系统多、范围广，每家医院都经历过 HIS 系统的升级过程，升级改造除原内容的优化还增添了新的程序。系统升级若相隔时间长，等级差别大，将是一个"脱胎换骨"的变革过程，也是十分复杂的过程。如果准备、评估、应对等措施不到位，都可能导致升级失败或对医院运行造成严重影响。

【问题】 ①升级涉及的业务系统多，影响全院各科室；②新系统变化大，改变了使用者原操作习惯，导致一时难以适应；③如上线前未充分反复测试，发现不了问题，会存在不安全隐患，影响全院的工作运行。

【做法】

一、升级前工作

（1）摸底调研，梳理升级改造内容。HIS系统升级涉及业务系统多达15个，均需由各部门事先提出业务需求。

（2）充分论证分析，确定升级改造内容。针对各部门提出的业务需求，召开分析讨论会，确定业务需求227条，数据迁移9项，涉及接口30个。

（3）充分沟通明确升级改造内容，与公司确定合作协议。

（4）选择合适的升级时间窗。

二、改造中工作

（1）制订HIS系统升级改造工作方案，明确工作步骤、目标和任务。

（2）成立HIS系统升级项目小组，便于工作督查和推进。

（3）召开启动动员会议，统一思想，提高认识，把HIS系统升级改造作为一项重要工作来抓。

（4）明确各项内容实施的责任人、配合部门和工作日期，各尽其责，全院各部门积极配合公司进行系统改造工作。

三、上线前工作

（1）制订HIS系统升级上线前实施方案。

（2）周会布置动员，调动全员配合积极性。

（3）反复测试，发现问题，不断完善改进。

①成立病区测试工作小组、门诊测试工作小组。

②选择具有代表性的病区及科室进行测试。

③确定测试总体方案及流程图。

④明确医生、护士的测试内容，避免测试遗漏和测试盲点。

⑤采取分科测试和门诊系统、住院系统的大联合测试和全院大联合。

⑥建立 HIS 系统升级测试微信群，测试中的问题通过微信反馈，及时解决测试过程中发现的问题。

⑦反复召开测试反馈会，讨论分析问题，梳理进一步修改的内容。

（4）全员培训，人人掌握、熟知本片区新系统的内容。

①院部组织护理人员、住院医生、门诊医生、医技人员四个片区科室骨干培训。

②骨干回科室对科内人员进行培训。

③编印操作手册及操作方法拍成视频微信下发，以便大家掌握新系统操作方法，便于大家操作时查询。

（5）院部书面下发各阶段需各科室配合工作，明确各科需完成的工作。

（6）对升级有影响的系统，如 PACS 系统、LIS 系统、移动护理、手麻系统、病理系统、血库系统、发药包药机系统、病房呼叫系统、数据库系统等 12 家维保公司到场保驾，确保各系统的正常运行。

四、新系统切换时把控

（1）制订周密、详细的 HIS 系统升级上线切换工作方案，反复布置动员。

（2）集中力量、确保安全。除信息人员、财务人员、医保人员全体上班外，各相关科室负责人全部在岗协调指挥科内上线工作；护理部、质管处负责人到住院系统巡查、指挥协调；医务处、门诊部负责到门诊医技系统巡查、指挥协调。

（3）对切换时的难点问题，制订措施和应急预案。

（4）新老系统切换当日及切换后 5 天的维稳工作。

①由本院信息中心人员和公司增援信息技术人员组成程序修改组和巡查工作小组。a. 程序修改组又分门诊收费系统、门诊医生、住院医生、药房系统、药库系统、住院收费系统、手麻计费管理系统、病区系统、

医技管理系统进行分组，明确各小组负责人，及时排除本系统上线时巡查组反馈的故障及问题。b. 巡查工作小组按医院楼层进行分组，各小组由医院职能部门负责人、信息中心工作人员和公司的增援技术人员组成，确定一名小组长，分别到全院各科室楼层进行巡查，排除故障及收集问题。

②建立维稳工作组微信群，巡查小组发现的问题，通过截图反馈到微信群，便于程序修改组及时排除。

③利用中餐、晚餐就餐时间召开反馈分析会，各小组长将本组收集的问题进行反馈，讨论布置下一阶段的工作。

④加强夜间的维稳工作，信息中心人员和公司技术人员安排多名人员值夜班，把 HIS 系统升级维稳工作纳入行政总值班、护理总值班、医疗总值班重要的工作内容。

【小结】HIS 系统的升级是一项复杂的系统工程，可以说是医院信息系统"脱胎换骨"的过程，需要高度重视、周密布置、全院动员、反复测试、认真培训、真抓实干，才能确保新系统上线的顺利和确保医院运行的安全。

（施建英）

第十节　微信在医院诊疗中的应用

【背景】随着科技发展和社会进步，新媒体发展迅速，社交媒体微信更是成为了现代人沟通、交流和支付的重要工具，并在商业领域得到广泛应用，但其功能在医疗过程中的应用仍相对落后，如何发挥其在预约、导诊、通知、互动和支付等方面的功能优势，为患者就医提供便利，是医院信息化建设的重要内容。

【问题】①就诊患者无法联接医院内部 HIS 网络，医生工作台面无法和外部患者沟通；②微信功能与医院诊疗相结合的开发仍有待提高。

【做法】丽水市中心医院高度重视新媒体在医院的应用，积极探索微信在医院智能导诊、简化流程、通知提示、费用支付、反馈互动等方面的应用，极大地方便了患者。

1. 建立一个移动服务平台，连接医院内网和患者微信　患者通过关注医院微信公众号，即可访问与调用患者移动服务平台功能，获取从智能导诊到预约挂号、移动支付、检查报告智能推送等院内全流程服务。以医院为主体，为医院搭建医生与患者的咨询互动服务，精准地为患者找到合适的医生，同时让医生在有限的时间里工作更高效。

（1）智能导诊。按人体部位，简单地回答几个问题，就可以帮助患者了解最适合就诊的科室，选择对应科室，选择对应医生门诊时间，完成预约就诊时间后，就可收到微信预约成功的通知，在就诊当天还会收到提醒信息。

（2）简化流程。诊疗结束后，患者可在手机上直接微信支付，支付完成后，就可完成检查时间预约或药品发放，直接去相应科室检查或去药房取药，使患者不必再来回跑。以往患者来院体检，必须通过医生开单才能预约时间，现在通过微信，患者就可在手机上直接选择套餐，预约体检时间。体检后可在微信上直接查阅体检报告。

（3）通知提示。根据医生诊疗，实时发送微信提示信息，提示诊疗、检验检查、药品等费用信息。检查或检验完成，医院生成报告后，再次发出微信通知，提示患者可以在手机上阅读报告。另外，住院患者还可每天在手机上通过微信查看个人费用清单。

（4）反馈互动。患者完成就诊后，可以在手机上对医生和医院进行评价，以建立良好的医患沟通氛围。通过诊后的互动服务，包括诊后随访服务、用药咨询服务等建立诊疗服务的完整闭环。

（5）费用支付。通过医院微信公众号缴纳住院预交款和费用支付，也可通过微信扫码完成费用支付，费用支付方便准确，领取发票或办理退费相关手续则可在收费窗口完成。

2. 开发微信小程序　利用附近的小程序，可以让患者方便地找到医院的微信应用。通过对患者日常微信咨询数据的分析，医院开发使用 AI 智能导诊小程序，主要有以下六个模块。

（1）智能导诊。切入疾病预测领域的分诊导诊这一细分场景，为患者提供智能导诊服务，缓解医院导诊咨询压力，极大地方便了患者，解决了看病不知道去哪看和找谁看的问题，只需在微信公众号小程序中，简要描述症状或疾病，AI 智能助手会追问引导其补充症状，从而精确匹配临床科室，为其推荐专业方向最相符的医生，实现线上挂号导诊一步到位。利用 AI 聊天机器人的交互方式，支持文字、语音双输入，一步问询即出结果，直接选择即可预约。

（2）智能问病。可以根据描述疾病相关问题，为患者查询疾病知识，通过专业医生的视频介绍和相关文章，方便患者了解相关医疗服务和医疗知识。

（3）智能问药。患者描述药品相关问题，可以查看药品说明书，了解使用方法、功效、副作用等知识。

（4）疫苗查询。通过输入疫苗批号，查询疫苗信息，鉴别问题疫苗。

（5）辟谣较真。按照特定格式，描述有疑惑的问题，用小程序鉴别真假。

（6）指标百科。描述检查相关问题，可以为患者查询指标的相关知识，帮助患者了解和看懂检查报告。

3. 开发关键词自动回复功能　让患者可以通过交互功能自动得到医院就医过程中的常见问题回复、专家出诊信息和科室介绍。

4. 利用微信的推送功能　我院每月四次，每次八条信息的推送，让患者更方便地了解医院各项工作，特别是医生的健康宣教文章，对沟通医患关系，让患者得到了更多的帮助。借助微信公众号，建立新的医患沟通渠道、在线医患沟通平台、交流社区等新的尝试，医院将互联网应用在各方关系重构中将发挥更加重要的作用。

【小结】　实践证明，微信在医疗预约、导诊、通知、支付和互动反馈方面的功能非常强大，开发好微信的相关功能并积极应用在医疗过程中，能更好地提升医疗安全，并为患者就医提供更加便捷的服务。特别是人工智能技术的应用，为医疗信息化提供强大的助力，微信软件强大的沟通能力为医院信息化建设提供了更多的应用空间，值得每家医院花精力去开发。

（程逸军）

第十一节　医院总务维修管理体系改革

【背景】　医院总务维修工作除了包括电、水、气、空调等一些较大系统外，还承担了开水桶、微波炉、冰箱、电视机等小型设备，以及门锁、摇床、抽屉导轨等其他零碎的维修工作，因其涉及面广，对维修人员的综合能力要求高，管理有难度，如何考核好职工的工作成效，如何激励职工的工作积极性，成为摆在总务管理人员面前的一道难题。

【问题】　①医院维修职工身份复杂（有正式工、临时工），收入差距大，影响工作积极性；②维修工作种类繁多，难易不一，工作轻重不一，绩效考核难。

【做法】　打破身份界限，实行全员考核，多劳多得，激发总务职工的工作积极性，精准考核。

一、实行绩效考核

医院的维修人员由于身份不同，收入相差较大，这无疑阻碍了职工的积极性发挥，因此在绩效考核时应该打破身份限制，在奖金、福利上尽量体现同工同酬、多劳多得，从而激励职工工作积极性，提升工作业绩，并最终实现组织目标。

1. 成立考核小组，确定考核办法　必要时引入人事、纪检、财务等部门参与监督，保证考核的公平公正。

2. 同工同样考核　打破身份界限，实行同工必须同样考核的规则。

3. 考核分为月考核和年度考核　月考核结果与被考核人员月奖金挂勾，年度考核与被考核人员年终奖挂勾。

4. 月考核

（1）月考核内容由劳动纪律、工作量、专业技能、工作主动性、是否有投诉等内容组成。

（2）工作量以工时为准，每种工作工时事先确定，作为额定工时，如遇特殊情况需要增加工时，由班组长或科主任决定是否增加和增加多少。

（3）每年进行一次专业级别能力考核，考核结果作为每月专业技术得分依据。

（4）工作类别分为：电类、水类、空调类、钳工类（电焊、氩弧焊）、仪器类（微波炉、开水桶、移动护理车、脱水机、电动吸引器、冰箱、水泵、电风扇等）。每种维修都纳入专业技术能力考核中，能够从事的种类越多，得分越高。

（5）考核分优秀、良好、合格、不合格四档，每档的奖金系数不同，连续三个月处于不合格者将被待岗处理。

5. 年度考核

（1）年度考核内容为业务学习、年工作量、月考核结果、工作创新、参与突击性工作、安全生产等内容。

（2）业务学习实行学分制，科室按计划组织业务培训，每次学习有学分，学分多少与考核挂勾。

（3）造成重大安全生产事故或年度被有效投诉达三次，年度考核为不合格。

（4）维修人员在实际工作中，提出合理化建议，经实践证明可直接或间接产生效益，在年度绩效考核中可以加分。

（5）维修人员考取各类工种上岗证、资格证，可以在业务学习中加分。

（6）考核分优秀、良好、合格、不合格四档，其中正式工如被评为不合格，属于编外正式工的解除编外待遇，属于编内正式工的上报院部处理，临时工被评为"优秀"年终奖可享受正式职工的90%，被评为"良好"年终奖可享受正式职工的70%，被评为"合格"年终奖可享受正式职工的50%，如被评为"不合格"，第一年警告，发放正式职工年终奖的30%，第二年仍被评定不合格解除劳动关系。

二、加强工作效率的监管

1. 利用报修软件考核维修质量　利用手机报修已经成为临床报修的一种常用方式，因此报修软件应该实现手机 APP 功能，这样便于将维修申请电子化，还可以开设"抢单""评价"等功能，后期管理人员针对报修的完成时间、完成质量进行综合评估，方便对维修工作和维修人员的表现进行统计，便于工作质量的提高。

2. 利用软件考核设备设施巡查　设施设备巡查工作是否按时执行，检查项目是否到位，一直是管理人员管理的难点。利用软件管理，可以随时提醒管理人员巡查工作是否到位，对每一个地方有针对性地制订巡查内容，要求巡查人员提交巡查结果，可以提高巡查的质量，同时也辅助拍照、视频等功能，使得巡查记录更加翔实。

三、加强业务能力提升

总务维修专业技术水平的高低，决定了工作效率及质量，加强专业技术水平的提升，是总务管理的重要内容。

1. 重视招聘工作　随着医院发展，后勤保障向着自动化、信息化、系统化发展，对后勤保障人员的技术能力要求越来越高，已经不仅是疏通厕所，更换灯泡、水龙头之类的简单工作，必须要保证一定比例受过高等教育，拥有一定专业特长的优秀人才来扩充现有的总务维修队伍。

2. 重视培训工作　总务维修工作繁杂，对技术要求涉及面广，很难有一所学校能包罗全部内容，需要职工在医院工作期间不断学习提高。定期开展业务培训，每门课确定一定的分值，每名维修人员每年学分需要 8 分以上才能合格。参与授课人员，每次授课加 2 分，学分纳入绩效考核中。

3. 激发积极性　医院以医疗为主，后勤部门在医院工作中往往被边缘化，通过加强与临床科室沟通和互动，减少与临床科室的距离感，同时重视团队建设，开展传帮带、技术比武、志愿者服务等活动，提升职工的整体素质，保持团结、紧张、严肃、活泼的工作氛围。

4. 提升专业资质　将维修科人员专业技能设定两个发展方向，其中大专以上学历人员，往专业技术职称发展（助理工程师、工程师、高级工程师），其他人员往职业技能等级发展（初级工、中级工、高级工、技师、高级技师）。所有维修人员必须持有相关证件，持有焊工证、特种设备相关管理员证、污水处理操作员证、医疗废物管理证等证件可在绩效考核中加分。

【小结】尽管医院后勤服务在逐步社会化，但涉及维修工作大多数医院没有外包，究其原因，还是因为后勤维修与医疗密切相关，直接关系到医疗安全。由此可见后勤维修工作对医院的重要性，因此对于维修人员的管理也就显得尤为重要。着力打造一支专业化、多工种联合作业的医院后勤队伍，既可保障医院各项医疗工作有序开展，也是做好医院后勤管理的目的所在。

（郑荣宗　刘向阳　孙华宗）

第十二节 医院电力运行的特点与安全和节能

【背景】 随着科学技术的不断发展和进步，各种高、精、尖端医疗设备不断引入，用电安全需求越来越高。医院电力的安全运行是整个医院正常运转的重要保障，掌握医院电力运行特点，对有序安全用电，保障医疗安全和医院节能可起到促进作用。

【问题】 ①各科室对医院电力运行可靠性、安全性不了解，无全局观；②特殊设备、仪器对电流、电压要求不同；③不了解医院生命支持系统的关键设备对电源的需求以及发电机、UPS 供电范围和持续性；④对医院各类负荷没进行系统管理；⑤没掌握医院用电高峰时段；⑥没有根据医院实际用电需求进行用电容量的设计；⑦没有考虑变压器等用电设备的损耗。

【做法】

一、医院电力运行特点、要求及建设

1. 医院电力运行需高度可靠性、安全性　根据我国现行的供配电系统设计规范，将电力负荷依据其重要性和中断供电在政治上、经济上所造成的损失或影响的程度，分为三级。医院用电属于一级负荷（特别重要），必须采用两路高压专线供电，可互为切换的运行模式，配电房配备自备发电机组，可对全院重要部门负荷和照明供电，手术室、ICU、急诊室等重要部门末端两路低压电源可进行互为切换，并配备 UPS 和隔离变压器，以满足突发性停电时的应急供电能力和保证医疗设备漏电情况下保证患者生命安全。

2. 医院供电季节性和时段性　根据负荷分析，综合医院用电高峰在上午 8：00～11：30，下午 14：00～16：30。每年 7～9 月是医院用电负荷高峰期，各种设备、空调系统全部投入使用，期间用电量是平常月份的 2 倍以上，是电力设施、设备故障高发期，医院值班人员和维修人员一定要做好配电房、强电间、配电箱等设备、设施的巡查工作，对重点负荷空开、触点位置用测温仪测量温度是否上升，电流表测量电流是否异常，并增加巡查次数，发现异常，及时处理。

3. 医院重要科室供电　医院重要科室包括急诊、手术室、血库、重症监护室（ICU）、血透室、产科、新生儿科、感染科负压病房、样本库、消控中心等，均有两路以上引自不同变压器的电源供电，末端实行双电源互为切换，配备了 UPS 不间断电源或 EPS 应急电源，发电机供电，根据《中华人民共和国卫生行业标准 WS 434 – 2013》（医院电力系统运行管理）规定，三甲医院对停电事件的应急措施和制度至少应包含各类停电事件的应急预案和处置流程，每年不低于两次的停电应急演练，并有相关文字和图像记录，发电机组定期保养，每季度不低于 1 次带负荷演练，有相关记录。

4. 大型医疗影像设备供电　大型医疗影像设备是医院的重要设备，如 CT、PET – CT、磁共振、直线加速器等对电源电压要求较高，需要专用稳压变压器供电，瞬间电流很大，保护设备宜用熔断器，接地电阻要求尽可能小（4 欧姆以下）。对于电子元器件较多的电气设备应选用 A 型剩余电流保护装置，对于敏感电子设备的过电压保护应采用电涌保护器。

5. 医院消防应急供电　医院消防报警及联动设备、火灾应急照明、备用照明、消防水泵、消防电梯、排烟风机等消防设备用电均属于一级负荷，采用市电提供的双电源供电，在末端配电箱自动切换。为充分利用柴油发电机的资源，将部分消防设备如消防水泵、消防电梯、应急电源等在双电源均失电情况下由柴油发电机提供应急电源。

6. 医院大型空调供电　医院空调用电占医院总用电的 60% 左右，大型空调机房在配电房附近，由专用变压器供电，冬季时可切除不运行的变压器，减少空载变压器损耗。如医院市电停电，自备发电机无法满足空调用电，需要根据医院的实际用电情况，来满足特别科室的需求。如改造用天然气、柴油或增加空调小系统、增加发电机容量等。

7. 医院接地系统

（1）基础绝缘，医疗设备自身构造。

（2）保护接地，各医疗场所均采用保护接地。

（3）漏电断路器，插座和移动设备均采用电流型漏电保护装置，手术室、急诊室 IT 系统的设备除外。

（4）建筑物进行总等电位连接。

（5）防雷系统、电力系统接地、设备保护接地、设备工作接地共用接地系统。

（6）电力线路采用穿金属管，以减少电磁干扰。

二、医院电力节能探索

医院能源消耗常见的有电、水、油、气等，其中电力消耗占整个医院能耗的80%以上，是医院能源消耗的主要部分，医院电力节能需从整个医院的配电设计、用电容量、变压器选型、无功补偿、空调能耗、动力用电、照明供电等综合考虑。

1. 电力设计 医院的电力设计，常采用电气负荷需要系数并考虑其最大负荷的同期系数及预留部分容量。在实际的设计中，往往由于负荷需要系数和同期系数选择过大和双电源容量重复计算，造成变压器容量选择过大，断路器额定电流过大，出线电缆过粗，导致电器设备投资增加，用电容量大幅增加，电力损耗增加。因此在医院建设中，结合医院用电特征和用电需求，积极沟通设计人员，做好负荷系数和同期系数的合理选择，使之满足医院的用电需求和减少不必要的容量浪费，达到节能的目的。

2. 降低电力设备设施损耗 医院供电系统采用10KV高压供电，供电设备有高压进线柜、出线柜、计量柜、联络柜、直流屏、变压器、低压进线柜、出线柜、无功补偿柜等，损耗主要指变压器的铁损和铜损与配电线路阻抗，以及电气仪表、控制电器的无功损耗。通过合理选择电缆线径、线路走向可减少线路损耗。合理选择变压器容量，非用电高峰期关停空调专用变压器，可减少变压器空载损耗。提高功率因素，降低谐波，可改善电网供电质量。

3. 利用智慧电务节能 智慧电务是指运用大、云、物、移等互联网技术，全面接入低压侧配电设备状态、实时用能、视频监控、设备台账等数据，实现用能状况的全面监控，通过对医院用能数据进行采集、监测、综合分析、对比，及时掌握能源信息，为确保科学、合理用能提供能耗数据支持。

4. 空调节能 综合性医院空调系统普遍采用集中式制冷和供热，都实现了远程控制和大型机组的能耗监测，但一些特殊科室，如手术室、监护室、产房、B 超室等关键科室需要全年空调，单独为这些关键科室开启整栋大楼空调不经济，因此这些科室常单独配备风冷热泵或小型空调系统。急诊手术间（1~2 间）专门配置小型空调，24 小时开机，其他手术间非手术时间关闭小型空调，节约了大量的能耗。在空调开启时做好节能宣传，关闭门窗，合理使用新风机组，室内温度不得低于 26℃ 等措施。

5. 照明节能　随着 LED 照明灯具的广泛应用，医院逐步淘汰高能耗照明设备，推广使用 LED 灯具，在满足光照度的同时在不同的医疗区域采用不同色温的 LED 光源，使医疗场所充满温馨和人性化。如护士站以白色为主，一圈筒灯使用暖白色灯光，感觉比较柔和，没有冷冰冰的视觉效果。室外照明全部采用定时器控制，根据季节变化调整开关机时间。室内公共场所照明采用不同时段光照度不同，设置按需开、常开等标签，明确责任科室，落实到人。对密闭的公共场所，如地下停车库等，分区域、分时段定时控制，关闭不必要的车位灯等措施，达到节能效果。对办公场所的照明做到人走灯灭，关闭电脑开关等。

【小结】了解熟悉医院电力运行的特点，才能更有针对性地做好医院电力运行保障工作，通过精细化管理手段，达到安全节能的目的。在现代医学发展日新月异的时代，只有在实践中不断学习、不断探索、不断创新，逐步健全医院电力运行现代化管理体系，才能更好地服务于患者，为医院的建设和发展服务。

（孙华宗　郑小牛）

第十三节　医院公共场所照明管理

【背景】医疗建筑是一个复杂的建筑体，有些医院往往由于建筑结构特殊导致许多场所和通道采光不佳。许多地方需要 24 小时照明，有的地方则要按需提供照明。如何合理设置照明的亮度和时间，既保证有足够的亮度，又不造成用电浪费，努力为患者营造一个舒适、安全的就医环境，我国台湾的许多医院做了很好的探索，这也是大陆医院后勤管理应关注的内容。

【问题】 许多医院对照明的亮度和时间控制不重视，没有很好地观察研究，导致有些区域照明该亮时不亮、该熄时不熄。

【做法】 医院是一个特殊的公共场所，建筑特殊，服务对象特殊，医院公共场所照明管理应是医院精细化管理的内容之一，我们的具体做法如下所述。

（1） 培养全院职工合理、有效使用照明工具的理念，养成良好的照明习惯。

（2） 规范医院公共场所照明管理，根据光线变化和公共场所亮度标准制订按需开、全日开、隔层开标识，并贴在照明开关上。

（3） 实施节能改造，将室外大功率照明灯具全部改为 LED 灯，室内全日开灯具均改为 LED 灯，降低医院运行成本，美化医院景观。

（4） 院区内楼梯、转角等人流量少、无照明、不注意容易摔倒的特殊地段，引入声光控感应 LED 灯，实现了人来灯亮，人走灯熄。

（5） 加强院区内地下停车库照明管理，在保证亮度前提下，实行分路分时段管理，定期巡视检查。

（6） 特殊区域统一照明时间

①室外照明和大厅照明统一开关时间。夏季 18：30 ~ 6：30，冬季 17：30 ~ 7：00。

②大楼电梯厅每晚 21：00 关闭大部分照明灯。

（7） 加强日常督查管理

①落实责任：全院公共场所照明由相关职能部门分工负责。

②在日常管理的基础上，建立公共场所照明督查机制，定期巡查并填写公共场所照明管理督查表。

③保卫科、总务处、护理部等相关职能部门每月进行督查。

④将存在的问题反馈到总务维修科，督促整改落实。

（8） 充分考虑自然采光、医疗要求、人流量和工作场所的要求，力求在灯种配置和照明亮度上实现人性化配置。

【小结】 通过认真研究和管理，院区内公共场所照明管理统一、协调，该亮的时候亮，不该亮的时候不亮，既满足了照明的需要，同时也节约了用电，而标识的提醒功能也在无形中培养了职工良好的用电习惯。

公共场所照明管理需要全院职工的配合，并逐步培养职工节约、有效的照明理念，养成良好的照明习惯。另外，合理设置照明的流明、灯的种类、光源的种类是建造医疗大楼时必须思考的内容。合理的流明、不同的光色会给患者和职工营造温馨舒适的就医环境和工作环境，能提升医院的整体形象。

（孙华宗　凌　亮）

第十四节　医疗大楼楼长制

【背景】 医疗大楼不同于一般的办公楼，是一个复杂的运行体，其正常运行支撑着医院的各种医疗运行。医疗大楼运行需要检查、维护和多方位的管理。现代化医院有很多后勤工作都实行外包，但如果业主与外包公司没有一个沟通协调和监督的环节，有问题时往往得不到及时解决。丽水市中心医院设立医疗大楼楼长制后，有效地解决了相关问题。

【问题】 ①医疗大楼运行会有各种各样问题出现，而且有时会问题反映渠道不畅、部门反应迟缓；②解决问题时间效率不高。

【做法】 丽水市中心医院根据医疗大楼的运行情况，试行楼长制，取得了良好的效果。

1. 设立大楼楼长岗位　专人负责每幢医疗大楼的管理。

2. 选派楼长学习　选派楼长到大酒店学习管理经验。

3. 制订楼长工作职责

（1）做好大楼内控烟巡查

①巡查时发现患者及家属吸烟，应及时劝导和引导。

②监督本院职工控烟。

（2）卫生保洁巡视督查

①主楼及附楼屋顶平台巡查。巡查的主要内容包括卫生情况、设备设施的外观完好情况、运行情况等。

②每天对大楼各楼层病区、大厅、相关医疗支持部门巡视督查一次。主要对保洁公司保洁员出勤、保洁质量、保洁机具摆放、相关事项落实情况等进行督查；同时对护士站、医生办公室、值班室、病房的保洁工

作进行督查等。

③每周对设备层进行巡查。巡查内容主要包括卫生保洁情况、运行设备的外观完好情况，督查新风系统过滤网及设备的定期维护情况，物流运行等。

④每周对地下停车库进行检查。主要包括卫生保洁情况、车辆停放运营情况、相关设备设施运行情况等。

⑤楼层标识系统日常巡查。主要包括各类标识是否缺损、是否整齐，病房标识责任人名牌是否到位，宣传画是否整齐等。

⑥每日巡查楼顶一次，检查楼顶是否有维修垃圾，设备运行是否异常，以及其他异常情况。

（3）制度执行情况督查

①大厅、电梯厅、公共走道、护士站等部位照明和照明节能制度执行情况巡查。

②楼层空调运行的制度执行情况巡查。

③消防安全制度的执行情况检查。

④楼层节水制度的执行情况巡查。

⑤其他规章制度的执行情况巡查。

（4）记录巡查情况及上报

①每日到各部门巡视。对巡查发现需整改的事项，及时通知护理部、总务、信息、设备、保卫等相关职能部门，并监督其整改落实的时效和效果。相关部门整改不力或推诿的，汇报分管院领导。

②每月完成保洁工作质量督查的书面报告，作为对保洁单位各项指标考核的依据。

③每月统计分析大楼管理存在的问题及整改效果，书面上报分管院长。

④及时主动了解和听取各病区对大楼运行工作的反馈意见，并收集整理，以改进和提高服务工作的满意率。

（5）沟通协调大楼正常运行

①季节变换时，及时征求病区意见，配合总务调整空调使用时间。督查各病区空调使用情况，对存在的问题及时督促科室负责人整改。

②配合总务对水电消耗量进行统计，协助科室分析科室能耗使用情

况，做好科室的节能降耗工作。

③协调处理大楼内出现的各类问题。

【小结】楼长在每天的巡查走访过程中能及时发现问题并协调解决，提高了工作效率。实施楼长制后医院节水节电、电梯运行、空调的管理、卫生保洁管理等有专人督查，医疗大楼的整体运行更加通畅。医疗大楼楼长制使每幢医疗大楼的管理更加全面、更加完善。有事责任到人，处理问题时不再相互推诿，在一定程度上减轻了医护人员非医疗事务工作。

医疗大楼日常运行维护管理模式是反映问题，然后再由相关部门处理解决，是一个被动的过程。而楼长制设立之后，管理过程变为巡查预防结合反映问题，楼长协调解决，是一个主动为主、被动为辅的过程，许多问题都能在早期发现并解决。

（潘红英）

第十五节　医疗大楼楼顶管理

【背景】医疗大楼的楼顶不同于一般建筑的楼顶，是保障医院运行的重要场所。大楼楼顶通常放置着重要设备，如空调外机、水泵机组、电梯机房、避雷设施、消防缓降器、水箱等，这些设备设施如果不定期维护检查，不仅会影响使用寿命，严重的还会造成安全事故，如坠楼、大雨时漏水溢水、雷击、设备故障、设备生锈等。

【问题】平时顶楼无人问津，没有针对性的管理维护规定，往往出现问题时才采取补救措施。

【做法】楼顶是管理的边缘地带，但却是医院正常运行的重要保障场所。保证楼顶管理不出疏漏，需要相关制度明确部门负责人以及监督落实。

一、制订《丽水市中心医院楼顶管理制度》

（1）楼顶是危险场所，保安定期巡查通往楼顶的门的门禁系统，防止闲杂人员上楼顶。

（2）楼顶平台卫生由保洁人员清扫，总务处负责监督卫生状况。

（3）总务处每半月组织相关人员巡查屋顶平台，检查内容包括楼顶檐沟是否有垃圾，设备机房卫生状况，屋顶中央空调机组、水泵、冷却塔、空调铜管保温层、水箱、楼顶发光字等设备设施是否正常。

（4）基建科负责定期检查楼顶是否漏水，房屋结构是否完好。

（5）总务处每年对屋顶的设备进行防锈处理。

（6）各部门相关人员做好巡查和处理记录。

（7）大楼楼长每日巡查楼顶一次，检查楼顶是否有维修遗留的垃圾，设备运行是否异常，通往楼顶的门是否上锁，以及是否有其他异常情况。

二、明确责任

根据《丽水市中心医院楼顶管理制度》明确管理部门及条块分工，具体职责落实到人。

三、实现规范管理

1. 门禁管理

（1）所有设备机房及各楼宇通向楼顶天台的门均使用门禁，门禁卡与职工卡通用，门禁权限由使用科室提出申请，人事处审核后开通。

（2）外来人员需要上楼顶的，向总务处提出申请，审核通过后发放临时门禁卡，用后归还总务处。

（3）当发生火灾时，由消控中心远程解除门禁功能，使门处于开启状态。

2. 设备管理

（1）楼顶的机器设备由工程技术部人员负责维护，其他人不得擅自操作。

（2）除检查或发生意外紧急事故，未经同意任何人不得随意拆卸任何设备零件，不得擅自改动机房线路、器材等。

（3）不得将任何无关杂物带入或贮放楼顶。

3. 定时巡查

（1）明确巡查周期和范围。

（2）每次巡查后，巡查人员登记工作台账，以便及时发现问题，及时处理。

4. 卫生清洁　落实专人定时清理屋顶垃圾杂物，保持楼顶环境的清洁，确保排水通道及下水口畅通。

【小结】医院管理只有做到事无巨细，全视野地考虑细节，才不会导致医院边缘地带管理的疏忽。一些"人迹罕至"的场所，无论安全生产，还是节能降耗，并不会因为你的不注视而平安无事；相反，一旦我们在管理上产生一丝疏漏就会给意外事件提供"表演的舞台"。

（刘向阳）

第十六节　保洁、运送、陪护，包而不放

【背景】医院保洁、运送、陪护等是医疗后勤保障系统的重要内容，涉及患者就医感受和就医安全，也与医务人员、患者、家属满意度息息相关，体现医院管理水平。

【问题】①外包公司规模、管理水平不一；②与医院管理方法的融合性、配合性不一。

【做法】

一、构建完善的组织架构

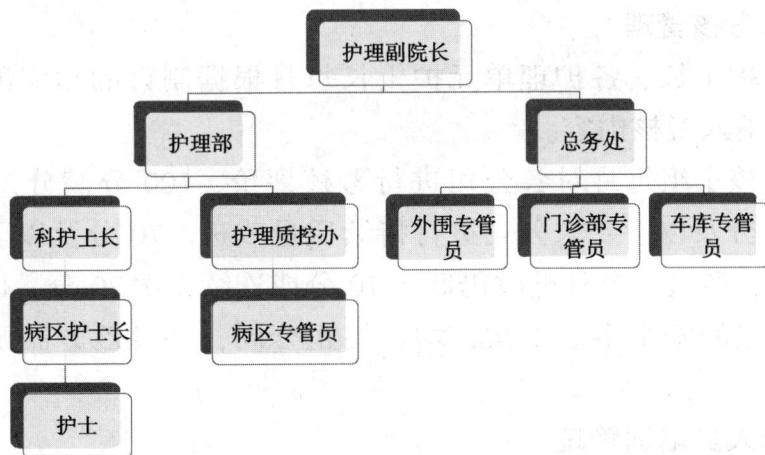

（1）护理副院长负责保洁、运送、陪护外包工作总协调。

（2）护理部主要由护理部副主任负责管理，设 2 名专管员，监管保洁、运送、陪护质量。

（3）科护士长、病区护士长参与管理。

（4）总务处负责外围、行政楼、教学楼等辅助楼宇的保洁管理。

（5）护理部、总务处、专管员组成考核小组。

二、制订并落实管理制度

1. 制订制度　制订《保洁外包管理制度》《运送外包管理制度》《陪护外包管理制度》等，涵盖外包服务内容、服务质量要求、监督管理、考核管理等内容，落实到位。

2. 日常监督管理

（1）专管员每天巡查保洁、运送、陪护工作质量，按各项目服务内容有重点督查，现场协调解决各类疑难问题。

（2）护理质控办、专管员、外包公司负责人，每月根据合同要求对保洁、运送、陪护工作实施全面质量检查。

（3）科护士长、各护理单元护士长对保洁、运送、陪护工作质量进行督查。

（4）建立保洁、运送、陪护管理微信群，群成员由分管院领导、护理部、总务处、保卫处、护士长、相关特检科负责人、专管员、公司负责人等组成，随时反馈工作中存在的问题，便于及时整改。

3. 结果考核管理

（1）科护士长、各护理单元护士长每月根据制订的相应测评表评价打分，结果纳入考核内容。

（2）考核小组每月对各公司进行考核评价，100 分满分，90 分以上为合格，90 分及以下要求公司进行持续质量改进。70 分及以下：提出解除合同警告，经过 1 个月整改仍低于 70 分或连续 2 次 70 分，以及出现被政府部门认定的安全事故 1 次，均可终止合同，并且乙方需赔偿医院造成的损失。

4. 外包人员培训管理

（1）服务礼仪、仪表仪容、文明行为等内容。

（2）火灾、停水、停电、工作场所暴力等公共应急预案。

（3）心肺复苏、消防演练、手卫生培训，人人取得"三证"。

（4）院感知识、操作规范、个人防护知识培训，确保外包人员熟练掌握医院感染防控规范、手卫生。院感科、护理部不定期抽考，各护理单元院感监控员每月抽考。

（5）根据不同工种进行相关专业知识培训：保洁如地面、物品、工具消毒等；运送如患者、标本安全转运，平车、轮椅安全使用等；陪护如患者跌倒、坠床、窒息、噎食预防等内容，每季一次。

三、加强重点部门、重点环节的管理

1. 保洁管理

（1）加强公共场所、楼道、主要通道、门急诊大厅、检验科和手术室等候厅、输液厅、B超室等待厅等人流量大、人员密集区域地面的保洁，设置专人每半小时巡扫一次，随时保持地面整洁。中午、夜间安排值班巡扫人员，24小时保持院区环境整洁。

（2）门诊等人流量大的洗手间，增加保洁次数，每小时清洁一次，随时保持整洁、无异味。

（3）大楼重要入口管理。雨天各大楼入口铺地垫防滑，地垫每日吸尘，晴天及时清洗收藏保管。

（4）门急诊大厅、各楼层电梯厅等大理石地面保养每半月一次，利用晚上、节假日、周末等人流量较少时段进行清洗、打蜡保养。

（5）每天安排应急值班管理人员，遇到突发事件随时处理。

2. 运送管理

（1）严格执行患者身份核对制度。

（2）急诊药品、物品等运送及时、准确，不得推诿。

（3）保证各类标本、患者外出检查、手术患者运送及时、正确、安全，规范配合医护人员进行危重患者转运，做好交接班。

3. 陪护管理

（1）服从单元护士长管理，履行岗位职责，不得干预患者治疗和护理。

（2）危重患者生活护理必须在护士指导下进行。

（3）不得擅自抬高价格及向患者索要钱物。

四、定期反馈整改

（1）总务处、护理部每两周组织召开外包服务工作例会，反馈监督管理中发现的问题，各公司提交整改情况并提出需要院部协调解决的问题。

（2）多部门参与仍不能协调和解决的问题，由医院领导与公司高层协商解决。

（3）每年召开医院领导、公司高层参与的年度工作总结和下年度计划会议。

五、激励机制

（1）为留住优秀职工和工作熟练的老职工，解决公司留人难、招工难等问题，医院制订外包职工就医免诊疗费规定。

（2）制订"外包保洁优秀职工"评选方案，每季评选一次，激励获奖者更加努力工作，树立榜样。

（3）对等级评审期间表现优秀的管理人员和职工，医院给予奖励。

【小结】 医院保洁、运送、陪护服务外包，是医院后勤管理社会化发展的必然趋势，医院必须按照外包合同制订标准、流程、规范和管理制度，并通过培训、定期监督反馈、沟通交流辅以奖惩和激励，才能不断提升保洁、运送、陪护工作质量，为患者、家属、医务人员提供整洁、舒适、安全的医疗环境。

（陈嘉凤　周望京）

第十七节　医疗设备的保洁管理

【背景】 医院的医疗设备品种繁多，有最普通的各种治疗推车、微泵，也有各种高端的医疗设备。在日常保洁过程中，医院往往重视地面、病房、办公场所的保洁，却忽视了对医疗设备的保洁。治疗车、转运车、输液架上锈迹斑斑；推车轮子发出令人心烦的噪音；微泵、心电监护仪上留有胶布痕迹；仪器表面、电脑键盘积灰；各类电源线错综交织在一起的现象无处不在。这不仅会影响仪器的正常使用，也会缩短其使用寿命，同时还影响医疗场所整洁，给患者留下不好的印象。

【问题】　①医院对医疗设备保洁不重视；②无设备保洁的相关理念和意识，对特殊仪器设备保洁无规程，保洁的方法不熟悉；③有设备保洁的管理制度但无落实监督。

【做法】　丽水市中心医院在重视地面、墙面、病房、办公场所等"大环境"保洁的基础上，重视医疗设备的保洁维护。

一、制订相关设备保洁管理规定

（1）制订《医疗设备保洁管理制度》，各科室医疗设备保洁工作实行专机专人管理负责。根据设备使用频度每天或每周清洁医疗设备1次。若有污染，随时清洁与消毒。

（2）科室人员对常用医疗仪器设备原则上每日清理一次，若有污染，随时清洁。

（3）各种大型仪器设备保持仪器外部清洁无尘，每天用后对仪器表面、主机及导线清洁。

（4）对所有仪器设备每周一次进行整机彻底清洁。

（5）对除尘空气滤网的仪器设备，呼吸机气源过滤网，空调通风口、出风口、风叶，有轴节或带轮子的设备，仪器设备的导线，感染患者使用后的仪器设备等，都有具体的清洁要求，并规定了清洁方法。

（6）对清洁仪器设备表面的抹布规定了使用范围，并对仪器设备的环境保洁作了规定，设备维修人员和使用人员有相应的分工合作。

（7）针对电脑的外部设备，键盘和鼠标等制订详细的保洁说明。

（8）有特殊维护保洁规定的仪器、设备按标准的维护保洁程序执行，如检验科的各种生化分析仪，手术室的各种操作设备等。

（9）每台仪器设备均建有《丽水市中心医院仪器设备日常维护记录单》，保洁后记录。

二、开展仪器保养的相关培训

（1）院长在护士长会议上培训仪器设备的保洁要求和方法。

（2）科室护士长逐级培训，层层落实，使人人了解规定，个个重视仪器设备的保洁并掌握仪器设备的保洁方法。

三、统一采购，规范管理

统一采购集线套管，规范整理好各类电源线。

四、组织督查

通过科室自查、护理部专项检查、行政查房的形式对仪器设备保洁行跟踪管理。

五、检查设备保洁

大楼卫生循环检查将设备保洁作为必查项目。

【小结】 经过近两年的仪器设备保洁管理的实践，我院各种仪器设备都能保持清洁卫生、摆放整齐有序，医务人员对设备进行保养、保洁已经成为习惯。

仪器设备的保洁管理是医院工作中一项不可少的管理内容。制订专门的仪器设备保洁管理规定并认真落实，使仪器设备保持整洁并处于良好的状态，不但可为患者营造一个整洁、舒适、安全的就医环境和观感，同时也提升了医院的整体形象。

（吴丽仙）

第十八节　医院窨井管理

【背景】 医院院区的马路上，绿化带中，遍布着各种各样的窨井，有雨水井、污水井、电缆井、阀门井等，由于处于地下，其管理往往容易被忽视。地面人流、车流密集，地下又与各建筑物相通，如果管理不到位，就有可能就是病媒生物的滋生地，或者是一个个陷阱。

【问题】 地下管网布局不清，平时无管理章程，相关问题的预见性防范措施不到位。

【做法】

一、绘制医院供排水管网图

医院在发展过程中往往会有建设项目，每个项目都会改变医院原有的供排水管网，因此，及时更新医院的供排水管网图，会为今后的维护带来便利。

二、窨井标注编号

建立一整套窨井编码制度，根据窨井的性质，设定编码，并将编码用钢牌的形式，固定在窨井边上。

三、建立巡查制度

各项管理规定落实到人，明确维修养护和管理责任，派专人定期巡视，发现问题及时整改。

四、加强井盖安全维护

（1）发现窨井破损、缺失应及时更换，未能及时更换的应放置警示牌。

（2）在一些会有重型车经过的道路，将窨井盖换成钢板，以提升窨井盖的承载能力。

五、加强病媒生物防治

（1）定期清理窨井下水道。

（2）采取喷药、用塞子封堵井盖孔眼等措施防止病媒生物的滋生。

六、保持地下管网畅通

雨水井盖通常选用梳齿状，便于地面的水流入井内，但同时也容易造成泥沙流入，因此定期清理窨井内的垃圾和泥沙对确保地下管网畅通非常重要。

七、利用窨井观测地下水位

定期检查窨井水流，可提前发现地下水管是否有漏水。例如窨井内有异常的流水，水质较清，往往就是地下有管网漏水，可以为查找地下漏水带来线索。

【小结】 医院窨井在管理上有制度可依，有责任人可循，使得医院的窨井在近些年面临恶劣雨水天气时依然畅通，相关的功能井道也未曾由于管理不善出现管理事故，未对医院的正常工作造成影响。

最熟悉的地方往往是最容易忽视的地方，当我们熟视无睹的时候，可能就是问题发生的时候。作为医院后勤管理者，应该有全面、细致的管理视野，认真对待日常工作中的方方面面。

（刘向阳）

第十九节　医院污水管理

【背景】 我国水资源短缺、水污染严重，医院作为污水排放大户有责任和义务保护国家水资源和水安全。医院污水具有来源、成分复杂，污染严重和危害性大等特点。污水除了含有机污染物和细菌、病毒、虫卵等致病病原体外，还含有重金属、化学药剂、有机溶剂、消毒剂、酸碱和放射性同位素等，具有空间污染、急性传染和潜伏性传染的特征，是环境污染的重要因素之一。如果医院污水不经过无害化处理就直接排放进入城市下水道或环境水体，将直接造成水体污染，引发各种疾病及或导致介水传染病的暴发流行，严重威胁到人们的身体健康。

【问题】 ①领导对污水管理不重视，硬件投入不足；②管理人员不懂业务，操作往往由门卫或其他人员兼任；③管道陈旧，改造困难；④设计有缺陷，未考虑维修，维护困难；⑤雨污未分流；⑥废水、污水不分；⑦污水处理池选址不够科学，运行成本增加；⑧忽视生化池中好氧菌与厌氧菌的存活率；⑨盲目加药，造成浪费。

【做法】 丽水市中心医院高度重视污水处理工作，现有两座污水处理站，设专职管理人员 2 人。医院通过对污水处理管理的不断摸索，总结出了一套行之有效的管理方法，具体如下所述。

一、做好分流工作，减少污水产生量

1. 雨污分流　因为雨水进入污水管网，会造成污水处理量的剧增，影响污水处理效果，无法保证污水达标排放，同时大量的雨水还会对好氧菌带来冲击，造成好氧菌大量死亡。而污水混入雨水排放，则将直接污染环境，因此医院雨污分流非常重要。

2. 污废分流　相对雨污分流，人们对污水和废水分流的重视程度相对较差，考虑到两路水最终要汇合一处，有的医院往往在房子接排水管时就未将两路水分开。由于废水比污水的水量大，当废水流入化粪池后大大降低了化粪池的分解和杀菌效果，还带出臭味，影响环境。

3. 生活污水与医源性污水分流　医院的非病区生活污水排放执行的是 GB8978 的相关规定，与医源性污水执行的 GB18466 不同，因此应将生活污水与医源性污水分开，减少医源性污水的处理量，当生活污水中混入了医源性污水，就应该按照医源性污水处理。

二、保证设备正常运转

1. 保证机房通风　污水处理大多使用含氯消毒剂，由于含氯药剂带有一定的腐蚀性，因此要保证机房通风，避免设备被腐蚀。含氯气体略重于空气，要特别注意房间底部空气的流通，避免含氯气体沉积。

2. 做好药剂配比试验　目前医院使用最多的是二氧化氯发生器，该发生器以盐酸和氯酸钠为原料，反应产生二氧化氯，将二氧化氯消毒剂加入消毒接触池，达到灭菌效果。在购买原料时，因为成本原因，购买的都是工业用盐酸和氯酸钠，纯度会有所浮动，故每批次试剂买到后都应做配比试验，正常比例在 1∶1.3，该比例会有所调整，保证二氧化氯产生量最大化。不合适的配比不仅会造成浪费，还容易结晶，严重的会在反应釜爆炸。

3. 做好污水计量　很多医院由于历史原因，污水处理站没有计量装置，一些新建的污水处理站也没有安装计量装置。根据 GB18466 的规定："医疗机构污水外排口处应设污水计量装置"，由于地下污水量随时变化，而加药量与污水处理量有密切关系，因此如果没有计量装置，则无法保证药剂能够合理投放。

4. 重视调节池环节　每个污水处理站都会设计有调节池，主要功能是通过水泵提升污水，而水泵的运行时间与管径变化，决定了单位时间内的污水处理量。但由于水泵长期漫泡在污水中，故障率较高，维修困难，时间一长有些单位就放弃了水泵提升，让污水自流。这样做有几个问题：一是污水量无法控制，完全是流入多少处理多少，无法保证正确的加药量；二是污水是溢出去的，调节池始终处于高水位，调节池前的管路也长期处于污水漫泡中，水流变缓，容易堵塞；三是由于不能调节污水量，只能是让设备24小时运行，而污水处理站又很难做到24小时都有人管理，因此会出现系统运行而无人值守的状况。

5. 配备好必要的工具　在污水处理过程中，检测致病菌是否达标主要是靠检测污水中的余氯（使用非含氯消毒剂的不用此法），通过检测余氯是否在规定的范围内，在保证污水停留时间的前提下，推算致病菌一项是否达标。因此要配备余氯检测装备，同时还要备有pH值检测仪，检测pH值是否在6~9的标准范围内。

三、管好污水处理池

（1）处于污水处理池前端的格栅池是保护污水处理池的一道屏障，大量的垃圾被阻挡在这里，如果不及时清理，会造成污水外溢或格栅损坏，一旦格栅损坏垃圾流入污水处理池将无法清理。因此要定期清理格栅池，必要时要对格栅进行维护，有格栅机的单位也要保证格栅功能正常工作。

（2）在污水处理池中往往会有提升泵，主要起定量和调节水位的作用，这些泵长期浸泡在污水中，容易损坏。有些安装人员在安装过程中未考虑维修问题，将污水泵与管路硬连接，一旦出现故障会给维修造成很大的麻烦，甚至无法维修。污水处理池属于有限空间，维修工作应尽量在地面完成，在安装水泵时要充分考虑今后的维修问题，泵与水管要容易拆卸，最好使用轨道式固定，方便水泵提升。两台一用一备的水泵应只安装一台泵，如果需要再用另一台泵换上，不宜将两台泵都浸泡在水中，这样容易缩短泵的使用寿命。

（3）由于污水中含有大量的微生物和悬浮物，时间长了在污水处理池中会形成淤泥，这些淤泥如无法清理，最终整个污水处理池将报废。

因此在设计时应考虑淤泥的清理方案，保证污水处理池可以定期清淤，而不是一次性的池子。

（4）为了降低污水中的 BOD（生化需氧量）、COD（化学需氧量），污水处理过程中会用到生化处理，而用生化处理的好氧菌和厌氧菌在面对水质变化的冲击时，容易造成死亡，最终影响污水处理效果，应注意污水处理池中水量和水质的变化。

四、一体式的污水处理系统

一些小的医院机构，污水量小，但处理环节无法减少，建议购买小型一体式的污水处理系统，比如膜处理生物反应器。

（1）膜处理生物反应器包含曝气系统、中空纤维帘式膜过滤系统、紫外线消毒系统、水泵提升系统等，麻雀虽小，五脏俱全，可以保证污水处理的效果。

（2）该系统将水泵与气泵安置在设备内，不同于传统长期浸泡在水中容易造成腐蚀的工作方式，设备寿命大大延长，也便于维修。

（3）该系统将污水池从地下改到地面，方便了池内污泥清除，方便日常维护工作。

（4）采用紫外线消毒，提高了消毒的可靠性，避免了消毒剂使用超标的问题，也减少了对江河水质的污染。

（5）处理后的污水清澈见底，可以作为绿化用水，提高废水利用率。

（6）利用植物精油的主要成分——萜原料汇成纳米级结构，使有害气体能够被捕捉和分解，减少臭味的产生。

【小结】管好医院污水是重要的社会责任。污水处理是一项技术工作，由于系统庞大，水量、水质不断变化，要想控制好达标排放并非易事，有些人迷信大投资，认为只要投资到位就可一劳永逸，其实在我们身边几百万投资的污水处理系统两年不到就彻底报废的案例也时有发生。在污水治理越来越被重视的当下，要想做好这项工作，还是需要学习好污水处理的相关知识，才能做心中有数。我院污水管理能根据实际情况，以精细化管理为指引，以保证污水的达标排放为前提，不仅保证了污水处理工作稳定运行，还可控制水、电、消毒剂的支出，节约开支。

（刘向阳）

第二十节 医院负压吸引系统的末端管理

【背景】 医院负压吸引系统是医院重要系统，与供氧系统、压缩空气系统并列三大气体系统。由于负压吸引系统不同于供氧和正压系统，它内部的气体属于被污染的气体，涉及废液、废气的管理，国家卫生健康委员会于 2020 年 2 月 4 日下发《国家卫生健康委员会办公厅关于紧急排查国家定点收治医院真空泵排气口位置的通知》，明显提升了负压吸引系统管理的重要性。

【问题】 负压吸引系统产生的废液与废气处理不规范，有些医院废液未经处理，直接排入污水管网，废气直接排在机房门口甚至机房内部，对环境造成污染并有可能成为传染源。

【做法】 重视负压吸引系统产生的废液和废气的处理，应重视以下问题。

一、废液管理

医院负压吸引水泵主要分为水循环式真空泵和干式泵。

1. 水循环式真空泵的注意事项

（1）保持水箱内水处于流动状态，并且水位不得低于真空泵泵腔的 2/3 位置，过高或过低都会影响真空度，可通过调节水箱进出阀门闭合度，将水箱水位调整到合适位置。同时，保持流水，可以保证水质，不易集聚细菌。

（2）流出的废水需要消毒处理后再排往污水管网。

（3）呼吸道疫情期间，真空罐底部的阀门禁止打开，防止罐内废液流到地面，引起病原生物在房间内扩散。

2. 使用干式泵 可以避免废液产生。

二、废气管理

（1）使用水循环真空泵应注意汽水分离器水箱活动盖板的密封问题，防止水箱内气体扩散到机房内。

（2）多台真空泵共用排气管时，相互之间应采取隔离措施。

（3）吸引站机房内安装紫外线消毒灯具，定期对机房进行消毒灭菌。

（4）排气口应接到室外，且不与医用空气进气口位于同一高度，与建筑物的门窗、其他开口不应少于3米。

（5）排气口应设置有害气体警示标识。

（6）排气口气体的发散不受季风、附近建筑、地形及其他因素影响，排出的气体不应转移至其他人员工作或生活区域。

（7）管路中应配置医用气体细菌过滤器，做到一用一备，每组细菌过滤器均能满足设计流量要求。虽然目前细菌过滤器还不能做到过滤病毒，但由于病毒主要附在气溶胶上在空气中漂浮，而细菌过滤器可以去除气溶胶，因此还是可以将病毒去除的。

三、做好个人防护

在呼吸道烈性传染病流行期间，特别是传染病房的负压吸引系统，进入吸引机房的工作人员需穿防护服，戴护目镜、口罩，做好个人防护。

四、禁忌

医院负压吸引系统不得用于三级、四级生物安全实验室及放射性沾染场所。

五、独立设置

传染病科的负压吸引系统应该独立设置。

【小结】负压吸引系统是负压吸引器的升级，其实在使用负压吸引器时就很少有人关注负压过程中产生的废气问题，废气、废液被随便排放。我院在较早时就关注了负压吸引站废气与废液的处理问题，我们选用了先进的干式泵，直接避免了废液的产生，并安装细菌过滤器，将废气处理后排放在远离人员活动的区域，避免了负压吸引因末端处理不当造成环境污染。

（刘向阳）

第二十一节　医用家具的人性化设置

【背景】医院家具又称医用家具，是近年来才出现的新概念。在2000年前，医疗系统的家具制作与普通家具制作并无太大区别。随着医学的发展，人们开始关注医院家具的功能性及医院室内外空间环境建设的设计，中国医院家具相关行业也开始随之出现。随着医学的发展和人们生活水平的提升，大家对医院就医环境的要求也越来越高。购置或设计符合医疗特点、人性化、方便耐用、温馨耐看的医用家具已成为现代医院建设的不可忽视的一项工作。

【问题】 ①对医用家具的概念不清晰；②医用家具设计不合理；③医院管理者在医用家具设计和购置方面不注重产品选择。

【做法】 多年来，丽水市中心医院借鉴先进的医院医用家具人性化的设计理念，结合自身实际，总结出一套医用家具归类和人性化设计理念。

一、医用家具的定义

1. 广义定义 广义的医用家具是指任何场所中用于医疗卫生护理领域，满足特定卫生和操作要求的家具。这里的场所泛指医院、疾病控制中心、保健中心、实验室、科学研究所和家庭等。

2. 狭义定义 狭义的医用家具是医疗场所中为工作人员提供操作、运输、物品存放的各种家具类产品以及为患者提供坐具及卧具设施类产品的统称。这里的场所特指治疗护理区域、医疗辅助区域、医疗技术保障区域等。

二、医用家具的分类

根据是否可移动可将其分为固定型家具和活动型家具，根据用途可将其分为普通型家具和特殊型家具，根据材料可将其分为木质型家具和金属型家具。

三、医用家具人性化要点

医用家具要实现人性化设置，一定要充分考虑以下五个方面内容：一是根据实际选择定制还是现成购买；二是根据环境和用途选择相关家具；三是根据医疗特殊性对家具的设置进行人性化设计；四是家具的色彩与环境要协调；五是若购置移动家具，则要充分考虑其实用性和质量。

四、固定或相对固定型医用家具

医用固定或相对固定型家具主要有以下几类：护士站，各类治疗台（配液台、处置台），实验室仪器桌（检验、血库、病理），病房储物柜，医生办公桌，门诊医生办公桌，大型医疗设备机房控制室家具。

1. 护士站　护士站要根据建筑的结构、场地、人员数和病区功能考虑设计，要方便护士进出和交流，要充分考虑一些特殊的要求。在色彩上要与整体环境匹配，凸显设计亮点；用电上要充分考虑绿色环保和节约，如设置电源一键关闭功能等。尽量不要有裸露弱电线和墙电线且使用方便。护士站内部功能必须要求合理，如柜子高度要适宜，抽屉设计人性化，洗手池高度和水槽大小、形状要适宜。其水槽下方设计成百叶窗，能够防潮透气。工作台面材质宜选用人造石（石英石），台面整洁无裸露电线，方便保洁，电脑主机柜柜门用百叶窗，方便通风散热。

2. 各类治疗台（准备台）　　其位置要根据建筑结构进行设计，充分体现整体协调的视觉美感。大小要根据患者数量设计占位，不浪费空间。台面高低要适中，方便站立操作或取物。灯光设计要科学，照明亮度适宜，可以根据台面布局在台面上的吊柜下端空隙处设计照明点，方便工作时分辨清楚，减少出错率。色彩要体现整洁、温暖、平和的特点。台面设计要简洁科学，方便整理，材质以花岗岩为合适。废物收集点设计要合理方便，无污染。洗手池设计则要充分考虑高度和水槽大小，要易于保持干净、整洁。

3. 实验室仪器桌　桌子高低要根据实际情况量身定做，方便站立操作或取物。色彩要简单大方，体现明亮干净，台面设计要人性化，高低以方便操作使用为原则，台面材质选用特制的实验室黑色台面——实芯理化板。强弱电设计要合理科学，方便安全管理。洗手池设计充分考虑高度和水槽大小，易保洁。

4. 病房储物柜　柜子要根据病房、患者需求设计大小，与病房整体一致，不浪费空间，色调和谐。柜体要符合现代患者需求合理设计，合理分隔，其底格可存放中型拉杆箱，选用材料以木质为主，质量要可靠，不易损坏，考虑到长久性使用特点。

5. 医生办公室桌椅　合理设计每位医生的私人区域，互相区分明确，电脑显示屏上方统一增加吊柜，供每个医生储物，体现整齐大方。办公室的讨论区域设计要简单大方，选用材料以木质为主，根据讨论区大小适宜设计。打印区域可独立，体现整齐、方便。办公桌上设计一键电源开关，便于安全、节约管理。

6. 门诊医生办公桌 大小设计要与工作场所协调，不浪费空间。色彩设计要与办公场所色调匹配，以暖色调为主，体现温馨。选择材料以坚固耐用为主。

7. 大型设备机房控制台面 根据整体环境设计控制室大小，台面高低与整体布局要协调。色彩选择上要与墙面、地板等的色调协调，给人以整洁、大方感为主基调。墙弱电端口要设计科学、安全、美观，尽量不要有裸线，并要注意电脑主机的散热通风设计。

8. 手术室 要设有医生术间休息室，色彩方面以温馨平静的色调为宜，配备质地柔软舒适的沙发，整体简洁、美观、大方，方便医生术间休息，调整状态。医生储物柜要根据房间科学合理布局，柜体大小适宜。医护洗手水槽设计要合理，防溅水。医生就餐桌子的材料选取以木质为主，椅子可采用软垫带木质的靠背椅。患者家属手术等候区设计要人性化，可根据等候家属需要采用休闲桌椅，颜色可采用冷色调，利于稳定家属情绪。

五、医用移动型家具分类

移动型家具主要有病床、检查床、床头柜、陪护椅、候诊椅、移动护理车、移动抢救车、移动治疗车、患者转运车、无菌物品下送车、移动病历车、移动麻醉车和移动查房车。移动医用家具购置要根据价格、质量、外观等因素，货比三家，并充分考虑实用功能，并且要确保家具色彩与环境协调统一。

1. 病床 普通病床要简单舒适，如条件允许可选用电动床，但要质量好，经久耐用，特别要关注油漆质量。色彩方面可参考国际流行色，以灰色或咖啡色为宜，此类色彩耐脏且易保洁。

2. 医用检查床 要简单、柔软、舒适，妇科检查床要功能完善，简洁美观，体现人性化设计。

3. 医用床头柜 市场上医用床头柜类型和品牌较多，选择时要注意选用具备分区合理、功能齐全、使用方便等特点的医用床头柜。具体来说，柜体材质要选择防滑、防烫、防裂、耐湿的；床头柜要有专门的热水瓶摆放处和接水盒，可避免水渍烦恼，使病房更整洁；床头柜还要考虑设置可拆卸仪器架，在使用输液泵或监护仪时，柜体台面不会凌乱或物品无处可放；柜体下方最好带有隐藏式轮子，方便固定或移动，使保洁工人更易保洁。

4. 陪护椅 座垫柔软，表面采用高级皮革，易于保洁，具收放功能，放倒时适合家属夜间陪护休息。

5. 候诊椅 设置时要根据年龄考虑高低，选择柔软皮垫材料，方便保洁，或者选用沙发等更加体现人性化。色彩选择以温馨暖色调为主，也可以结合整体环境设计。根据实际需要定做，多采用固定型。

6. 护理车（移动式护理工作站、一体机型式移动护理工作站） 要注意功能齐全，使用方便，质量过硬，在色彩选择方面以大方、耐看为主。

7. 抢救车 要确保高质量，物品保管和拿取要方便、安全，主色彩以红色为宜。全院统一规范。

8. 移动治疗车、输液治疗车 根据需要定制，方便使用，色彩要简单大方，材质上尽量不选用以不锈钢为主要材料。

9. 患者转运车（手术室转运车、病房转运车） 品牌多，选择范围广，可根据各家医院经济情况选择国产老品牌或优质进口品牌，轻便而稳重。

10. 无菌物品运送车 采用电动式为主，方便使用。具体要考虑以下几个方面：①采用全优质 304 不锈钢；②单面双开门，门可旋转 270 度至侧面；③大轮径静音轮，推拉省力、平稳；④内置搁板，高度可调，可运输不同大小物品；⑤用于无菌物品的封闭下送，可有效避免无菌物品在下送过程中被污染。

11. 移动病历车 设置成单列病历车和双列病历车。可根据需要选择使用。

12. 手术室移动家具 多功能麻醉车、手术室器械台、手术室器械包放置台材质一定要扎实，选用材料以 304 不锈钢为宜。

13. 移动查房车（病区查房车） 选择整个屏幕比较大的，能够满足大量数据输入，网络传输速率也要比较高，色彩要防污、轻巧而稳重。

14. 病区发药车 要选择轻便但坚固耐用、易拉动和清洁的车型，材质以不锈钢为主。封闭式发药车保洁和使用不方便，不建议选择。

【小结】 许多医院的管理者对医用家具的质量和价格有着不同的考虑和认识，大家在医用家具购置方面并不注重产品的选择。然而合适的医用家具的选择，对一家现代化医院提升医院的硬件水平和档次有着很好的帮助。好的医用家具不但能减轻医务人员的工作强度和工作压力，而且在医疗安全、美化医院环境和成本节约方面也有一定帮助。

（韦铁民）

第二十二节　医院控烟

【背景】 近年来国家积极倡导公共场所无烟化，医院理所当然是控烟工作的前沿阵地。医务工作者带头不吸烟，并劝阻他人不吸烟，为公众起树立良好的榜样，对营造全社会的健康无烟环境有着积极作用。

【问题】 ①医院领导不重视控烟工作；②医务人员控烟、戒烟意识不强；③医院没有相关的控烟制度；④医院对于控烟工作的宣传不够。

【做法】 控烟过程是改变观念和行为的过程，控烟看似简单但执行起来难度却很大。医院控烟需要领导重视和全员参与，而营造一个好的无烟环境更需持之以恒。

一、领导重视，层层发动

（1）院长、书记带头不抽烟，其他领导带头控烟、戒烟。
（2）院科签订年度控烟责任书。
（3）控烟工作纳入医院年度工作计划。
（4）中层干部会议布置，全院各科积极参与。
（5）向全院职工干部及病员发出共创无烟医院倡仪书。

二、健全组织，明确责任

（1）制订无烟医院管理实施方案。

（2）进一步明确创建无烟医院工作领导小组、控烟专家组及各科室、各楼层控烟负责人工作职责。

（3）年度有控烟工作计划与工作总结。

三、健全制度，奖罚分明

严格执行医院的控烟工作制度、控烟奖惩制度，使控烟工作有章可循，违章必究。

四、职工戒烟，率先垂范

（1）为掌握医务人员吸烟状况，医院对医务人员吸烟状况进行调查，并在医务人员中开展多层次的控烟活动，鼓励医务人员少吸烟或戒烟。

（2）组织医务人员撰写戒烟体会，利用展板、院报等手段大力宣传控烟，巩固医务人员控烟成果，尽一切可能降低复吸率。

五、宣传到位，劝阻有力

（1）800余名医院各科室主任、护士长、业务骨干、导医、清洁员分别任控烟监督员、巡查员；对本院有吸烟意向的医务人员、来院就诊的抽烟患者和家属进行劝阻干预。

（2）大力开展创建无烟医疗机构活动。

（3）利用院内网站宣传戒烟方法。

（4）利用医院各种媒介强化吸烟有害健康知识的宣传。

（5）利用世界无烟日开展控烟推广活动。

（6）广泛张贴禁烟标志，门诊大厅、各入口处摆放控烟大使及禁烟告示牌。

六、戒烟门诊

（1）医生向有意向的患者提供相关戒烟知识。通过询问患者的详细信息，包括与吸烟相关的现病史和既往史，对患者进行个体化的戒烟干预，评估患者的烟瘾及吸烟情况，为患者制订适合的戒烟方法与戒烟日程，再根据患者的健康状况及身体素质，为患者选择适合的戒烟药物。

（2）加强对于戒烟门诊的宣传工作。向来院救治的患者积极宣传吸烟的危害，消除患者对吸烟及戒烟的认识误区。

（3）设戒烟咨询电话，戒烟电话咨询记录详实。

（4）做好与烟草相关疾病的治疗工作。戒烟涉及医院的多个学科，例如心理、呼吸、神经等。相关学科对戒烟门诊的支持，可从全方位帮助患者戒烟。

（5）戒烟门诊登记表纳入门诊 HIS 系统，由戒烟门诊医师负责完成戒烟者首次登记表，后续 7 天、半个月、1 个月、3 个月的随访由健教科负责完成。

【小结】 医院创建"无烟医院"的氛围日益浓厚，达到了在院内医疗区域无人吸烟、会议室无人抽烟，院区内烟蒂明显减少及医务人员吸烟人数明显减少的目标。近年来得到了社会各界的高度赞扬和肯定，接待省外和省内兄弟医院来院参观学习控烟工作近 50 批次。

控烟是全社会的问题，医院是控烟的主战场。要成功控烟，控烟相关制度、无烟的医院环境、医院职工的率先垂范和对于吸烟者的劝导缺一不可。医院控烟需要面上管理和重点人群管理相结合。在日常的诊疗服务过程当中，医务人员不仅为患者提供戒烟建议和医疗帮助，同时也要为全社会的无烟环境做出榜样。

（王苏英）

第二十三节　多措并举，提升健康教育有效性

【背景】 提升国民健康素养，让民众接受到具有真实性、准确性、针对性的健康教育内容，是当前公立医院在新时代下履职的方向。医院人流量大，患者集中，针对性强，是开展健康教育的最好场所。健康教育可以搭建医患和护患间有效的沟通桥梁，让公众逐步掌握疾病的预防、发生、发展、转归、并发症等知识及现代医学对一些疾病可能的无奈，有利于和谐医患关系的建立。

【问题】 ①医院不重视健康教育工作，医院健康教育停留在完成任务层面；②缺少健康教育专职人员；③健康教育资料专业性太强，患者及居民难以理解；④资料以纸质为主，内容陈旧，无视频资料；⑤健康教

育资料品种数量少，不能形成体系。

【做法】

一、建立管理体系

（1）成立医院健康教育与健康促进工作领导小组，由院长担任领导小组组长，相关院领导担任副组长，行政后勤职能、临床、医技科室相关负责人为小组成员。

（2）完善的健教制度，如《科普宣传制度》《健康教育宣传资料管理制度》《健康教育工作考核细则》《健康教育奖惩制度》《医院健康教育计划》《健康教育科服务计划》《健康教育科质量改进与患者安全管理计划》等。

（3）成立健康教育宣传资料制作工作小组、健康教育宣传资料审核专家组，全院健康教育宣传资料统一管理。

（4）采用 MDT 模式建立健康促进工作团队，健康教育科为责任部门，建立健全健康教育与健康促进三级网络，具体落实健康促进各项工作。

二、健康教育工作纳入各科室管理考核内容

签订院科健康促进目标责任书，纳入行政职能科、医技及临床科主任、护士长年终目标责任管理体系，每季度通过《健康教育工作考核评分表》对临床科室、医技科室进行考核；将考核结果纳入年终临床科主任、护士长的综合目标考核，与年终绩效挂勾。健康教育与健康促进领导小组每季度召开工作例会，商讨与健康教育工作相关的计划和执行要点，讨论健康教育执行过程中问题的解决方案。

三、丰富健康教育方式和内容

1. 健康教育处方　将健康教育需求评估纳入医院电子病历系统，对每位住院患者进行全程的健康教育评估及效果评价，实现个体化、动态化健康教育。门诊电子病历设有健康教育处方专栏，对门诊患者开展个体化的宣教。制订健康教育处方并纳入医院的临床路径，实现全院共享，方便医护人员随时查询、打印，发放给患者。

2. 医院院报　开设健康教育知识专版，从百姓角度出发，选择健康

宣教内容，如季节变化与用药、养生与健康、特定卫生节日的宣教，以及针对老人、孩子和孕妇等特定对象的宣教等，注重医学科普知识普及。

3. 医院内刊 《相约健康》《处州健康报》等健教资料内容注重科学性、针对性、实效性和新颖性，适宜不同文化层次的群众阅读，能较好地引导群众掌握卫生知识。

4. 应用数字媒体技术 招聘专职传媒专业人员，开展有声媒体视频健教；目前已有直观易懂、针对性强的宣教视频212个，均采用真实案例制成，由医务人员自编自导，经健康教育科实地摄像、剪辑配音，通过手机、平板等移动端或电视、公共大屏幕等固定端给患者进行健康教育。

5. 网络宣教 通过医院微信和网站平台，发布健康知识、医疗信息和医疗技术新进展等信息，向社会普及医疗健康知识，方便患者就医和自我保健。各专科推出科室特色的健康教育微信公众号、微信社群向百姓普及医疗知识和健康知识。

6. 病区宣教 结合科室特点设计制作健康宣传栏，每2月更换1次，全年6次，内容主要介绍专科康复知识、心理健康知识、急救常识和安全知识等；目前医院编撰了病区相关的常见病、多发病健教手册831种。

7. 健康讲座 每月在医院健康学校举办健康讲座，同时有针对性地深入社区、农村、学校、企事业单位、老年大学等开展卫生科普知识专题讲座。

8. 出院随访 专人负责出院后患者的健康宣教工作，主要内容包括家庭护理指导、康复锻炼及健康饮食指导、疾病并发症的预防，回院复查提醒等，很好体现了我院服务功能的延伸。出院患者随访涵盖健康教育和健康指导内容，并纳入医院HIS系统，保证了患者基本信息资料统一、齐全及患者随访流程规范性，临床医护人员操作也方便，提高了出院患者随访效率。

【小结】 医院多次代表浙江省在国家卫生健康委员会举办的全国健康促进医院示范点经验交流会上做报告；2018年在国家卫生健康委员会举办的健康促进医院示范点新闻发布会（全国仅3家医院）作发言；2018年3月1日，中央电视台"朝闻天下"点名播报了医院被国家卫生健康委员会确定为试点建设健康促进医院。近几年来，接待省内外兄弟医院来院参访学习健康教育与健康促进工作200余次。

（王苏英）

第八章

安全生产管理

第一节 安全生产永远在路上

【背景】生产安全是医院的大事，是确保医疗安全的前提。医院生产安全涉及部门多、环节多，确保生产安全必须强调意识、规章、执行、检查、整改等系列环节。

【问题】①医院安全生产相关制度不全面；②职工安全意识不强；③安全生产管理工作不到位；④安全生产监督不严。

【做法】丽水市中心医院高度重视安全管理，从制订制度入手，注重制度落实，着力提升职工危机意识，严抓安全生产管理，成效明显。

一、常抓教育，提高意识

1. 领导重视 一把手高度重视，将安全生产作为头等大事来抓；利用全院职工大会，对职工进行安全生产教育。分管院领导利用"分管例会"部署安全生产工作；新职工上岗前培训把安全生产专题作为必修课。

2. 开展寓教于乐的活动 精心设计每年的安全生产月活动，邀请专家作安全生产专题讲座、现场检查指导，开展安全生产知识竞赛、演练等，内容丰富、趣味性强，职工参与率高，受教育面广。

3. 运用媒体开展教育 除利用宣传窗、院报、简报、黑板报、海报等传统媒体进行宣传教育外，还利用微信、短信、OA网、医院网、电子屏幕等新型的电子媒体开展宣传教育；将有关安全生产的法律法规、防范知识、应急救援知识等在媒体上发送，及时有效地对职工进行教育，使职工永远牢固树立"安全重于泰山"的安全生产意识。

二、常抓制度，完善规范

1. 从工作需要出发制订制度 每一项工作都有一套科学的流程，这些流程也就是制度，要求操作者必须严格遵守，避免出差错。

2. 从差错中吸取教训完善制度 对工作中发生的职业疏忽，进行及时总结，吸取教训，分析原因，形成文字完善制度。

3. 从解决问题中获取经验提升制度 在解决人防、物防、技防等各方面问题的实践中提炼安全生产工作经验，不断提升制度。

三、常抓检查，促进落实

1. 院级层面的检查 由院领导带队，职能科负责人参加的全院不留死角、地毯式全覆盖的分组检查：一是在元旦、春节、五一、国庆等放假时间较长的节日前进行安全生产大检查；二是每月进行的行政查房中把安全生产检查列为主要内容。

2. 职能部门的检查 各分管的职能部门进行常规检查，如保卫科进行消防检查，总务处进行电梯、高压容器等检查，医务处进行"毒麻精"检查，设备处进行设备常规检查，信息中心进行日常信息安全维护等。

3. 科室检查 本科室进行经常性的全面检查，如科室内仪器、设备、水、电、气等正常运行情况。

4. 职工日常自查 每位职工对自己工作范围内的安全生产情况负责，时刻留意安全。

四、常抓考核，明确导向

把安全生产工作任务分解到每位院领导，分解到各个职能部门、各个科室，实行安全生产"一岗双责"制，切实做到"既抓生产又抓安全"；院长与科室负责人签订安全生产责任书，实行安全生产"一票否决制"；把安全生产列为科室年度绩效考核的重要内容之一，占考核总成绩的一定比例分值。对年度内没有发生过安全生产问题的科室，给予安全生产奖励；对发生过安全生产差错（事故）的科室，严格执行制度予以处罚。对日常工作中出现的安全生产问题，及时调查处理。

【小结】通过常抓教育，不断提高了职工的安全生产意识；通过常抓制度落实，不断完善了操作规范；通过经常性的检查，不断落实整改，减少了安全隐患；通过考核，明确了导向，使科室、职工更加明确责任，更加重视安全生产工作。

安全生产责任重于泰山，安全生产永远在路上。只有通过全院干部职工对安全生产的高度重视、共同努力、常抓不懈，才能确保医院安全，才能为患者提供安全的医疗环境，为职工提供安全的工作环境。

（吕耀军）

第二节　后勤安全生产管理要落实"六级八责"制

【背景】医院部门多，安全生产涉及面广，后勤的生产安全关乎医疗安全。

【问题】①医院安全管理制度不够完善；②职工安全生产意识比较淡薄，安全管理职责不明确；③安全生产责任落实不到位；④平时缺乏有效的安全生产监督管理。

【做法】丽水市中心医院高度重视后勤安全生产管理，在日常管理中积极倡导后勤安全生产的"六级八责"制，医院安全管理成效明显。

一、落实操作者安全生产直接责任人的责任

明确每个操作者是安全生产的第一责任人，通过各种培训强化责任人的安全意识，并将这种意识具体落实到每项工作中。

二、落实班组长安全生产的监护人责任

（1）班组长是安全生产管理责任链中的第二级，负责安全生产监管工作，及时发现工作中的安全隐患并进行改进。

（2）负责培训下属职工安全生产的意识，督促规范生产操作。

三、落实科主任安全生产管理人责任

（1）科主任是安全生产管理责任链中的第三级，是科室安全生产的责任人，对本科室安全生产负全面责任。

（2）科主任负责落实岗位职责中的安全责任要求，确保各项工作的安全，保证每一位职工的安全。

四、落实分工职能科主任安全生产检查人责任、分管职能科主任安全生产监督人责任

（1）分工职能科负责人是安全生产管理责任链中的第四级。所谓分工职能科是指某项工作由该科负责管理，也是与分管职能科的一种名称区别。如：消防工作的分工职能科是保卫科；水、电、锅炉安全的分工职能科是总务处。在医院工作中，涉及到安全生产的主要有 25 个方面："火水气风雷、毒麻精放爆、电车坠滑塌、盗骗恐食涝、梯炉压烫信"。这些方方面面的工作分布在全院各个科室、各个角落，由各个分工职能科管理，分工职能科专业性比较强，对所分工的任务时时检查。

（2）分管职能科负责人也是安全生产管理责任链中的第四级，与分工职能科负责人处于同一级，但是责任是有区别的。为了全院对各方面安全生产工作有全面的协调，要明确一个分管安全生产的职能科室（如：我院指定法制办为分管安全生产的职能科室）。分管职能科负责人是安全生产的监督人，对安全生产定时检查，督促整改。

五、落实分工副院长安全生产组织实施者责任、分管副院长安全生产参谋和助手责任

（1）分工副院长是安全生产管理责任链中的第五级。所谓分工院副院长是指某项工作由该副院长负责管理，如氧气的安全，集中运输、存放时由总务处负责，这时的安全生产由后勤副院长管理；氧气在病区使用，主要是护士操作，这时的安全生产就是由分管护理的副院长负责。饮食安全、防雷安全属于后勤事务，就是由后勤副院长负责。分工副院长对所分工的安全生产工作定期检查。

（2）分管副院长也是安全生产管理责任链中的第五级，与分工副院

长属同级，但不同责。分管副院长参与本医院安全管理的决策和各个时期安全工作计划的督促、检查及落实，及时向院长提出安全方面的建议和意见，并组织实施。分管副院长是安全生产的参谋和助手，对安全生产月月检查，要出谋划策，部署落实安全生产的检查、整改。

六、落实院长安全生产总体谋划者责任

院长是安全生产管理责任链中的第六级。

（1）院长是医院安全生产责任人，全面领导本院的安全生产和劳动保护工作，并负全面领导责任。

（2）院长要建立健全安全生产管理机构和管理制度，督促检查本院内安全生产工作，分解安全生产考核目标，防止各类事故发生；负责检查并督促院安全生产委员会对单位内的各科室组织实施安全管理，重点抓好各项安全管理工作。

（3）每季度定期听取安全生产委员会和各科室负责人的工作汇报，采取有效措施，协调解决本单位内的重、特大事故隐患。

（4）负责落实本单位安全生产管理机构的人员、经费、办公场所、装备（即人、财、物）等相关问题。

【小结】通过落实安全生产管理"六级八责"制，医院的安全生产工作职责更加明确、更加细化，把操作者的安全放在最前列，强化了操作者的安全意识，有效地杜绝了安全生产的事故隐患。从班组长、科室负责人、分工（分管）职能部门负责人、分工（分管）院领导到院长，都明确了各自的职责和任务，有的放矢抓安全，确保了医院的平安运行。医院被评为省级"平安医院"、市级消防安全单位；连续14年被评为市级治安安全单位，连续6年被评为省级治安安全示范单位。

医院是人员高度密集的地方，再加上环节多，事故发生的概率自然也高，而住院患者多为体弱和行动不便之人，一旦发生安全事故，疏散困难。若后勤方面发生了安全事故，直接影响临床的各种医疗流程，从而诱发医疗安全事故，因此我们需要时刻紧绷安全管理这根弦，充分利用"六级八责"的安全管理制度抓好医院生产安全管理。

（吕耀军）

第三节　设备安全管理体系及月分析会确保医疗设备安全运行

【背景】　医疗质量是医院管理永恒的主题，医疗设备的运行维护与质量安全是医院质量管理的重要组成部分。医疗设备是医疗活动的重要支撑，大量先进医疗设备分布在医院的各个科室，数量大，品种多，使用人员多，使用环境复杂。根据国务院颁布的《医疗器械监督管理条例》以及相关管理办法，医疗机构需建立完善的设备管理体系和规章制度，正确使用设备，提供及时的设备维护保养，排除安全隐患，通过持续改进，保障设备的临床应用安全和有效。

【问题】　①设备处工程师对医疗设备的巡查流于表面，内容不全面、不深入；②设备处对使用科室的医疗设备日常管理监督不力；③设备运行管理中的问题得不到及时排除；④医疗设备的报修未能及时回应，医疗设备维修不及时；⑤缺少医疗设备运行情况、安全隐患、不良事件等信息的汇总和分析；⑥设备处工程师分片管理，缺少沟通交流，技术能力未得到充分发挥。

【做法】

一、医疗设备的维护管理工作分工明确，责任到人

（1）按照设备处每个人的专长和能力，对全院医疗设备分片、分类，落实责任到人，2~3人一组，互相配合支持，保证设备出现故障时随时有技术人员到现场处理。编制工程师岗位说明书，明确工作任务。

（2）按照设备管理要求制订巡检单，要求工程师每月对责任区的设备全面巡查，按照巡检单上的项目逐项确认，与设备使用人员充分交流沟通，了解使用科室需求，指导使用人员正确操作。

（3）对全院医疗设备进行风险评估，按照风险高低，制订预防性维护计划，工程师按计划实施预防性维护。

二、采用医疗设备信息系统管理设备的维护维修

（1）引入医疗设备信息系统，给全院医疗设备赋予二维码标签。使用人员用手机扫描设备二维码即可通过云平台报修，故障信息即时传递

给维修责任人，设备处工程师全天候服务，响应及时。维修完成后报修者可以收到维修结果的通知。

（2）设备报修、维修、巡检、维护情况都在信息系统中得到记录。

三、多种形式提供设备操作规程或说明书，便于使用者查阅

（1）编制常用设备操作手册，包括《病区常用医疗设备操作规程》和《手术室医疗设备操作规程》，分发给各相关科室。

（2）以医疗设备说明书为模板，为所有医疗设备编写电子版操作规程，上传医疗设备信息系统云平台，使用人员通过微信扫描设备二维码，可查阅该设备的操作规程或说明书。

四、利用医疗设备信息系统，提升医疗设备维修完成及时性

（1）医疗设备使用科室通过信息系统报修，设备主管工程师必须在10分钟内响应维修，因为工作冲突不能及时到现场的，及时和报修人说明情况，尽快安排时间上门排除故障。

（2）使用医疗设备信息系统动态监测医疗设备维修进度，设备处将"48小时医疗设备维修完成率大于70%"作为科室指标管理。指定专人跟踪每位工程师的指标完成情况，实时监控设备维修情况，对超过48小时完修的设备做情况说明，每月整改。70%以上的设备故障可在48小时内排除。

（3）使用医疗设备信息系统中的动态数据监管工程师的工作成效，维修效率与其绩效分配挂勾，提升管理水平。

（4）利用信息系统数据指导、调整工程师的工作方向，提升设备维护工作成效。

五、建立督查小组，监督各项管理措施的落实

设备处成立医疗设备质量与安全管理小组，将全院医疗设备分为三个区块，设定督查表，小组成员带领科室其他人员每季度开展交叉检查，督查每个区块的医疗设备使用、维护情况。督查小组"全覆盖式"地走访每个科室，检查科室内医疗设备的资产标签、预防性维护和性能检测标签、使用维护记录、设备外观情况、设备运行情况等，与设备使用人

员沟通，记录设备使用过程中的问题、需求及意见。通过督查，监督工程师的日常工作，并将督查过程中发现的问题反馈给工程师，帮助工程师整改提升；针对使用管理中的问题，及时反馈给科室负责人或设备专管员。

六、建立医疗设备运维安全分析月会制度

（1）设备处作为医疗设备管理的主管部门，通过巡检、预防性维护、督查等渠道收集各种医疗设备使用信息，定于每月初召开医疗设备运维安全分析月会，听取维修工程师的工作汇报，根据临床科室反馈、巡查时发现的问题、医疗设备不良事件报告等信息，评估医院医疗设备安全运行情况，提出整改意见，持续改进。

（2）分析每位工程师维修完成情况，督促维修工作及时完成，提高48小时医疗设备维修完成率。

（3）检查分析前期问题的整改落实情况。

（4）重要事件逐级向医院医学装备管理委员会、医院质量与安全管理委员会汇报。

（5）医疗设备运维安全分析月会有记录、有落实、有整改，逐月循环改进。

【小结】完善设备安全管理体系，定期召开运维安全分析月会，直面问题，及时掌握各种设备使用需求和问题，高效沟通，密切工程师与使用部门之间的联系，以信息化提升设备维修管理水平，确保医疗设备安全管理工作持续改进，医疗设备维护体系不断完善，保障医疗设备运行安全。

（赵卫全）

第四节　安全用电管理

【背景】随着现代医疗技术的发展和临床医疗水平的提升，医院医疗设备激增，用电方式更加复杂，对医院用电质量提出了更高的要求。一旦不能正常供电，就会导致医疗设备损坏，直接影响医疗安全，甚至引起生命危险。因此，用电管理是医院后勤保障工作的重中之重。

【问题】 ①用电管理制度不全面，用电分配不合理，未根据实际用电情况进行重点规划管理；②应急预案不完善；③高低压配电机房管理不到位；④值班人员和维修人员需加强业务学习，提升业务能力。

【做法】 丽水市中心医院根据医院发展，用电设备的增加，形成了一系列安全用电的管理制度和方法。

一、健全相关用电管理制度

我院先后制订和完善了《丽水市中心医院高压配电房工作人员职责》《丽水市中心医院高压配电操作规程》《丽水市中心医院变电所交接班制度》《丽水市中心医院大规模停电应急预案流程》《丽水市中心医院发电机组运行操作规程》等规章和制度。

二、合理有效分配电能

（1）大型中央空调系统电源由专用变压器供电，低压配电柜以电缆直接至空调机房设备启动柜。

（2）大型医疗设备（CT、磁共振等）电源由变电所专用变压器供电，低压配电柜以电缆直接至设备控制箱，一台设备一路电源。

（3）生活水泵和消防水泵电源由变电所低压柜放射供电，双路电源，末端自动切换。

（4）手术室、监护室等一级用电电源由变电所低压柜放射供电，双路电源，末端自动切换，并与自备发电机电源可互为切换。

（5）日常照明、动力电源通过楼层竖井树干式供电，双路电源、末端互为切换，照明部分与自备发电机组互为切换。

三、建立电力监控系统

（1）总配电房高压进线电压监视，各高压断路器分断位置监视，各分配电房运行状况监视。

（2）中央空调、风冷热泵、燃油锅炉、净化系统实行远程开启、关闭，监视机组运行状况，根据环境变化实时调整温湿度。

（3）医疗大楼新风机组、中心吸引、供氧、压缩空气运行状况监视，异常显示具有故障报警功能。

四、高压专线、低压多回路供电

（1）医院电源采用两回路 10KV 高压供电，可单独供电和同时供电，互为切换，当一路电源失电时切换到另一路高压电源。

（2）重要负荷的低压供电系统均采用两回路供电，分别接自不同的变压器，末端互为切换，配电房低压柜之间可互为切换。

（3）总配电房配备两台 640KW 柴油发电机作为全院重要部门应急电源。

五、重点区域用电管理

（1）手术室电源由变电所专线供电，双路电源末端切换，每间手术室设置单独配电箱，配置 UPS 和隔离变压器，以确保手术室断电和设备漏电情况下，保证手术正常进行和医患人员的人身安全。

（2）大型医疗设备（CT、磁共振、X 光机等）对电源电压要求高，设备瞬时工作电流很大，保护宜采用空气断路器，变压器选用专用的有载调压系列变压器。

（3）ICU、急诊室电源由配电房两路电源接入，科室配备隔离变压器、UPS，末端互为切换，与医院总的应急电源互为切换。

（4）定期对重点区域的供电设施、隔离变压器、UPS 巡查，检修，发现问题，及时处理。

六、完善突发性停电应急预案

（1）制订丽水市中心医院大规模停电应急预案流程。

（2）定期组织值班人员演练医院大规模停电应急预案流程，学习高压配电柜操作流程、低压配电柜切换流程，发电机操作流程。

（3）每月定期对自备发电机组进行维护保养，开机运行，保证能随时启动。

（4）每年举行全院性突发性停电演练，总结演练中存在的问题。

七、高压配电房维护

（1）值班人员必须持有电力部门颁发的高压进网证和上岗证。

（2）值班人员需按规定的时间、路线对高压设备进行巡视，做好巡视记录工作。

（3）定期请电力部门对配电房内的高压配电柜、高压电缆、变压器等设备进行预防性试检，检测设备的性能及绝缘电阻。

（4）按照电力规范，定期对高压验电笔、绝缘手套等送检。

（5）定期组织值班人员和维修人员学习电力安全规范和操作流程，对重要科室的供电线路、保护方式定期巡视检查，对重要设备性能进行熟悉了解，定期考核。

【小结】近年来，我院高度重视用电安全管理，不断加大投入，不断完善供电系统，确保了医院供电系统的运行稳定，实现多年无安全事故发生。

医院用电安全是一项系统、复杂的工程，必须坚持制度化、规范化管理，定期开展电力线路、设备巡视检查，了解医院用电特点，才能切实消除事故隐患，确保医院用电安全和医疗安全。保障医院双回路高压供电和足够的用电容量是保证安全用电的基本前提，强化日常维护管理是保证安全用电的关键所在，加强重点区域管理是保证安全用电的重要举措，建立完善工作制度是保证安全用电的基本保障。

（孙华宗　陈成龙）

第五节　电梯管理

【背景】医院高层建筑越来越多，单体建筑越来越大，人流量也越来越密集，电梯的重要性日益凸显。如何让电梯高效、安全地运行，让乘客感受到医院环境的洁净和电梯的舒适性，这些都给医院后勤管理者提出了更多思考。

【问题】①医院电梯相关安全措施不到位；②电梯保洁无规章，不及时；③电梯维护不及时；④电梯楼层停靠设计不合理；⑤乘坐电梯时的舒适性不够；⑥电梯故障时维修人员反应迟缓。

【做法】电梯是现代医院使用频率最高的设备，其空间窄小、拥挤，且容易发生安全事故，做好电梯管理是医院后勤管理的重要内容。

一、落实电梯安全运行措施

（1）电梯司机每日根据《电梯日巡查记录表》内容，巡查所有电梯，查看轿壁、轿门、吊顶、地面、镜子、扶手、风扇、轿内显示屏、操作面板等是否完好，电梯运行是否正常，并做好记录。用不锈钢防护油对轿厢进行擦拭，地面用消毒药水拖地清洁。

（2）电梯司机每周根据《电梯周检查记录表》内容巡查所有电梯，查看电梯报警电话、语音报站、外招面板、电梯门套、楼层显示屏等是否完好。用不锈钢防护油对每层厅门进行擦拭。

（3）电梯安全管理员每月检查机房，重点检查保养项目是否落实到位，机房内温度是否正常，曳引机、制动器、限速器等是否有异响，以及其他所有涉及电梯安全运行的事情。

（4）与电梯维保公司签订维保协议，并且制订考核办法，对电梯维保工作进行测评，测评结果与维保费用挂钩。要求电梯维保单位派人常驻医院，一旦出现电梯故障，维修人员可以最短的时间到达现场，所有的电梯维修人员必须持证上岗。

（5）电梯按规定定期检验，检验合格后才能运行。

（6）杜绝保安配备三角钥匙，虽然电梯关人事故发生时需要及时将被困人员释放出来，但非专业人士使用三角钥匙有可能造成严重后果。

（7）电梯轿厢内配有应急照明，避免断电时轿厢内黑暗。

（8）电梯内各种警示标语、报修电话号码、检测报告复印件等信息统一印在一块提示板上，避免轿厢内乱张贴。

二、电梯故障的应急预案

（1）电梯在发生故障、停电等情况时，及时告知被困人员保持镇静，应与轿门保持距离。

（2）救援人员通过视频监控了解电梯情况，同时通过对讲系统询问电梯内状况，确定下一步救援方案。

（3）出于安全考虑，为防止故障延伸，进入机房关闭主机电源。

（4）在做好一切准备工作后，电梯进入平层区时，用专门的钥匙打开电梯门。

三、加强日常保洁

（1）电梯轿壁一般采用不锈钢材质，定期使用不锈钢清洁液或白油进行擦拭，去除不锈钢上的污渍和锈迹。

（2）医院各种运送车辆较多，电梯上流动人员多，保洁员要随时保持电梯地面的清洁。

四、提高乘坐电梯时的舒适感

（1）电梯内部空间有限，购买时选择加高轿顶高度，增加电梯内的空间，轿壁安装镜子，有助于缓解乘客在乘坐电梯时的压迫感。

（2）轿壁两边安装扶手，当电梯出现异常时便于乘客稳定身体。

（3）安装残疾人操作面板，可以方便轮椅乘客操作电梯。

（4）多媒体显示屏可以适时地宣传医院，语音报层可以提醒乘客上下电梯。

（5）电梯轿顶的照明采用柔和的光线，并配蓝天、白云图案，使卧位患者乘坐电梯时能放松心情。

五、设计运行模式

（1）乘客电梯和医用电梯尽量避免放在同一电梯厅。

（2）高层电梯采用分区运行或单双层运行模式。

（3）多台电梯在同一电梯厅避免群控功能，有针对性地采用分组并联控制。

（4）为保证危重患者的及时转运，应设专用电梯，由电梯司机操作，内部安装电话，机动运行。

六、电梯机房 5S 管理

（1）每个机房配备消防器材，禁止存放任何易燃、易爆物品。

（2）定期查看机房，检查机房空调运行情况，做好机房温度调节。

（3）为防止意外发生，机房由专门的值班维修人员管理机房钥匙，并做好钥匙去向记录。

（4）非机房工作人员在没有院方同意的情况下不准进入机房。

七、保养措施

（1）按照国家有关规定，每台电梯每月保养两次。

（2）配合电梯公司完成周、月、年度保养任务并检查保养质量。

（3）建立维保单位对电梯的保养和急修档案并存档保管。

（4）电梯按时年检。

【小结】电梯管理既关系到安全生产，也影响到患者就医流程的快捷，在后勤管理中是一项非常重要的工作。因此电梯的人性化设置，定期巡查，及时维修，保持整洁，无不体现了一家现代化医院的管理水平和能力，应当引起医院后勤管理者的重视。

（刘向阳）

第六节 医院防扒、防窃管理

【背景】保卫工作是医院行政管理的重要内容之一，是维护正常医疗秩序，保障人民群众就医安全、财产安全的重要保证。近年来，随着医院的快速发展，大医院人流量增大，人群构成复杂，部分患者随身携带的现金多，来就医的患者由于疾病的原因防范意识差，使得医院患者成了小偷扒窃的重要目标。因此，研究医院治安保卫工作的特点、难点及解决问题的方法，对维护患者权益，保障广大患者的财产安全有重要的意义。

【问题】①医院人流量大；②部分患者携带现金多，防范意识差；③医院保安防盗窃能力差；④医院管理不到位，没有根据扒窃行为有针对性地进行防范打击。

【做法】

一、加强整顿、引导门诊各诊区的排队秩序，从源头上挤压扒窃空间

（1）对历年的侵财性案件进行梳理，清理案件高发部位。通过对以往案件的分析，发现50%扒窃案件都发生在门诊诊区服务窗口。而这些窗口成为扒手目标的主要原因是，排队秩序混乱，扒手能"浑水摸鱼"

轻易得手。

（2）针对性安排人员进行防范。在人群拥杂且案发率较高的挂号收费窗口、B超大厅、消化科诊区各派一名保安员为排队就诊引导，并增派一名保安员负责诊区的排队就诊工作。通过引导，诊区排队秩序明显好转，使得扒窃案件大幅下降。特别是案件高发的挂号收费窗口、B超大厅，自从派出保安引导员后，至今没有发生一起扒窃案件。

二、加强技防和人防的投入

（1）投入经费在各诊区、通道安装高清探头1350多只，做到院区全方位覆盖，（并在门急诊大厅等院区主要通道安装人脸识别系统），为安全保卫工作提供硬件支撑。

（2）招聘专职防扒防盗安保人员，同时聘请公安专业反扒人员对医院安保队伍进行培训。丽水市中心医院专门聘请了有多年防扒窃工作经验的公安人员，制订各种防范措施及预案，并利用技防设备快速反应及时抓捕犯罪嫌疑人。

三、加大防扒窃培训宣传，增强全院职工和来院患者的防范意识

（1）院分管领导和保卫科不定期地对科室职工和新进职工进行防扒窃培训宣传。

（2）提高患者在就医过程中的防范意识。在门诊和病区的显要位置，设置财物安全提醒标识，提醒患者在就医过程中加强防范意识。

【小结】 丽水市中心医院经过多年的防扒窃管理，通过对安保人防技防系统的改进和对职工及患者防范意识的培养，医院发生的扒窃数量明显下降。这不仅给患者提供了安全的就医环境，也对社会上的不法分子起到了震慑作用，医院连续14年被评为市级治安安全单位，连续5年被评为省级治安示范单位。

防扒窃是医院安保部门的重要职责，如何使医院安保不形同虚设，切实有效地保护患者和职工的财产安全是医院管理的重要内容。安保部门对问题的梳理，重点部位的管理，防范意识的提升以及人防技防的跟进等综合措施，使我们有理由相信相关案件会大幅下降。

（郑宏鹏）

第七节　医院消防个性化管理

【背景】 医院是一个特殊的公共开放性场所，由于其人流量大、人员密集，老弱病残者多，易燃易爆物品和大型贵重设备也多，一旦发生火灾，很有可能造成重大人员伤亡和财产损失。所以，如何有针对性地做好医院各部门、科室个性化消防安全管理，是医院管理者必须重视和思考的问题。

【问题】 ①医院人群特殊，人流量大，人员复杂；各部门、科室结构复杂且不一，消防管理要求也各有不同；②医院以老弱病残或行动不便的患者为主，一旦发生火灾，难以及时安全疏散和撤离；③医院各类电器设备多，用电管理不善易引发火灾隐患；④大型贵重设备需特殊保护，否则损失严重；⑤图书馆、档案室、病案室等重要资料需重点保护，确保安全。

【做法】 丽水市中心医院非常重视消防安全管理。由于医院的机构复杂，许多患者无逃生能力，再加上医院贵重设备多、用电量大，因此医院消防管理重在预防。我们根据不同科室特点制订了不同的消防预防措施，以最大限度地确保消防安全，减少火灾造成的人员伤亡或财产损失。

一、手术室的消防管理

1. 消防特点　手术患者大多处于麻醉昏睡状态，患者不能自主逃生。手术中的患者在输氧、输液、麻醉、心电监护，甚至打开脏器，这些都需要手术室固有设备支持，离开了这些生命支持，患者即有生命危险。医生、护士聚精会神地做手术，对初起火灾难以及时察觉。易燃物品较多，容易引起火灾。

2. 防范措施　手术室一旦发生火灾，扑灭火灾的难度较大，患者逃生很困难，因此必须严格做好防范，确保不失火。从基建过程做起，设计要考虑周全，施工要保质保量，尤其电线质量要好，线径要粗，避免电流容量不够、设备功率过大而引起电线发烫起火。家具等要尽量使用阻燃材料。加强日常消防巡查，发现问题及时整改。配备足够的消防设施，如二氧化碳灭火器、消火栓等。

3. 初火扑救 根据手术室的特点，扑灭初起火灾用二氧化碳灭火器，这样灭火后不会损坏仪器设备，也不会污染室内环境。

4. 疏散逃生 初起火灾控制不住的情况下，医护人员要迅速组织逃生，运用一些基本器械维持生命进行疏散。尤其是正在手术之中发生火灾，既要将患者救出手术室，同时又要避免逃生的过程中意外情况的发生。

二、监护室的消防管理

1. 消防特点 监护室患者都是危重患者，有的处于昏睡之中或无自行逃生能力；有的气管切开使用呼吸机；有的要输氧、心电监护和其他生命支持，这些设施往往是监护室固有的，离开了这些固有设施，患者就有生命危险。医生、护士忙于救治患者，往往难以及时发现初起火灾。设备仪器电线线路复杂、贵重设备较多。易燃物品较多，容易引起火灾。

2. 防范措施 监护室一旦发生火灾，灭火、患者的逃生很困难，因此必须严格做好消防防范工作。从监护室的基建、装修开始做起，设计要考虑周全，特别是电线质量要好，供电性能要好，避免设备功率过大、线路负荷过载，引起火灾。窗帘、家具等要尽量使用阻燃材料。加强日常消防巡查，发现问题及时整改。配备足够的消防设施，如二氧化碳灭火器、消火栓等。

3. 初火扑救 根据监护室的特点，扑救初起火灾用二氧化碳灭火器，这样灭火后不会损坏仪器设备，也不会污染室内环境。

4. 逃生疏散 初起火灾控制不住的情况下，医护人员要及时组织逃生，运用可移动病床等设施进行疏散。为了便于逃生，要立即解除门禁系统。对一些气管切开的患者，要随时接上可移动的氧气；对一些需要心跳、呼吸支持的患者，还要连接可移动的心跳、呼吸支持仪器。

三、放射科（放疗科）的消防管理

1. 消防特点 放射科（放疗科）的患者有时正在检查之中，人躺在检查设备仓内，发生火灾影响逃生。放射科（放疗科）存放有放射源。设备仪器电线线路复杂，设备珍贵。

2. 防范措施 放射科（放疗科）一旦发生火灾，检查室内患者的逃生有一定困难，因此要认真做好消防防范，预防火灾发生。从该科室的基建、装修阶段做起，设计要考虑周全，特别是电线质量要好，供电性能要好，避免设备功率过大、电线负荷不够，引起火灾。设备要定时检修、维护保养，家具等要尽量使用阻燃材料。加强日常消防巡查，发现问题及时整改。配备足够的消防设施，如二氧化碳灭火器、消火栓等。加强放射科、放疗科的放射源管理，防止火灾中放射源丢失或外泄。

3. 初火扑救 根据放射科（放疗科）的特点，扑救初起火灾用二氧化碳灭火器，这样灭火后不会损坏仪器设备。

4. 逃生疏散 在初起火灾控制不住的情况下，医护人员要及时组织逃生，停止设备工作，迅速将患者推出检查仓疏散。为了便于逃生，要立即解除门禁系统。

四、检验科的消防管理

1. 消防特点 检验科化学试剂、危险化学品较多，发生火灾容易造成化学危险品外泄，造成危险化学品危害。设备仪器电线线路复杂，贵重设备、仪器较多。易燃物品较多，容易引起火灾。

2. 防范措施 检验科一旦发生火灾，要及时将危险品的存放地点、存量情况告诉救灾指挥中心，及时广播告知公众，让公众不要靠近。从检验科基建、装修时做起，设计要考虑周全，特别是电线、插座等质量要好，供电性能要好。设备要定时检修、维护保养。窗帘、家具等要尽量使用阻燃材料。加强日常消防巡查，发现问题及时整改。配备足够的消防设施，如二氧化碳灭火器、沙子、消火栓等。加强检验科危险化学品的管理。强化演练，明确分工。

3. 初火扑救 根据检验科的特点，扑救危险化学品附近的初起火灾时，用沙子进行覆盖灭火，这样不会使危险化学品外溢；在贵重仪器、设备附近发生火灾，用二氧化碳灭火器灭火，这样灭火后不会损坏仪器设备。

4. 逃生疏散 在初起火灾控制不住的情况下，医护人员要及时组织逃生，切断电源，迅速疏散患者。为了便于逃生，要立即解除门禁系统。

五、病案室（档案室、图书室）的消防管理

1. 消防特点　档案室、病案室、图书室，存放了大量的珍贵文件档案资料、病历档案资料、图书文献资料。纸质资料容易引起火灾。

2. 防范措施　从档案室、病案室、图书室基建、装修时做起，设计要考虑周全，特别是电线、插座、灯具等质量要好，档案架、图书架、窗帘、家具等要尽量使用阻燃材料。加强消防巡查，发现问题及时整改。配备足够的消防设施，如二氧化碳灭火器、消火栓等。

3. 初火扑救　根据档案室、病案室、图书室的特点，扑救档案、病案、图书附近初起火灾时，用二氧化碳灭火器灭火，灭火后不会损坏档案、病案、图书。若用水、泡沫灭火器会将贵重档案、病案、图书损坏。

4. 逃生疏散　在初起火灾控制不住的情况下，档案室、病案室、图书室要及时组织逃生，切断电源，迅速疏散人员。

六、信息中心的消防管理

1. 消防特点　信息中心是医院的神经枢纽，中心服务器内储存着大量的信息，况且服务器时时刻刻在运算数据，为医院提供信息化服务。服务器、计算机数量较多，24小时不间断工作容易引起火灾。

2. 防范措施　从信息中心基建、装修时做起，设计要考虑周全，特别是电线、插座、灯具等质量要好，电线供电性能要好。服务器要通风散热，计算机质量要好。信息中心的窗帘、家具等要尽量使用阻燃材料。加强日常消防巡查，发现问题及时整改。加强备份数据库的建设，配备足够的消防设施，如二氧化碳灭火器、灭火毯等。加强演练培训。

3. 初火扑救　根据信息中心的特点，扑救服务器、计算机附件初起火灾时，用二氧化碳灭火器灭火，这样灭火后不会损坏服务器、计算机。

4. 逃生疏散　在初起火灾控制不住的情况下，信息中心要及时组织逃生，迅速疏散人员。

七、普通病房（常规科室）的消防管理

1. 消防特点　普通病房、常规科室有一定数量患者，陪客也较多，大多数人对医院的环境不熟悉。起火的原因比较复杂，如病房里有些患

者违规使用电器，违规使用微波炉加热食品，违规吸烟等，这些"违规"容易引起火灾。病床上的棉被、垫被、储物柜是易燃物品，容易引起火灾。

2. 防范措施 从普通病房、常规科室的基建、装修时做起，设计要考虑周全，特别是电线、插座、灯具等质量要好，电线供电性能要好。加强病房、诊室消防巡查，做好对患者、陪客的消防知识宣传，禁止在病房使用电炉、电水壶、电热杯等大功率电器。禁止吸烟，配备足够的消防设施。如：根据需要配备二氧化碳灭火器、干粉灭火器、灭火毯、消火栓等。

3. 初火扑救 根据普通病房、常规科室的特点，初起火灾可用灭火毯、水湿毛巾、水湿被子覆盖到火苗上灭火。科室负责人、消防协管员、科室职工要沉着冷静根据发出来的火光、散发出来的烟味以及患者或陪客呼救声，及时赶到火灾发生的场所，在尽最大可能减少人员伤亡，确保仪器设备安全的情况下就近取得灭火器材进行灭火。火势稍微大一些时，针对普通场所可用灭火器喷灭。

4. 逃生疏散 在初起火灾控制不住的情况下，科主任、护士长、消防协管员、值班组长要科学指挥人员逃生疏散。

【**小结**】消防安全管理是医院安全生产管理的重要内容，可谓责任重大。但要搞好医院消防，必须实施个性化消防安全管理，只有充分掌握不同科室的消防特点，有针对性地进行预防，才能迅速消灭初起火灾，有效地组织逃生，使人员伤亡及贵重设备、精密仪器和重要档案的损失降到最低。

（吕耀军）

第 九 章

基本建设管理

第一节　医疗建筑色彩在医院人文建设中的作用

【背景】 现代医疗建筑越来越注重医疗场所色彩对患者的心理感觉及医务人员工作环境对工作的影响。国外医疗机构在医疗环境建设时注重色彩搭配，根据医疗诊治的不同特点，利用不同的色彩力求给予患者在心理上潜移默化的影响。例如在儿科病区加入更多鲜艳童话的色彩，以消除小朋友的恐惧心理；在妇产科使用红色等喜悦的颜色来表达对新生命的欢迎。越来越多人性化细节的加入，是现代医学建筑的发展趋势，更是现代医学建筑进步的标志之一。

【问题】 ①国内医疗建筑色彩多是偏冷色调，给患者以冷漠与压抑的感觉，建筑色彩与医学文化和医疗要求之间没有有效融合；②精通建筑的不了解医疗，熟悉医疗的不懂建筑。

【做法】 丽水市中心医院外科大楼和内科大楼改造工程学习借鉴了国外先进的医学建筑色彩理念，探索出一套符合医院特点的医疗建筑配色方案。

一、病区按类别设置不同色彩系统

（1）对病区走廊、病房、护士站、办公区等空间的地面、墙面、家具、门等使用不同的配色方案。

（2）在可视空间内，主体色彩的运用原则上不超过三种，局部可用多彩点缀。

（3）根据病区的病种特点，采用不同的色彩，营造平静、温和、简洁的氛围，让患者和家属有居家的感觉。

二、重点区域和空间运用醒目色彩进行点缀

病区楼层的重点区域主要有护士站和电梯厅、走廊等公共空间，在视觉节点采用较为醒目的色彩和材料进行点缀、衬托和装饰，给人一种色彩丰富、提振精神的视觉感受。

三、办公区、操作区专门色彩设置

办公、手术、治疗等区域，针对工作的性质，设计时采用冷色调的天蓝色，柔和中性的暖灰色，营造沉稳、安静的环境氛围。

四、标识系统色彩与整体空间和谐统一

标识块、字体大小、布局、选色、安装位置及高度等和谐统一，达到简洁、精确的效果。

（1）电梯轿厢楼层导引采用与轿体同质不锈钢丝印。

（2）电梯轿厢吊顶采用纳米板配蓝天白云图案，给人空间放大想象。

（3）电梯厅导引采取从上往下按1~25层顺序排列，符合大众阅读从上到下的习惯。

（4）病房门牌底色、宣传栏框与病房门框同色调，展现色彩统一协调。

（5）楼层层数标识、护士站标识等采用阳刻字体粘贴，简洁大气；相邻建筑指示采用不同建筑效果图指引，清晰明了。

【小结】外科大楼和内科大楼色彩充分考虑患者和医护人员的心理感受，总体采用温馨的暖色调搭配；特定区域结合工作特性，采用不同的个性化色彩；局部点缀用色醒目，不拘于传统的色彩思维，充分体现人性化的特点。大楼投入使用后，被公认为国内一流、省内领先的医疗建筑之一，《中国医院建筑与装备》《中国卫生画报》等多家权威医院管理杂志纷纷来院专题采访报道，受到了各医疗同行及社会的高度认可，获得全国优秀装饰工程奖。

色彩是建筑的外衣，用心去体会使用者对色彩的感受，追求细节的完美和功能的实用便捷，才能营造出一个让患者和医护人员都倍感舒适的环境。

（黄亦良 肖碧勇）

第二节 医院空调人性化设置

【背景】 与一般公共场所相比，一家现代化的医院应满足不同人群对环境温度的人性化需求。由于检查环节、人群要求和检查流程的不同，医疗对环境温度要求多样化，而医院人群分布密度和医疗设备产热不一，以及各功能分区复杂和使用时间的要求不一，也使得医院空调设备实现人性化配置较为复杂和困难。

【问题】 ①新建医院空调配置简单，为节约成本，往往一个主机分配至相关功能区，设置空调时没考虑不同功能区的具体要求，使用后才发现二者不能同时兼顾，制冷制热不够或空调使用时间冲突，不能满足不同区域和不同患者对环境温度的要求；②临时增加空调现象普遍，空调外机布局混乱，严重影响医院环境美观；③医院投入成本和运行成本增加。

【做法】 医院作为一个特殊的公共场所，内部功能分区复杂，诊治流程差异明显，要实现空调的人性化布局，就必须根据医院的功能分区和医疗对环境温度的实际要求进行细化差异配置。医院在空调配置时要特别关注以下几个区域。

1. 急诊室 24小时开放，人流量大，由于急救需要，大门基本采用自动感应门，开关频率非常高，空气流动性大；重症患者接诊时需肌体裸露，对环境温度要求高；因抢救需要，急诊区域中配置有发热设备，会散发一定热量；由于急诊患者大多由家属陪伴或护送而来，人员较多，制冷、制热必须考虑一定的余额，设置时必须考虑独立机组。

2. 抢救室 医院抢救室内设备种类多，设备产热量相对较大；抢救室内的患者为方便抢救大都肌体暴露，对制热要求高，因此，设计时必须考虑相对独立的小型机。

3. 手术室 手术室对环境温度要求较高，各区域的气流和新风要求稳定可控，能保证医疗手术进行时的必要温度和湿度。患者手术时大部分肌体裸露，对制冷、制热要求较高，空调配置以独立机组，而且必须双温控制。考虑到设备产热及手术人员多少不一，制冷、制热必须留有余地，并按手术室的大小、参加手术人员数、设备的产热情况设置流量的大小。

4. 分娩室 产妇在分娩时肌体裸露，对制热要求高，空调配置以独立小型机为宜。

5. 重症监护室 重症监护室（ICU）的患者大多病情严重，需要各种生命支持和抢救设备维系，因此重症监护室内各种设备的产热量较高，在配置空调时必须充分考虑这一因素。空调配置以独立机组为宜。

6. VIP 室 独立空间，收费较高，患者及家属要求也较高，空调配置以独立小型机为宜。

7. CT、MR 室 由于检查需要，此类检查室往复开门的次数偏多，而且 CT、磁共振属于大型设备，其运行时散热量非常大，且对环境温度和湿度要求较高，要求恒温、恒湿。空调配置以独立的小型机为宜。

8. 心电图、肌电图室 患者在检查时需要肌体裸露，对环境温度有较高要求，尤其是对空调制热能力有较高要求，配置时以独立的机组为宜。

9. 超声检查区 检查室多，设备多，产热多；患者检查时需裸露肌体；制冷、制热的要求高，该区域空调最好能独立机组配置。

10. 检验窗口 基本位于过道或大厅，窗口较多，空气流动较大，内部有一定检验设备，散热量较大；患者检查时肌肤有一定裸露。空调配置以独立机组为宜。

11. 检验中心 各种检查机器多，产热多，内部环境封闭，空调配置以独立机组为宜。

12. 电梯机房 电梯机房大多位于屋顶，屋内有智能控制电路，特别是在夏天，屋内温度极高。因此在配置电梯机房内部空调时必须充分考虑到空调设备的降温和控温能力，以独立的小工程机为宜。

13. 其他 有小手术室、针灸、推拿、理疗、康复锻炼等项目的场所均以设置独立空调机组为宜。

【小结】 丽水市中心医院经过多年观察并汲取了许多医院在空调配置方面的经验教训，更加注重空调设置方面的人性化和独立性，使科室调温更便捷，也更合理，能够很好地满足不同工作环境的不同需求，又节能节成本。

空调配置看似小事，但若不加注意和思考，就会影响临床的实际使用要求，患者基本的合理要求得不到满足，影响医院形象。当前，许多医院在空调配置方面并未充分考虑，基建院长又大多不懂医疗流程，造成医院更改空调位置、增减空调数量的现象十分普遍。这不但提高了运行成本，而且还影响医院建筑的美观。因此，各家医院在配置空调时，懂医疗流程的院长们要多与基建院长就空调配置事宜进行沟通，确保空调配置的合理、高效、人性化。特别是新建医院，更应注重医院空调的人性化配置。此外，我国南方医院与北方医院在空调配置方面也有一定的区别，南方四季分明，不需要全年开中央空调；但是因为医院某些功能区对温度有着特殊要求，因此更需要考虑不同功能区空调的独立配置，以满足不同需要。

（韦铁民）

第三节　医疗卫生间异味管理

【背景】 医院因人员密集，公共卫生间往往是人来人往，过高的使用频率和与其不相称的保洁水平使医院卫生间成为"味道大"的重灾区，浓重难闻的气味严重影响如厕者和过往行人的感受。

【问题】 ①医院卫生间气味难闻，对使用者和医护人员及过路行人造成了困扰；②很多医院尝试了不同的清洁方法，但效果甚微。

【做法】

一、强制排风，改善通风问题

（1）依靠机械通风来保证卫生间的换气量，快速消除异味。

（2）遵循空气流通原理，在使用机械通风时，必须绝对关闭窗户，保证气流从门外进入，通风口排出，以达到换气的效果。

（3）机械通风会消耗掉一部分的电费，需要长时间地使用换气扇。因此，我院卫生间换气扇采用定时器控制，设置时间为 6:00～22:00，既能保证日间的有效换气，又能节约用电。

二、选择合适的卫生洁具

（1）选用感应或脚踩开关控制蹲便器冲水，使用更方便。

（2）蹲便器宜选用直角型，边角不易积垢，同时也便于保洁。

（3）小便斗接尿口选用尖凸型，避免采用圆弧型，方便使用者靠近站立。

（4）小便斗还应选择壁挂式，避免使用落地式，落地式容易产生清洁上的死角，同时因接尿口离人体排尿位置远，容易将尿液滴在地上。

三、加强保洁管理

（1）强化保洁工作，增加保洁频次，每个卫生间都放置《公厕保洁巡查记录表》，管理人员随时抽查公厕保洁频次。

（2）对保洁员进行卫生知识培训，改进保洁方法，保洁员在打扫卫生间时要注重保洁的重点区域。

【小结】通过以上措施，特别是关闭卫生间窗户，强制通风后，医院卫生间异味基本消除。

医院卫生间的管理看似小事且不被重视，却是医院管理长期的难点。卫生间的使用直接影响患者对一家医院的印象，其管理的好坏直接体现了一家医院的管理水平，是医院管理的"晴雨表"。

（韦铁民）

第四节　病区洗晾间解决患者洗晒衣问题

【背景】患者住院时间短则几天，长则数周，洗衣晾衣是中国医院住院患者面对的实际问题。许多医院建筑设计对病患家属晾晒衣物方面考虑不周全，导致建筑外立面、楼梯走廊、科室门口栏杆、卫生间、部分绿地内的树木随处可见晾晒的衣物。医院公共场所到处飘扬着"万国旗"，不但医院环境受到影响，患者抱怨也时有发生。

【问题】病区内无专设的洗晾间，住院患者洗晾衣服无固定场所。

【做法】丽水市中心医院在每个病区内设置洗晾间，通过集中晾晒来解决洗晒衣难问题。

把好源头设计关，从四季气候、房屋朝向、日照时间、安全防护等细节方面事先考虑，将洗晾间设置在建筑物南侧和西南侧；洗晾间安装防护百叶窗，既能保证通风和阳光的正常照射，又能防止风雨天雨水的溅入并防止衣物被吹落丢失；购置脱水机，有效避免衣物因未拧干而造成地面湿滑，降低病患家属跌倒事故发生的概率；因洗衣池女性使用居多，传统的洗衣池设计高度为 80cm，而浙江省女性的平均身高为160.88cm，故将洗衣池高度设计为 85cm 左右，有效缓解因水池过低而造成的腰酸背痛的现象。

【小结】由于病区内设置了洗晾间，进入病区能明显感觉到环境整齐和有序，患者满意度得到大幅的提高，并得到医院同行的大力称赞。

对于现代医院建筑，设计者不单要考虑医疗工作需要，更应注重从住院患者的角度出发，切实为住院患者思考解决其住院期间基本生活上的一些具体需求。

（林维杰）

第五节　医院建设项目的节约——材料设备询价

【背景】近几年，许多医院发展迅速，建设项目多且要求速度快、品质高。建筑材料的质量和价格是影响工程造价的重要因素。为合理使用材料，实现价格与实际效果并重，节约建设成本，杜绝不当采购，需要构建一个严谨的询价体系并配以完整可行的制度规范。

【问题】①询价过程中，供货商报价、采购合同价、实际采购价不尽相同，实际情况往往会出现供货方与采购方结成利益共同体，报价"留有余地"；②市场询价价格、政府指导价、信息价、实际采购价相差较大；③由于某些采购招标政策、采购制度、管理规定所限，业主在主动选择上受限较多，花钱买不到好东西，不能达到设计效果。

【**做法**】 丽水市中心医院经过多年经验积累，探索建立了一套主动、规范的材料设备询价体系。

一、建立全套的询价体系

（1）基建科设置专职询价员，进行客观真实的市场信息调研。

（2）基建科询价组负责综合分析价格区间定价依据。

（3）医院制订两人以上负责基建大宗设备及相应额度材料询价。

（4）按照"三重一大"制度报院领导班子及党委决策。

（5）基建项目设备、材料询价全过程完成后编制成册，以备查询。

二、规范操作流程

1. 项目预算阶段

（1）充分理解设计意图，对项目所要达到的使用功能、感官效果了然于心。

（2）了解各种材料的特点、优势及不足，在关乎使用功能、使用成本、维护更新便利等选择上做长远打算，多方论证，当花则花。

（3）对于追求感官效果的材料能替则替，在色彩运用上多做功课，货比三家，寻找物美价廉的材料，做出预期甚至超预期的感官效果。如我院内科大楼部分天花板材料就是通过淘宝找到的铝方通，以最低的造价做出了完美的效果。

（4）询价途径主要有产地考察、市场调研、访问周边或同行项目，供货商报价、电话网络、微信询价等。

（5）程序上，询价员取得一手综合资料后提供给基建科询价小组，经筛选确定用材及价格，征集使用、维护部门意见后上报院部，为最终的定材定价做预算依据。

2. 大宗设备材料招标

（1）全面了解招标物品的品牌、性能、售后、质保、优惠条件、供货周期等，科学考虑设备若干时间后的使用需求，通过相关专业资深专家论证后选择一个合理的方案。

（2）争取政府部门（公管办、招管办、招投标管理中心）的支持，参考需招标项目的政府招标参考价。

（3）合理合法地营造品牌间充分竞争的机会，从中收集大量的产品信息，经过综合分析判断，选定材料。这一方法同样对掌握其合理价格定位也非常有效。如我院已建项目——空调设备施工的招标，前期经过设计、业主、空调厂家多次论证，修改和调整方案，询价人员组织院部询价小组经多次与空调生产厂家谈判集体标前询价，选择性价比综合优的品牌，最终定出一个合理的低价作为招标控制价。

3. 项目施工阶段　建设施工阶段遇到方案调整、材料更改等问题，需要依询价资料签署联系单。此时的询价定价，很大程度上就是业主与施工单位通过博弈达成平衡的过程。询价的关键在于主动地、有准备地做好基础工作，即掌握客观、准确的价格依据后，再与施工单位谈判，使之接受一个公平合理的价格，避免被动接受供货方或施工单位的不合理诉求。

【小结】　丽水市中心医院的材料设备询价体系是基于多年询价工作的经验上，通过对大量询价细节和询价工作的归纳整理形成。透过这一完善的询价体系，医院的每一分开销都花在刀刃上，采购到了物有所值的材料设备。

询价贯穿基建工作始终。正常有效的询价工作是建设项目中节约成本和保证建筑质量的重要环节。在已有的询价机制下，负责、仔细、多渠道获取信息是做好询价工作的前提，同时，长期的工作教训也着实反映出，前期准备工作做得越细，询价工作成效就更大。

（肖碧勇　胡一萍　周楠）

第六节　严格内审，把好基建投资出口关

【背景】　随着医院院区规模的扩大，基建工程项目较多，基建工程审计在医院管理中发挥着越来越重要的作用。医院基建工程审计主要是对基建工作的合法性、效益性、真实性进行审核。规范医院基本建设项目程序、降低相关建设成本、提高资金的使用效益是开展内审的目的所在。

【问题】　①内审流程不规范；②基建投资审计涉及专业技术多，涵盖范围广，责任心不强导致疏漏；③被审对象杂，变化因素多，施工单位

报审的基建投资款普遍存在虚报、多计、重复、高估冒算等错误计价，审计难度高、任务重、压力大；④内审人员专业技术不高，工作疏忽导致医院财产损失。

【做法】丽水市中心医院充分发挥内审的监督和服务职能，通过内部审计，对医院重大项目、重点资金实行有效的监管，进行审计现场跟踪督查，对项目招标文件、合同、控制价、预算等进行审计咨询、评价、专业指导，提高资金使用效益。竣工结算"三关""五审"，财务支付基建、审计、财务三科内控审核，构筑一道医院特色的内部审计防火墙。

一、规范内审流程和工作指南

（1）建章立制，规范内审流程，先后出台了《丽水市中心医院工程项目内部控制规范》《丽水市中心医院基本建设及修缮工程项目审计细则》《丽水市中心医院基建及修缮工程委托社会审计工作流程》等文件。

（2）细节入手，培养习惯，无缝对接。规范各项内部文件格式和传递流程，以及审计实务操作的日常工作指南。制订适用的审计工作文书、工作底稿、审计查询单、审计记录单、审计询证函、审计资料汇总单、审计跟踪记录等投资审计文书并统一格式。对不明审计事项实施专人审计调查，进行问题整理。建立项目完工使用科室意见反馈制度，设立统一的医院竣工工程财务结算表，建立职能科室（基建、审计、财务）三方对账把关的内控管理制度，优化结算流程，确保账目清晰。

二、合理利用和配置审计资源

克服内部审计资源有限局面，充分利用外部审计资源，合理配置，完成审计任务。目前采用审计方式有以下三种。

（1）医院零星修补项目以内部审计为主。

（2）医院整体的病区改造、维修项目由内审主审，委托入围财政评审服务的审计机构进行内审意见的复核。

（3）列入政府投资计划的医院重大投资项目及单项、复杂的医院计划项目，委托入围财政评审服务的审计机构进行审计，财政预算审核中心复核，内审全程参与审计过程的衔接、配合，核对最终审计意见。

三、确保内审监督的时效性和有效性

重大基本建设项目设好投资防线，全面控制，寓监督于服务，实施好"三关""五审"，跟踪过程"三节点"。

1. 流程过"三关"　落实专业人做专业事的分配关，严格执行资料交接审核的交接关，审计流程公开、规范、透明的操作关。

2. 量价过"五审"　一审工程量，二审定额套价和投标报价，三审结算取费标准，四审材料价格和价差，五审现场施工签证和联系单。审计人员对照合同、图纸、工程变更单、结算书等相关资料结合现场实际情况一笔笔进行详细地查看、对比、测量、标注、记录，逐一捋清问题，进行细致的了解和询问。在平时工作中养成专业技能工具普及运用的习惯，熟练运用计价软件、算量软件，表单台账，提升审计人员数据分析能力，实行基建审计业务数据化管理，实现管理制度化、规范化、信息化。

3. 跟踪项目"三节点"　一是招标文件拟定、招标控制价审查及合同签订前提前介入，防疏堵漏。二是对于项目工程款支付、施工现场及隐蔽工程、材料验收等事中参与，严把建设程序关和施工合同关，建立图文结合的审计跟踪日志，及时采集相关图像、数据作为审计的有力证据，确保项目建设实施过程合理、真实、有效。最后是对于工程竣工结算和疑难问题协商处理的事后监督，严格现场审查勘验，外审项目内审人员同步跟进，疑难问题协调跟踪，逐笔逐项核对，确保重大建设见人、见账、见物。

四、机制创新，提升基建审计工作质量

（1）建立分管院长参加，报告审计发现，解决审计疑难问题的审计业务交流讨论制度。

（2）实行审计质量内部交叉检查、矛盾案例分析、审计心得交流例会机制。

（3）实行重大项目审计跟踪，图文记录，建立跨期较长的事项审计流程衔接，日志管理机制，记载审计进程和审计疑难讨论纪事。

（4）实行基建投资项目"阳光审计"，公开审计流程，透明审减金

额，记录台账管理，审计成果分享等创新机制。

【小结】我院的基建工程审计工作经过长时间的摸索，逐步实现了监管不缺位，通过抓重点，主动服务、专业助力，将审计触角延伸到了管控最末端。实现了内审现场调查核实常态，重大隐蔽工程勘验常态，审计证据归集整理化繁为简，通过流程把关，量价的审核，动态的跟踪，有效截留违规支出，防止跑冒漏滴，审减了问题资金，实现了审计为医院减少资产流失做贡献。

内审的查错纠弊、咨询服务及客观评价可给医院管理层的决策提供依据和保障；而内审工作人员跟踪到现场，诚意走访，勤检验，多沟通，多交流，多讨论则有利于与同职能管理科建立相互信任、紧密协作的良好工作氛围。基建项目实施主动跟踪审计可实现医院内审工作从"结果审计"向"过程审计"，从"被动审计"向"主动审计"的转变，能很好达到事前预防、事中控制、事后纠错的效果。同时，在工程质量、工程进度、建设管理等重点环节，以资金流程为主线，以建设项目为载体的基建审计管理模式，可有效杜绝损失浪费，规范基建支出行为，排除项目管理中的诸多隐患。

（杜晓霞）